International Classification of Primary Care
WONCA International Classification Committee (Hrsg.)

**Internationale Klassifizierung der medizinischen Primärversorgung**

# ICPC-2

**Ein Codierungssystem der Allgemeinmedizin**

Im Auftrag der Deutschen, Österreichischen und Schweizer
Gesellschaften für Allgemeinmedizin übersetzt aus dem
englischsprachigen Originaltext der WONCA
durch T. Mally, H. Tönies, K. Zehnder, G. Fischer, R. Glehr

Springer-Verlag Wien GmbH

# WONCA International Classification Committee

Übersetzt durch T. Mally, H. Tönies, K. Zehnder, G. Fischer, R. Glehr

Titel der amerikanischen Originalausgabe
„International Classification of Primary Care – ICPC-2" (Oxford University Press)
© WONCA 1998

© 2001 Springer-Verlag Wein
Ursprünglich erschienen bei Springer-Verlag Wein New York in 2001

Satz: Reproduktionsfertige Vorlage der Übersetzer

Gedruckt auf säurefreiem, chlorfrei gebleichtem Papier – TCF
SPIN: 10779106

Die Deutsche Bibliothek – CIP Einheitsaufnahme
Ein Titeldatensatz für diese Publikation ist bei
Der Deutschen Bibliothek erhältlich

ISBN 978-3-211-83550-0          ISBN 978-3-7091-6272-9 (eBook)
DOI 10.1007/978-3-7091-6272-9

# Inhalt

# Das WONCA Classification Committee

C. BRIDGES-WEBB, Vorsitzender, Sydney, Australien

B. BENTSEN, Oslo, Norwegen

N. BENTZEN, Odense, Dänemark

R. BERNSTEIN, Ottawa, Kanada

N. BOOTH, Newcastle, UK

S. BRAGE, Oslo, Norwegen

H. BRITT, Sydney, Australien

L. CULPEPPER, Boston, USA

G. FISCHER, Hannover, Deutschland

T. GARDNER, Dunedin, Neuseeland

J. GERVAS, Madrid, Spanien

A. GRIMSMO, Surnadal, Norwegen

J. HUMBERT, Beauvoir sur Mer, Frankreich

M. JAMOULLE, Jumet, Belgien

M. KLINKMAN, Michigan, USA

M. KVIST, Turku, Finnland

H. LAMBERTS, Amsterdam, Niederlande

A. LEE, Shatin, Hong Kong

M. LIUKKO, Helsinki, Finnland

I. MARSHALL, Mallorca, Spanien

F. MENNERAT, Paris, Frankreich

L. MICHENER, Durham, USA

G. MILLER, Sydney, Australien

M. MIRZA, Lahore, Pakistan

S. MOHAN, Vijayawada, Indien

J. NUNES, Mem Martins, Portugal

I. OKKES (vormals Hofmans-Okkes), Amsterdam, Niederlande

G. PARKERSON, Durham, USA

W. PATTERSON, Edinburgh, Schottland

M. RAJAKUMAR, Kuala Lumpur, Malaysia

D. SALTMAN, Sydney, Australien

P. SIVE, Herzlia, Israel

M. WOOD, Roseland, USA

T. YAMADA, Gifu, Japan

G. ZORZ, Ljubljana, Slowenien

# Vorwort zur deutschen Übersetzung

Die ICPC-2 ist als Leistung einer multinationalen Arbeitsgruppe der WONCA in englischer Sprache entstanden. Dieses Klassifizierungssystem ermöglicht es, Gesundheitsprobleme aus Sicht der – insbesondere ärztlichen – Betreuer und ihrer Patienten zu codieren.

Die WONCA verlangt für die Übersetzung der Rubriken eine strenge Orientierung am Original einschließlich der Möglichkeit einer Rückübersetzung. Dabei hatten wir die folgenden Probleme zu beachten:

(a) Im Deutschen ist der Unterschied zwischen der aus den alten Sprachen abgeleiteten Fachterminologie und den vom Patienten gewöhnlich gewählten umgangsprachlichen Ausdrücken stärker ausgeprägt als im Englischen. Wir haben diesem Umstand durch eine größere Anzahl von alternativen Bezeichnungen entsprochen.

(b) Die semantische Auffächerung von medizinischen Begriffen ist in den beiden Sprachen oft unterschiedlich. Es ist z.B. unmöglich, die englischen Abstufungen für Schwindelgefühle durch ebenso viele deutlich abgegrenzte deutsche Begriffe wiederzugeben. Vereinfachungen und Weglassungen dieser Art ließen sich nicht immer vermeiden.

(c) Schließlich mußten wir dem unterschiedlichen Sprachgebrauch in Deutschland, Österreich und der Schweiz Rechnung tragen. Dabei haben wir manchmal Kompromisse eingehen müssen, die nicht jedem Sprecher als die für seine Region natürliche Ausdrucksweise erscheinen mögen.

Wir danken den Firmen *Abbot Austria* und *Madaus* für materielle Unterstützung.

**T. Mally, H. Tönies, K. Zehnder, G. Fischer, R. Glehr**

# Vorwort

Seit 1980 ist die WONCA eine *Non-governmental Organization* (NGO) mit offiziellen Beziehungen zur WHO. Die Zusammenarbeit zwischen den beiden Organisationen reicht eigentlich noch weiter zurück, und zwar zur ersten Ausgabe der *International Classification of Health Problems in Primary Care* (ICHPPC), die 1975 von der WONCA und der *American Hospital Association* veröffentlicht wurde und ihrerseits auf der achten Bearbeitung der *International Classification of Diseases* (ICD-8) beruhte. Die ICHPPC wurde in der Folge im Hinblick auf ihre Kompatibilität mit ICD-9 überarbeitet und 1979 als ICHPPC-2 von der WONCA und WHO veröffentlicht. Die ICHPPC-2 wurde von der WHO offiziell unterstützt, da sie sich in fast vollständiger Übereinstimmung mit der ICD-9 befand. Die ICHPPC-2 wurde 1983 unter Hinzufügung von Wörterbuchdefinitionen für die meisten Begriffe in der Klassifikation als „ICHPPC-2 mit Definitionen" neu aufgelegt.

Im November 1978 lud die WHO eine kleine Gruppe von Experten mit Erfahrung in der Arbeit mit Klassifikationssystemen für die medizinischen Primärversorgung - die Mehrzahl davon Mitglieder des WONCA Classification Committee - zur Mitarbeit in einer Arbeitsgruppe ein, deren Aufgabe es war, eine Klassifikation für die Gründe zu entwickeln, die Patienten dazu veranlassen, Kontakt mit dem System der medizinischen Primärversorgung aufzunehmen (*Reasons for Contact Classification*). Der Gruppe war es freigestellt, beliebige Pläne, Konzepte oder Vorschläge vorzulegen, die dieser Aufgabenstellung gerecht wurden, unabhängig von den Bestimmungen der neunten Bearbeitung der *International Classification of Diseases* (ICD-9). Im April 1982 informierte die WHO die Arbeitsgruppe über die Anforderungen, die diese Klassifikation zu erfüllen hatte: Sie sollte alphanumerisch sein, einen Basiscode von höchstens drei Stellen haben, mit ICD-9 kompatibel sein und Platz für die krankheitsorientierte Komponente der ICD-10 bieten, die damals gerade entwickelt wurde. Spätestens 1983 war jedoch klar, daß die Struktur der ICD-10 voraussichtlich nicht mit der Klassifikation übereinstimmen würde, die von der Arbeitsgruppe entwickelt wurde und deren Name in *International Classification of Primary Care* (ICPC) geändert worden war.

Im November 1985 veranstaltete die WHO eine Konferenz zum Thema Klassifikationen in der medizinischen Primärversorgung. Dort erfolgte in Zusammenarbeit mit den Mitgliedsstaaten der WHO eine Überprüfung und Diskussion des Entwurfs der ICPC hinsichtlich der Entwicklung nationaler Gesundheitssysteme auf Grundlage des allgemeinmedizinischen Ansatzes, weiter im Rahmen der Aktivitäten der WHO auf dem Gebiet medizinischer Klassifikationen sowie ihrer Aktivitäten auf dem Gebiet der Allgemeinmedizin auf Länderebene. Die Konferenz kam zu dem Schluß, daß die vorgeschlagene Klassifikation weder dem Konzept noch den Elementen oder Komponenten der medizinischen Primärversorgung entsprach, wie sie in der Erklärung von Alma-Ata beschrieben und von der *World Health Assembly* bekräftigt worden waren. Die Teilnehmer waren der Ansicht, daß die Klassifikation die ICD zwar nicht ersetzen, aber doch ergänzen konnte. Da die WHO nicht bereit war, die Klassifikation in ihrer damaligen Form zu veröffentlichen, wurde sie 1987 von der WONCA veröffentlicht.

Seit damals wird die ICPC immer mehr von einzelnen Hausärzten bzw. von Gruppenpraxen zur Aufzeichnung ihrer Arbeit verwendet, in einigen Ländern sogar zur Klassifikation von Konsultationen in der medizinischen Primärversorgung sowie von Patienten, die staatliche Krankenversicherungsleistungen in Anspruch nehmen, da sie infolge einer Erkrankung oder Verletzung arbeitsunfähig sind. Die Tatsache, daß sowohl der vom Patienten empfundene Grund für seinen Kontakt mit einem medizinischen Betreuer als auch die sich daraus ergebende Diagnose des Mediziners aufgezeichnet werden, erlaubt bei der Auswertung der Daten tiefere Einsichten in die Gründe, warum Patienten ihre Hausärzte aufsuchen, bzw. in die Art, wie sie diesen ihre Probleme darstellen. Die ICPC erlaubt außerdem die Klassifikation von Behandlungsfällen und hat daher zu einer Erweiterung des Horizonts bei der Aufzeichnung von Abläufen in der Allgemeinmedizin geführt.

Die Entscheidung, eine Umwandlungstabelle von ICPC-2 zu ICD-10 und umgekehrt in das Buch aufzunehmen, ist sehr zu begrüßen, auch wenn nur etwa ein Viertel der ICPC-Rubriken in eine einzelne drei- oder vierstellig codierte ICD-10-Rubrik umgewandelt werden kann. Es ist zu hoffen, daß diese Umwandlungscodes sich als nützlich für Epidemiologen und andere Forscher erweisen werden, die mit der ICPC-2 klassifizierte Daten mit solchen aus anderen Quellen vergleichen wollen, in denen ICD-10 verwendet wurde. Die *Division of Health Situation and Trend Assessment*, die für die Entwicklung, Instandhaltung und periodische Überprüfung der internationalen gesundheitlichen Klassifikationssysteme der WHO verantwortlich ist, fühlt sich geehrt, zur Erstellung der Code-Entsprechungslisten zwischen ICPC-2 und ICD-10 beigetragen und die Gelegenheit gehabt zu haben, noch vor der Veröffentlichung Kommentare zum endgültigen Entwurf der ICPC-2 abzugeben. Wir freuen uns auf eine weitere enge Kooperation und Zusammenarbeit, wie sie in den letzten Jahren zwischen der WHO und der WONCA existiert hat.

H. R. Hapsara
Director
Division of Health Situation and Trend Assessment
World Health Organization

# 1 Einführung

## Historischer Hintergrund

Bis zur Mitte der 70er Jahre wurden die meisten Daten zur Erkrankungshäufigkeit, die im Bereich der medizinischen Primärversorgung (*primary care*) erhoben wurden, nach der *International Classification of Diseases* (ICD) [1,2] klassifiziert. Dies hatte den wichtigen Vorteil der Verständlichkeit auf internationaler Ebene, wodurch die Vergleichbarkeit von Daten aus verschiedenen Ländern gefördert wurde. Ein Nachteil ergab sich jedoch daraus, daß die zahlreichen Symptome und nicht mit bestimmten Krankheitsbildern verbundenen Zustände, die in der medizinischen Primärversorgung auftreten, sich mit diesem System nur unzureichend klassifizieren ließen, da es ursprünglich für die Anwendung auf Sterblichkeitsstatistiken entwickelt worden war und eine krankheitsorientierte Struktur aufwies.

Die folgenden Quellenangaben aus früherer Zeit geben einen Überblick über einige der Themen, Entwicklungen und Ideen auf dem Gebiet der allgemeinmedizinischen Klassifizierung vor und nach der Gründung des WONCA Classification Committee im Jahre 1972:

- Research Committee of Royal College of General Practitioners. A classification of disease. *J. Roy. Coll. Gen. Pract.* 1959; **2**: 140-59.
- Westbury R C, Tarrant M. Classification of disease in general practice: a comparative study. *Can. Med. Assoc. J.* 1969; **101**: 82-7.
- Bentsen B G. *Illness and general practice: a survey of medical care in an inland population in South-East Norway.* Oslo: Scandinavian University Books, University Press 1970; zweite Auflage 1986.
- Hutchinson I M. The Australian morbidity survey 1969-70. *Annals of General Practice* 1971; **16**: 68-72.
- Anderson J E, Leese R E M. Patient morbidity and some patterns of family practice in South-Eastern Ontario. *Can. Med. Assoc. J.* 1975; **113**: 123-6.
- Kjaer P, Mabeck C E, Olsen O M, Pederson P. Testing WONCA's classification of diseases for use in general practice (auf dänisch). *Ugeskrift Laeger* 1977; **139**: 1614-6.

Nachdem die Probleme im Zusammenhang mit der ICD und die Notwendigkeit einer international anerkannten Klassifizierung für die Allgemeinmedizin erkannt worden waren, entwarf das WONCA Classification Committee die *International Classification of Health Problems in Primary Care* (ICHPPC), die 1975 erstmals veröffentlicht wurde [3]; eine zweite Auflage erschien 1979 [4] in Verbindung mit der neunten Fassung der ICD. Obwohl diese ein Kapitel für die Klassifizierung einiger unspezifischer Symptome vorsah, beruhte sie immer noch auf der Struktur der ICD und war nach wie vor unzureichend. Eine dritte Auflage 1983 [5] hatte zwar den meisten Rubriken Kriterien für ihre Anwendung hinzugefügt, wodurch die Verläßlichkeit, mit der das System gebraucht werden konnte, stark verbessert wurde, konnte aber die Mängel in der Anwendung auf die medizinische Primärversorgung nicht beheben. Eine neue Klassifizierung war notwendig, sowohl für den Konsultationsanlaß aus Sicht des Patienten als auch für die Erfassung der Gesundheitsprobleme des Patienten durch den Betreuer.

Bei der *Conference on Primary Health Care* der World Health Organization (WHO), die 1978 in Alma Ata stattfand [6], wurde eine angemessene medizinische Primärversorgung als Schlüssel zum Ziel „Gesundheit für alle bis zum Jahr 2000" anerkannt. In der Folge wurde sowohl von der WHO als auch von der WONCA die Meinung vertreten, daß der Aufbau eines entsprechenden Systems der Primärversorgung zur Formulierung und Durchsetzung von Prioritäten auf dem Gebiet des Gesundheitswesens nur dann möglich sein würde, wenn den für die Planung verantwortlichen Stellen die richtigen Informationen zur Verfügung standen. Diese Erkenntnis führte zur Entwicklung neuer Klassifikationssysteme.

Im späteren Verlauf des Jahres 1978 ernannte die WHO eine Arbeitsgruppe, die schließlich zur WHO *Working Party for Development of an International Classification of Reasons for Encounter in Primary Care* wurde [7]. Diese Gruppe, deren Mitglieder zum Großteil auch Mitglieder des WONCA Classification Committee waren, entwickelte eine *Reason For Encounter Classification* (RFEC) [7-9], die später in der ICPC aufging.

Unter Konsultationsanlaß (*Reason for Encounter*) versteht man die einvernehmliche Formulierung des Grundes bzw. der Gründe, die den Patienten zum Kontakt mit dem Gesundheitssystem veranlaßt haben; er stellt eine Aufforderung von Seiten des Patienten zur Leistung medizinischer Betreuung dar. Die Anlässe können verschiedener Art sein: Symptome oder Beschwerden (z.B. Kopfschmerzen oder Befürchtung eines Krebsleidens), bekannte Krankheitsbilder (Influenza oder Diabetes), die Anforderung von diagnostischen oder Vorsorgemaßnahmen (Überprüfung des Blutdrucks oder ein EKG), Aufforderung zu einer bestimmten Behandlung (Wiederholungsrezept), das Einholen von Testergebnissen oder Aufgaben administrativer Art (Ausstellung eines medizinisches Attests). Diese Anlässe stehen gewöhnlich mit einem oder mehreren zugrunde liegenden Problemen in Zusammenhang, die der Arzt am Ende der Konsultation als die von ihm behandelten Beschwerden formuliert; diese können, müssen aber nicht mit den Konsultationsanlässen zusammenfallen.

Systeme zur Klassifizierung von Krankheiten sind so angelegt, daß sie es gestatten, die Interpretation der Gesundheitsprobleme eines Patienten durch den medizinischen Betreuer in Form einer Krankheit, eines Leidens oder einer Verletzung zu codieren. Im Gegensatz dazu konzentriert sich eine Klassifikation nach Konsultationsanlässen auf Datenelemente, die aus der Perspektive des Patienten betrachtet werden [7,10,11]. In diesem Sinne ist sie eher auf den Patienten als auf die Krankheit oder den medizinischen Betreuer zugeschnitten. Der Konsultationsanlaß bzw. die Aufforderung zur Betreuung von Seiten des Patienten muß vom Arzt oder einem anderen Vertreter des Gesundheitswesens abgeklärt werden, bevor ein Versuch unternommen werden kann, die Gesundheitsprobleme des Patienten in Form einer Diagnose zu interpretieren und zu bewerten, oder bevor eine Entscheidung über die Art der Behandlung getroffen werden kann.

Die Arbeitsgruppe, die eine Klassifikation für den Konsultationsanlaß entwickelte, testete ihre verschiedenen Fassungen in mehreren Feldversuchen. Der erste Feldver-

such zur Beurteilung der Vollständigkeit und Verläßlichkeit der RFEC war ein Pilot-
projekt, das 1980 in den Niederlanden durchgeführt wurde [8]. Die Resultate dieses
Pilotprojektes führten zu weiteren Brauchbarkeitsstudien im Jahre 1983. Diese Tests
wurden in neun Ländern durchgeführt, nämlich in Australien, Brasilien, Barbados,
Ungarn, Malaysia, den Niederlanden, Norwegen, den Philippinen und den Vereinigten Staaten. Die gesamte Klassifikation wurde aus dem Englischen in mehrere Sprachen übersetzt, darunter Französisch, Ungarisch, Norwegisch, Portugiesisch und Rus-
sisch. Die Analyse von über 90.000 Konsultationsanlässen, die im Verlauf von mehr
als 75.000 Einzelkonsultationen aufgezeichnet wurden, sowie die kollektive Erfahrung der Teilnehmer führte zur Entwicklung eines umfassenderen Klassifikationssystems [9,12,13].

Im Rahmen dieser Brauchbarkeitsstudie stellte sich heraus, daß die RFEC sich gut
dazu eignete, neben den Konsultationsanlässen zwei weitere Elemente der problem-
orientierten Gesundheitsversorgung zu klassifizieren, nämlich die Art der medizinischen Maßnahmen und die diagnostizierten Gesundheitsprobleme. Dieser konzeptu-
elle Rahmen erlaubte daher die Weiterentwicklung der *Reason for Encounter Classification* zur *International Classification of Primary Care*.

Probleme im Zusammenhang mit der gleichzeitig verlaufenden Entwicklung der ICD-
10 führten dazu, daß die WHO die RFEC nicht veröffentlichte. Die WONCA konnte
jedoch daraus die ICPC entwickeln und ihre erste Fassung im Jahr 1987 veröffentlichen. Diese ICPC-1 war zwar besser für den Bereich der medizinischen Primärversorgung geeignet als frühere Klassifikationen, die im Rahmen der ICD entwickelt
worden waren, enthielt aber keine Zuordnungskriterien für die einzelnen Rubriken
und keine Querverweise. In dieser Hinsicht war sie also weniger nützlich als die vor-
angegangene Publikation, nämlich ICHPPC-2 mit Definitionen, obwohl sie sich auf
diese als Quelle für eventuell anwendbare Zuordnungskriterien berief.

Im Jahr 1985 wurde in einigen europäischen Ländern ein Projekt gestartet, in dessen
Rahmen das neue Klassifikationssystem zur Erhebung von allgemeinmedizinischen
Morbiditätsdaten verwendet wurde, die als Informationsmaterial für die nationalen
Gesundheitssysteme dienten. Dazu gehörten auch Übersetzungen der Klassifikation
und länderübergreifende Vergleichsstudien. Die Ergebnisse wurden 1993 in einem
Buch veröffentlicht, das auch eine Neufassung der ICPC enthielt [14].

1980 wurde die WONCA zu einer *Non-Government Organization* (NGO) mit offiziellen Beziehungen zur WHO, und die gemeinsame Arbeit, die seitdem stattgefunden
hat, hat zu einem besseren Verständnis der Erfordernisse der Primärmedizin in bezug
auf ihre eigenen Informations- und Klassifikationssysteme in einem alle Gesundheits-
bereiche umfassenden Rahmen geführt.

## Die International Classification of Primary Care

Die *International Classification of Primary Care* (ICPC[*]) [15] war eine bahnbre-
chende Arbeit im Bereich der Klassifikationen, als sie 1987 von der WONCA (*World*

---

[*] Die ICPC wurde 1987 zum ersten Mal veröffentlicht [14]. Diese Version wird heute als ICPC-1 bezeichnet. 1993 wurde sie als Teil einer Publikation über ihre Anwendung in Europa publiziert [13]. Diese
Fassung wird als ICPC-E bezeichnet. Die hier als Übersetzung vorliegende Version aus dem Jahre 1998
wird als ICPC-2 bezeichnet. Der Begriff ICPC wird verwendet, wenn damit das Klassifikationssystem
generell gemeint ist.

*Organization of National Colleges, Academies, and Academic Associations of General Practitioners/Family Physicians*, jetzt kürzer *World Organization of Family Doctors* genannt) veröffentlicht wurde. Zum ersten Mal konnten medizinische Betreuer auf Grundlage eines einzigen Klassifikationssystems drei wichtige Elemente der allgemeinmedizinischen Konsultation klassifizieren, nämlich Konsultationsanlässe, Diagnosen bzw. Gesundheitsprobleme sowie die medizinischen Maßnahmen. Diese Verknüpfung von Elementen erlaubt eine Kategorisierung vom Beginn der Konsultation mit dem Konsultationsanlaß bis zu ihrem Abschluß.

Die neue Klassifikation wich von der traditionellen Kapiteleinteilung der *International Classification of Diseases* (ICD) ab, bei der die thematische Ausrichtung der einzelnen Kapitel sehr unterschiedlich ist und von den Körperorganen (Kapitel III, IV, V, VI, VII, VIII, IX, X, XI, XIII und XIV) zur Ätiologie (Kapitel I, II, XVII, XIX, XX) und zu anderen Themen (Kapitel XV, XVI, XVIII, XXI) reicht. Diese Vermischung von Koordinatenachsen schafft Verwirrung, da bestimmte diagnostische Einheiten mit gleicher Berechtigung in mehr als einem Kapitel klassifiziert werden können, z.B. Influenza im Kapitel über Infektionen oder im Kapitel über die Atemwege, oder in beiden. Im Gegensatz zu diesem Format beruhen alle Kapitel der ICPC auf Organsystemen, und zwar auf Grundlage des Prinzips, daß die Lokalisierung Vorrang vor der Ätiologie hat. Die Komponenten, aus denen jedes Kapitel besteht, erlauben eine weitgehende Spezifizierung aller drei Elemente der Konsultation, und doch erleichtert ihre symmetrische Struktur und die oft einheitliche Numerierung über alle Kapitel hinweg den Einsatz selbst in manuellen Aufzeichnungssystemen. Die sinnvolle und umfassende Struktur der ICPC ist ein zwingender Grund, diese Klassifikation als Modell für zukünftige internationale Klassifikationssysteme zu betrachten.

Seit ihrer Veröffentlichung hat die ICPC in der ganzen Welt immer mehr Anerkennung als angemessenes Klassifikationssystem für Allgemeinmedizin und Primärversorgung gefunden und wird in manchen Teilen der Welt, insbesondere in Europa [14] und Australien [16], umfassend angewendet.

In jüngster Zeit hat sich die WONCA an der internationalen Entwicklung weiterer Initiativen auf dem Gebiet der Klassifikation beteiligt, darunter Methoden zur Messung des Allgemeinzustandes, Indikatoren für den Schweregrad einer Erkrankung sowie die Erstellung eines Internationalen Glossars für Allgemeinmedizin. Informationen über diese Projekte finden sich im vorliegenden Buch.

## Klassifikation, Nomenklatur und Thesaurus

Wenn man bestimmte Aspekte der Allgemeinmedizin wie z.B. Konsultationsanlässe und Gesundheitsprobleme benennen will, muß man darauf achten, daß die verfügbaren Benennungen den Charakter des betroffenen Themenkreises, im vorliegenden Fall also den der Allgemeinmedizin, widerspiegeln. Benennungen sollten von einer Nomenklatur oder einem Thesaurus abgeleitet werden. Eine Nomenklatur umfaßt alle Begriffe und Fachausdrücke eines Themengebiets, während ein Thesaurus eine Sammlung von Begriffen ähnlich einer Enzyklopädie oder einem Computer-Magnetband mit einem großen Index und einem Verzeichnis von Synonymen ist [17].

Klassifikationssysteme bieten eine Struktur zur Anordnung von benannten Objekten in Klassen in Übereinstimmung mit festgelegten Kriterien. Sie enthalten nicht unbedingt alle Fachausdrücke, und es entstehen Schwierigkeiten, wenn sie als Nomenklatur verwendet werden und bestimmte Begriffe nicht in ihnen enthalten sind. Oft sind mehrere Begriffe in einer Rubrik zusammengefaßt, so daß die Verwendung einer auf einer Klassifikation beruhenden Codierung nicht ausreichend spezifisch ist [17].

Die ICPC ist eine Klassifizierung, die die charakteristische Verteilung und den Inhalt der Elemente der medizinischen Primärversorgung widerspiegelt. Sie ist keine Nomenklatur. Die Reichhaltigkeit der Medizin auf dem Niveau des individuellen Patienten erfordert eine Nomenklatur und einen Thesaurus, die weit über den Rahmen der ICPC hinausgehen, besonders wenn es um die Erfassung spezifischer Details in den Aufzeichnungen über einen einzelnen Patienten geht. Die Verwendung der ICPC zusammen mit ICD-10 und anderen Klassifikationssystemen wie z.B. der *Anatomical-Therapeutic-Chemical Classification of Medication* (ATC) kann als Grundlage für eine angemessene Nomenklatur bzw. einen Thesaurus dienen, aber wenn vollständige Codierung erwünscht ist, müssen diese durch noch spezifischere Codiersysteme ergänzt werden. Solche Codiersysteme müssen jedoch auf einer passenden Klassifikation wie z.B. der ICPC für die Primärmedizin beruhen, da es sonst nicht möglich ist, auch kohärente Daten über Populationen statt nur über Einzelpersonen herauszufiltern [17].

Im Lauf der Jahre hat es Reibeflächen im Verhältnis zwischen den verfügbaren Klassifikationssystemen zur Primärmedizin (ICHPPC und ICPC) und der ICD gegeben, die auf begrifflichen und taxonomischen Problemen beruhen. Die ICD-10 bietet jetzt jedoch eine weitgehend anerkannte Nomenklatur für Krankheiten und Gesundheitsprobleme, die auch für die Primärmedizin geeignet ist. Obwohl die ICD-10 nicht das angemessenste Werkzeug für die Erstellung einer Klassifikation der Primärmedizin ist [18], eröffnet ihre Verwendung zusammen mit der ICPC als Ordnungsprinzip den Weg zu einer guten computergestützten Aufzeichnung von Patientendaten, die den Austausch dieser Daten mit anderen Spezialisten oder Spitälern ermöglicht [17].

## ICPC-2

Diese zweite Ausgabe der ICPC ist hauptsächlich aus zwei Gründen erstellt worden: um sie in Einklang mit der zehnten Auflage der ICD (ICD-10) zu bringen, die von der WHO 1992 veröffentlicht wurde [2], und um Zuordnungskriterien und Querverweise für viele Rubriken hinzuzufügen. Die letzteren werden im 6. Kapitel erklärt und in der tabellarischen Auflistung im 10. Kapitel im Detail aufgeführt. Im Interesse der Stabilität und Einheitlichkeit ist die Klassifikation nur in wenigen Punkten verändert worden, obwohl viele Vorschläge gemacht wurden, die ein Thema für zukünftige Arbeiten des WONCA Classification Committee sein werden. Rückmeldungen von den Anwendern werden als Unterstützung auf diesem Wege gerne entgegengenommen.

Gleichzeitig enthält diese zweite Auflage Informationen über neue Entwicklungen im grundsätzlichen Entwurf unseres Verständnisses der Allgemeinmedizin, die zum Großteil durch den Gebrauch eines dem Gegenstand angepaßten Klassifikationssystems ausgelöst worden sind. Diese Themen werden in den Kapiteln 2 bis 5 skizziert. Das Buch hält sich an die Standard-Terminologie, wie sie in dem Internationalen Glossar definiert ist, das 1995 vom WONCA Classification Committee veröffentlicht wurde [19].

Das Buch enthält außerdem Informationen über eine Anzahl von neuen Initiativen in Verbindung mit Klassifikationssystemen. Die Duke/WONCA *Severity of Illness*

*Checklist* (DUSOI/WONCA) erlaubt es, individuelle Gesundheitsprobleme oder die Gesamtheit der Gesundheitsprobleme eines Patienten nach ihrem Schweregrad einzustufen (Kapitel 7). Die COOP/WONCA *Functional Assessment Charts* gestatten eine Beurteilung des Allgemeinzustands eines Patienten unabhängig von einem bestimmten Konsultationsanlaß oder Gesundheitsproblem (Kapitel 8).
Der alphabetische Index für die tabellarische Auflistung (Kapitel 12) ist auf Ausdrücke beschränkt, die in den Überschriften der Rubriken bzw. in den zugehörigen Einschlußbegriffen enthalten sind. Er erhebt keinen Anspruch auf Vollständigkeit (s. Kapitel 2).

## ICPC und ICD

Die ICPC ist immer mit der weithin anerkannten und verwendeten *International Classification of Diseases* verbunden gewesen, die von der World Health Organization veröffentlicht wurde. Die erste Ausgabe enthielt eine Liste für die Umwandlung von Codes zwischen ICPC und IDC-9. Inzwischen ist ICD-10 eingeführt worden, und die ICPC-2 ist sorgfältig auf ICD-10 abgestimmt worden, so daß Umwandlungstabellen angewendet werden können (Kapitel 11).
Anwender, die immer noch eine Umwandlung in ICD-9-Codes benötigen, können vom WONCA Classification Committee eine Diskette anfordern. Umfassende empirische Untersuchungen haben bestätigt, daß die Systeme von ICPC und ICD einander ergänzen statt miteinander zu rivalisieren.

## Übersetzungen

Die WONCA ist eine internationale Organisation und fördert daher die Veröffentlichung der ICPC in anderen Sprachen als Englisch, welches die Arbeitssprache des Classification Committee ist. Die ICPC ist bereits in 19 Sprachen übersetzt und in einigen von ihnen als eigenes Buch veröffentlicht worden [13,20,21]. Mehrere Übersetzungen der ICPC-2 sind bereits in Arbeit. Das Komitee ermutigt jeden, der Übersetzungen der ICPC-2 erstellen, unterstützen, oder dabei Hilfe leisten will, mit ihm Kontakt aufzunehmen, damit eine entsprechende Zusammenarbeit vereinbart werden kann.

Die Prinzipien der WONCA im Hinblick auf Übersetzungen sind folgende:

1. Die WONCA unterstützt Übersetzungen in andere Sprachen als Englisch.
2. Diese müssen das ganze Buch und nicht nur die Rubriken umfassen.
3. Die Rubriken dürfen nicht verändert werden. Alle Erweiterungen müssen deutlich als solche gekennzeichnet und vom WONCA Classification Committee vor der Veröffentlichung approbiert werden.
4. Übersetzungen müssen von namentlich genannten Übersetzern durchgeführt werden, die mit dem WONCA Classification Committee zusammenarbeiten und die von diesem festgelegten Richtlinien beachten müssen, besonders in bezug auf den Umfang von Rückübersetzungen, die zur Überprüfung verlangt werden können.
5. Die WONCA behält sich zwar das Copyright vor, überläßt aber gewöhnlich ohne Honorar den übersetzenden Organisationen die Rechte auf die Tantiemen, die auf ihre

Versionen entfallen. Dafür ist ein formelles Abkommen zwischen der WONCA und der betreffenden Organisation oder dem Verlag erforderlich.

## Copyright und Lizenzen

Das Copyright für die ICPC, sowohl in Buchform als auch in elektronischer Form, gehört der WONCA. Die hier aufgeführten Richtlinien gelten für die elektronische Version und haben folgende Ziele:

*Ziele*

1. Das WONCA Classification Committee bei der Bewerbung, Verteilung und Förderung der ICPC-2 sowie bei ihrer weiteren Entwicklung als bestes Klassifikationssystem für die medizinischen Primärversorgung zu unterstützen.
2. Die internationale Vergleichbarkeit von verschiedenen Versionen der ICPC-2 aufrecht zu erhalten.
3. Feedback von Anwendern entgegenzunehmen und eine zentrale Schaltstelle für internationale Erfahrungen mit ICPC-2 zu unterhalten.
4. Um Anerkennung für die Pionierleistung und die Kompetenz der WONCA auf dem Gebiet der Klassifikation zu werben.
5. Das Verständnis für geeignete Verknüpfungen zwischen ICPC-2 und anderen Klassifikations- und Codierungssystemen, insbesondere der ICD-10, zu vertiefen.
6. Die Anwendung der ICPC-2 zu fördern statt sie durch Beschränkungen zu behindern.
7. Finanzielle Unterstützung zu erhalten, um diese Ziele zu verwirklichen und die Arbeit des WONCA Classification Committee fortzusetzen und auszuweiten.

*Richtlinien*

1. Die elektronische Version der ICPC-2 sollte in so vielen Ländern wie möglich verfügbar gemacht werden.

**Tabelle 1.** Verfügbarkeit der ICPC
in verschiedenen Sprachen

| | |
|---|---|
| Baskisch | Japanisch* |
| Dänisch* | Norwegisch* |
| Deutsch | Polnisch |
| Englisch* | Portugiesisch* |
| Finnisch* | Russisch |
| Französisch* | Schwedisch |
| Griechisch* | Spanisch* |
| Hebräisch | Südafrikanisch |
| Holländisch* | Ungarisch |
| Italienisch | |

*Als eigene Publikation erschienen

2. Versionen mit Zusätzen, Übersetzungen oder Änderungen sollten unter Mitwirkung und mit Zustimmung des WONCA Classification Committee erstellt werden, um als offizielle WONCA-Versionen gelten zu können.

3. Die WONCA sollte an geeignete Organisationen Lizenzen zur Verbreitung und Förderung von elektronischen Versionen der ICPC-2 in Ländern, Regionen und Sprachgruppen vergeben.

4. Lizenzgebühren können durch diese Organisationen von den Endanwendern eingehoben und von den Distributoren für die WONCA gesammelt werden. Die Gebühren werden aufgrund von Verhandlungen festgesetzt und können aufgehoben werden, wenn es für die WONCA vorteilhaft ist, z.B. wenn das System für Forschung oder Entwicklung verwendet wird.

Leser, die dieses Buch in elektronischer Form erhalten oder elektronische Versionen der ICPC in Computersysteme einfügen oder die ICPC auf andere Weise entwickeln und anwenden wollen, sollten Kontakt mit einem lokalen Mitglied des WONCA Classification Committee oder mit der WONCA selbst aufnehmen (s. unten).

## Rückmeldungen der Anwender

Um die ICPC ständig weiterentwickeln zu können, bittet das WONCA Classification Committee um möglichst zahlreiche Rückmeldungen von Anwendern mit Vorschlägen für Klarstellungen, Änderungen oder Erweiterungen. Bitte wenden Sie sich an ein Mitglied des Komitees in ihrer Region (s. S. 7) oder an:

The Chairman,
WONCA Classification Committee,
Locked Bag 11,
Collins Street East PO,
Melbourne Victoria 8003,
Australia

Fax: 61 3 9650 0236
e-mail: wonca@onaustralia.com.au

# 2 Die Struktur der ICPC

Die ICPC beruht auf einer einfachen zweiachsigen Struktur: Die eine Achse wird von 17 Kapiteln auf der Grundlage von Organsystemen gebildet, von denen jedes mit einem Buchstabencode verknüpft ist; die zweite Achse besteht aus sieben gleichbleibenden Komponenten mit Rubriken, von denen jede mit einem zweistelligen numerischen Code verknüpft ist (Abb. 1 und Tab. 2).

Die ICPC arbeitet mit Gedächtnisstützen, die ihren täglichen Einsatz in der medizinischen Praxis erleichtern und darüber hinaus die zentrale manuelle Codierung von Daten aus anderen Quellen vereinfachen.

Sie wird als Liste in Tabellenform dargestellt (Kapitel 10). Die Rubriken für die Komponenten 1 und 7 werden dort für jedes Kapitel in voller Länge aufgeführt. Die Rubriken der Komponenten 2 bis 6 sind allen Kapiteln gemeinsam und werden daher nur einmal aufgeführt. Jede Rubrik enthält eine dreistellige Codezahl, eine Überschrift von begrenzter Länge, und die Codes der entsprechenden ICD-10-Rubriken. Die meisten Rubriken enthalten außerdem Ein- und Ausschlußbegriffe sowie Verweise auf verwandte Begriffe unter „Siehe auch" (s. Kapitel 6). Wenn in der ICPC der Ausdruck „mehrfach" verwendet wird, ist darunter „drei oder mehr" zu verstehen.

| KAPITEL → <br><br> Komponenten | A-Allgemein | B-Blut | D-Verdauung | F-Augen | H-Ohren | K-Kreislauf | L-Bewegungsapparat | N-Neurologisch | P-Psychisch | R-Atemwege | S-Haut | T-Stoffwechsel | U-Urologisch | W-Schwangerschaft | Weibliche Genitalien | Männliche Genitalien | Z-Sozial |
|---|---|---|---|---|---|---|---|---|---|---|---|---|---|---|---|---|---|
| 1.Symptome, Beschwerden | | | | | | | | | | | | | | | | | |
| 2.Diagnostik, vorbeugende Maßnahmen | | | | | | | | | | | | | | | | | |
| 3.Medikation, Behandlung | | | | | | | | | | | | | | | | | |
| 4.Untersuchungs-ergebnisse | | | | | | | | | | | | | | | | | |
| 5.Administratives | | | | | | | | | | | | | | | | | |
| 6.Sonstiges | | | | | | | | | | | | | | | | | |
| 7.Diagnosen, Erkrankungen | | | | | | | | | | | | | | | | | |

**Abbildung 1**. Die Struktur der ICPC-2: 17 Kapitel, 7 Komponenten

Kapitel

A Allgemein, nicht spezifiziert
B Blut, blutbildende Organe und Immunsystem
(Milz, Knochenmark)
D Verdauungstrakt (digestiv)
F Augen
H Ohren (Gehör)
K Kreislauf
L Bewegungsapparat (Lokomotion)
N Neurologisch
P Psychisch
R Atemwege (respiratorisch)
S Haut (engl. skin)
T Endokrine Drüsen, Stoffwechsel, Ernährung
U Urologisch
W Schwangerschaft, Geburt, Familienplanung (weiblich)
X Weibliche Geschlechtsorgane (X-Chromosom)
Y Männliche Geschlechtsorgane (Y-Chromosom)
Z Soziale Probleme

Komponenten (für alle Kapitel gleich)

1 Beschwerden und Symptome
2 Diagnostik, Screening und vorbeugende Maßnahmen
3 Medikation, Behandlung, Maßnahmen
4 Untersuchungsergebnisse
5 Administratives
6 Überweisungen und andere Konsultationsanlässe
7 Diagnose/Erkrankung:
  – Infektionskrankheiten
  – Neubildungen
  – Verletzungen
  – Angeborene Anomalien
  – Anderes

Wo es möglich war, wurden Gedächtnisstützen für den Buchstabencode eingesetzt.

**Tabelle 2.** ICPC-Kapitel und Komponenten

Der alphabetische Index zu der tabellarischen Liste (Kapitel 12) enthält Ausdrücke aus allen Rubrik-Überschriften und den zugehörigen Einschlußbegriffen. Er ist nicht als in jeder Hinsicht umfassend zu verstehen; er beschränkt sich auf Begriffe, die in der medizinischen Primärversorgung häufig auftreten oder wichtig sind. Anwender, die nach nicht im Index enthaltenen Begriffen suchen, können den ICD-10-Index verwenden, indem sie dort die entsprechende ICD-10-Rubrik aufsuchen und danach die Umwandlungstabellen (Kapitel 11) zu Rate ziehen, um die passende ICPC-Rubrik zu finden. Ein umfangreicherer Thesaurus in elektronischer Form ist von einigen Anwendern entwickelt worden, aber die Erstellung einer international anerkannten Version steht noch aus.

Obwohl die ICPC umfassend genug ist, um eine Klassifizierung der Hauptelemente der medizinischen Primärversorgung zu erlauben, hat sie doch gewisse Einschränkungen. Die Rubriken der Komponenten 2 bis 6, die den Behandlungsverlauf betreffen, sind sehr weit gefaßt und unspezifisch. Eine Klassifikation von Medikamenten und Präparaten wurde für den Bericht der bereits erwähnten europäische Studie [14] erstellt und wird dort beschrieben, ist aber noch nicht formell eingegliedert. Die ICPC erfaßt keine objektiven Befunde, wie sie sich aus medizinischen Untersuchungen oder Tests ergeben. Dies alles ist zukünftigen Entwicklungen vorbehalten.

## Misch- und Restrubriken

Restrubriken finden sich am Ende jedes Abschnitts oder Unterabschnitts; ihre Beschreibung enthält das Wort „sonstige". Es ist klar, daß für jeden in diesen Rubriken aufgeführten Begriff implizit die Beschreibung „nicht näher bezeichnet" (NNB) gilt. Eine Kenntnis der Abgrenzungen jedes Abschnitts oder Unterabschnitts ist erforderlich, um die Klassifikation optimal einzusetzen. In Zweifelsfällen sollte der alphabetische Index zu Rate gezogen werden.

## Die praktische Anwendung von Morbiditäts-/Diagnose-Daten

Bis vor kurzem wurden Klassifikationen hauptsächlich zur Sammlung von Daten für Gesundheitsstatistiken und für die Formulierung von Strategien im Gesundheitswesen eingesetzt. Die Erfassung medizinischer Aufzeichnungen mit dem Computer hat dazu geführt, daß Klassifikationen in immer stärkerem Ausmaß zur Organisation und Speicherung von Daten verwendet werden, die im Verlauf von routinemäßigen Kontakten zwischen Arzt und Patient anfallen. Diese Daten werden in doppelter Hinsicht benötigt, und zwar sowohl für die Patientendatei als auch als Grundlage für statistische Auswertungen im Gesundheitswesen. Die Erfordernisse im Hinblick auf Klassifizierung und Codierung sind für diese beiden Zwecke unterschiedlich; die medizinischen Daten eines Patienten müssen so viele spezifische Details wie möglich enthalten, während Gesundheitsstatistiken Daten benötigen, die entsprechend ihrer Häufigkeit oder Wichtigkeit für die gesundheitspolitische Planung systematisch in Kategorien zusammengefaßt worden sind. Die ICPC wurde für den zweiten Zweck entwickelt und muß entsprechend angepaßt werden, wenn sie für die Codierung von klinischen Daten in medizinischen Dateien eingesetzt werden soll.

## Optionale hierarchische Erweiterungen

Offenbar kann eine einzelne internationale Klassifizierung nicht jeden Wunsch jedes Anwenders erfüllen; irgendwann wird es dazu kommen, daß ein Anwender bestimmte Probleme, die in einer einzigen Rubrik zusammengefaßt sind, in mehrere Unterabschnitte aufgliedern will. Dazu ist normalerweise ein erweiterter Code nötig, der auf dem Prinzip der optionalen Hierarchie beruht. Erweiterungen in beträchtlichem Ausmaß sind gewöhnlich dann notwendig, wenn es darum geht, klinische Daten in medizinischen Aufzeichnungen zu codieren.

Es wird empfohlen, bei solchen Erweiterungen nach Möglichkeit den in der ICD-10 üblichen Normen zu folgen bzw. die ICD-10-Codes als erweiterte Codes zu verwenden, um so eine optimale Vergleichbarkeit zwischen verschiedenen Datensystemen zu gewährleisten. Um Aufzeichnungen in der Patientendatei ausreichend spezifisch zu gestalten, kann es sogar nötig sein, für jeden Patienten eigene Texteinträge vorzusehen [17].

## Schwere der Erkrankung und Allgemeinzustand

Informationen über die Schwere einer Erkrankung bzw. eine Beurteilung des Allgemeinzustandes eines Patienten können parallel zum Gebrauch der ICPC aufgezeichnet werden, die entsprechenden Klassifizierungsverfahren sind daher im vorliegenden Buch enthalten. Die Duke/WONCA *Severity of Illness Checklist* (DUSOI/WONCA) kann auf ICPC-Rubriken abgestimmt und nicht nur auf individuelle Gesundheitsprobleme angewendet werden, sondern auch aufsummiert und als Indikator für die Schwere der kombinierten Gesundheitsprobleme des Patienten verwendet werden (Kapitel 7). Die COOP/WONCA-Tafeln für die Einstufung des Allgemeinzustandes eines Patienten sind unabhängig von den jeweiligen Gesundheitsproblemen anwendbar und werden in Kapitel 8 erklärt.

# 3 Der Behandlungsfall: Ein zentraler Begriff der Allgemeinmedizin

Seit der Veröffentlichung der ICPC im Jahr 1987 hat es in bezug auf den Bedarf an und die Verwendung von Klassifikationssystemen im Bereich der medizinischen Primärversorgung ständige Veränderungen gegeben. Damals wurde als Hauptzweck der Klassifikation ihre Verwendung beim Sammeln von Daten für die Forschung und die Formulierung von gesundheitspolitischen Strategien betrachtet. Inzwischen hat sich jedoch die Verwendung des Systems ausgeweitet, da Forschungsergebnisse und praktische Erfahrungen mit der ICPC sowie das Entstehen neuer Sichtweisen in der Allgemeinmedizin neue Anwendungsbereiche eröffnet haben.

Die wichtigsten neuen Anwendungen der ICPC betreffen die Beschreibung des Konstrukts „Behandlungsfall" (*Episode of Care*) und die Erfassung von Patientendaten mit dem Computer. Diese beiden Aspekte sind eng miteinander verknüpft und beruhen auf der Verwendung der ICPC als Ordnungsprinzip für die Patientendaten, die in der Allgemein- und Primärmedizin erhoben werden.

Die Definition der WONCA für den Begriff „Allgemeinmedizin" (*general/family practice*) spricht von einem „Arzt, der Einzelpersonen und Familien eine persönliche, primäre und ständige sowie umfassende medizinische Versorgung bietet" [19]. Diese Definition ist ganz ähnlich jener, die vom neuen *Institute of Medicine* (IOM) für den Begriff der medizinischen Primärversorgung gegeben wird: „Medizinische Primärversorgung ist die Bereitstellung von integrierten, allgemein erreichbaren medizinischen Versorgungsleistungen durch Ärzte, die für die Abdeckung einer großen Mehrheit von persönlichen Bedürfnissen in der medizinischen Versorgung verantwortlich sind, wobei sie eine nachhaltige Beziehung zu ihren Patienten entwickeln und im Rahmen von Familie und Gemeinschaft praktizieren." [22]

## Der Behandlungsfall (*Episode of Care*)

Diese Definitionen erhalten ihre Einsatzberechtigung dadurch, daß sie den Begriff „Behandlungsfall" als angemessene Einheit der Beurteilung gewählt haben. Behandlungsfälle unterscheiden sich von Perioden einer Krankheit oder eines Leidens in einer medizinischen Population. Ein Behandlungsfall ist ein Gesundheitsproblem oder eine Erkrankung vom Augenblick ihrer ersten Darstellung gegenüber einem medizinischer Betreuer bis zur Vollendung der letzten Konsultation für dasselbe Gesundheitsproblem oder dieselbe Erkrankung (Abb.2) [17].

Konsultationsanlaß, Gesundheitsprobleme/Diagnosen sowie Behandlungsabläufe/ medizinische Maßnahmen bilden den Kern eines Behandlungsfalls, der aus einer oder mehreren Konsultationen besteht, einschließlich Veränderungen in ihren wechselseitigen Beziehungen im Lauf der Zeit („Übergänge"). Ein Behandlungsfall umfaßt daher alle medizinischen Betreuungsmaßnahmen, die für ein bestimmtes Gesundheitsproblem oder eine Krankheit bei einem bestimmten Patienten durchgeführt werden. Die „große Mehrheit von persönlichen Bedürfnissen in der medizinischen Versor-

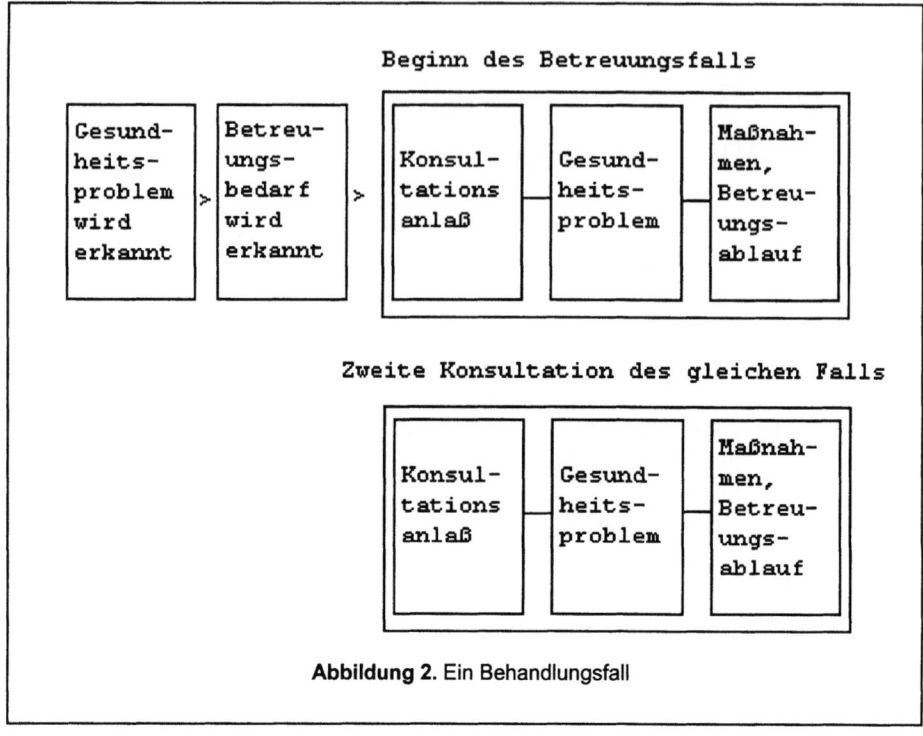

**Abbildung 2.** Ein Behandlungsfall

gung", der Grad der „umfassenden Versorgung", der „Integration", der „Erreichbarkeit" und der „Verantwortlichkeit" können beurteilt werden, wenn Behandlungsfälle mit Hilfe der ICPC in einer computergestützten Krankengeschichte klassifiziert werden.

Die Verwendung des Begriffs „Behandlungsfall" wurde in der mit der ICPC arbeitenden europäischen Studie demonstriert [14]. In dieser Studie wurden charakteristische epidemiologische und klinische Ähnlichkeiten und Unterschiede zwischen verschiedenen Regionen aufgezeigt. Außerdem erwies sich der Begriff des Konsultationsanlasses als innovative und praktische Umsetzung der Perspektive des Patienten und seiner Aufforderung zur medizinischen Betreuung; die Stichhaltigkeit des Konsultationsanlasses, wie er von Hausärzten codiert wurde, erwies sich bei Vergleichen mit dem Standpunkt des Patienten, die nach der Konsultation durchgeführt wurden, als durchgängig sehr hoch [23].

Das neue *International Glossary of Primary Care* definiert den Inhalt der Allgemeinmedizin und liefert Regeln für die Strukturierung von Behandlungsfällen mit Hilfe der ICPC, um epidemiologischen Standards zu erheben und die Ergebnisse aus verschiedenen Ländern vergleichbar zu machen.

## Konsultationsanlaß (*Reason for Encounter*)

Der Konsultationsanlaß hat sich als praktische Quelle von Patienteninformation und als nützliches Hilfsmittel für Forschung und Lehre erwiesen. Dies läßt sich durch die epidemiologischen Daten des niederländischen Projekts „Transition" illustrieren, die

**Tabelle 3.** Die Codes der 10 häufigsten Behandlungsfälle,
die mit dem Konsultationsanlaß Husten (R05) beginnen
(a-priori-Wahrscheinlichkeiten)

| Kinder 5-14 Jahre (N=1267) | N | % |
|---|---|---|
| R74 Infektion der oberen Atemwege | 456 | 35,6 |
| R78 Akute Bronchitis/Bronchiolitis | 261 | 20,4 |
| R05 Husten | 159 | 12,4 |
| R77 Akute Laryngitis/Tracheitis | 110 | 8,6 |
| A77 Sonstige Viruserkrankungen | 54 | 4,2 |
| R96 Asthma | 40 | 3,1 |
| R81 Pneumonie | 33 | 2,6 |
| R75 Sinusitis akut/chronisch | 30 | 2,3 |
| R80 Influenza ohne Pneumonie | 24 | 1,9 |
| R71 Keuchhusten | 22 | 1,7 |
| Gesamt Top 10 | 1189 | 92,8 |
| Gesamt | 1281 | 100,0 |

| Männer 65-74 Jahre (N=646) | N | % |
|---|---|---|
| R78 Akute Bronchitis/Bronchiolitis | 256 | 39,1 |
| R74 Infektion der oberen Atemwege | 155 | 23,7 |
| R05 Husten | 65 | 9,9 |
| R77 Akute Laryngitis/Tracheitis | 45 | 6,9 |
| R75 Sinusitis akut/chronisch | 22 | 3,4 |
| K77 Herzinsuffizienz | 15 | 2,3 |
| R96 Asthma | 13 | 2,0 |
| R79 Chronische Bronchitis | 12 | 1,8 |
| R81 Pneumonie | 10 | 1,5 |
| R95 Chron. obstrukt. Lungenerkrankung | 9 | 1,4 |
| Gesamt Top 10 | 602 | 92,0 |
| Gesamt | 654 | 100,0 |

Quelle: Transition Project, Bericht von Hofmans-Okkes/Lamberts.[17]

in Form eines standardisierten Outputs nach den Regeln des Glossars vorliegen [17].
Wenn man mit dem Konsultationsanlaß beginnt, kann man die Wahrscheinlichkeiten
für ein bestimmtes Gesundheitsproblem zu Beginn oder zu einem späteren Zeitpunkt
der Betreuung nach standardisierten Geschlechts- und Altersgruppen bestimmen. So
zeigen die 10 häufigsten Probleme im Zusammenhang mit Husten am Beginn eines
Behandlungsfalls klinisch relevante Unterschiede zwischen Kindern im Alter von 5-
14 Jahren und Männern im Alter von 65-74 Jahren (Tabelle 3). Die umgekehrte Vor-
gangsweise ist vom klinischen Standpunkt ebenso relevant; welche Konsultationsanlässe wurden zu Beginn und im weiteren Verlauf eines Problems in jeder standardisierten Geschlechts- und Altersgruppe genannt? Dies ist in Tabelle 4 für akute Bronchitis aufgeschlüsselt. Diese Tabellen dokumentieren die klinischen Unterschiede
weit detaillierter als es bisher möglich war.

## Gesundheitsproblem/Diagnose

Das Gesundheitsproblem/die Diagnose ist ein zentraler Begriff für den Behandlungsfall und gibt ihm seinen Namen. Viele Gesundheitsprobleme sind tatsächlich medizinische Diagnosen, aber oft handelt es sich in der medizinischen Primärversorgung um

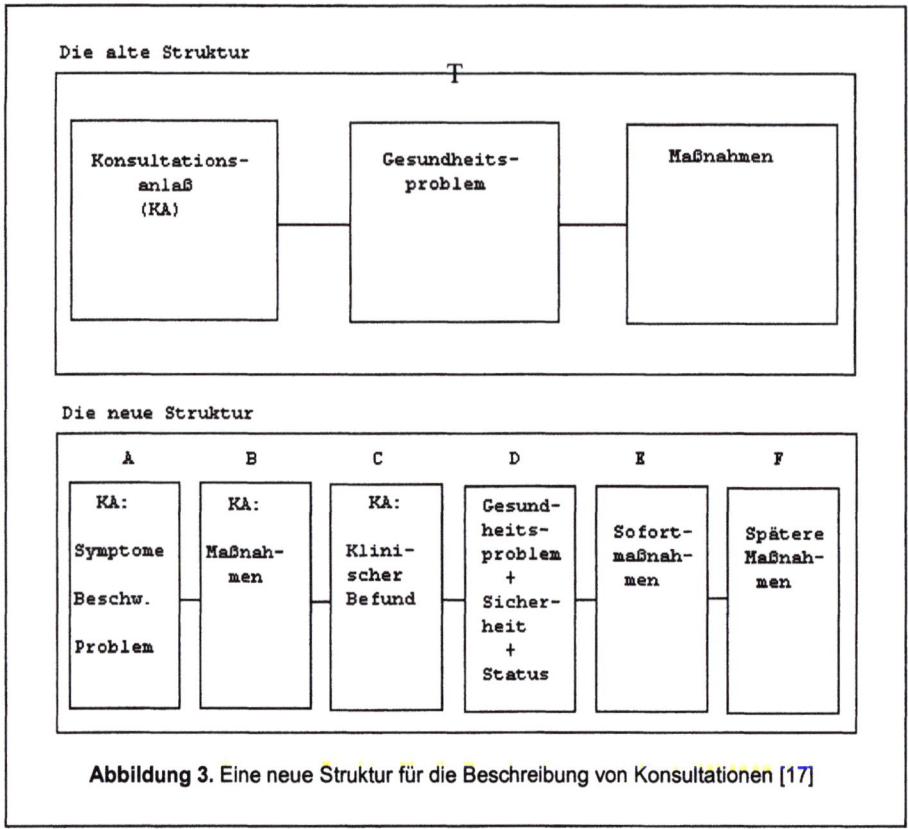

**Abbildung 3.** Eine neue Struktur für die Beschreibung von Konsultationen [17]

andere Patientenanliegen wie z.B. Furcht vor einer Krankheit, Symptome, Beschwerden, Behinderungen oder den Wunsch nach ärztlichen Leistungen wie z.B. einer Impfung. Die ICPC umfaßt alle diese Begriffe. Ein Gesundheitsproblem kann im Hinblick auf seinen Status im Rahmen der Konsultation, auf die Gewißheit, die der Betreuer seiner Diagnose beimißt, oder im Hinblick auf seine Schwere näher beschrieben werden.

Der Status des Behandlungsfalls im Rahmen einer Konsultation kann auf folgende Weise spezifiziert werden: als neu für Arzt und Patient; als neu für den Arzt, aber früher bereits außerhalb des aktuellen Versorgungssystems behandelt; oder keines von beiden im Fall von Folgekonsultationen (Abb. 3D). Eine gutes Computerprogramm für die Aufzeichnung von Krankengeschichten warnt den Betreuer, wenn er versucht, eine weitere Konsultation für einen Fall einzutragen, der noch nicht in die Datenbank aufgenommen wurde, oder wenn ein neuer Fall eingetragen wird, obwohl bereits ein Fall mit dem gleichen Titel existiert. Dies ist offensichtlich dringend notwendig, um eine gleichbleibende Qualität der täglichen Aufzeichnungen zu gewährleisten.

Das Ausmaß der Gewißheit, mit der ein Arzt seine Diagnose stellt, ist ein weiterer Aspekt eines Behandlungsfalls; hier kann eine Skala von ungewiß bis gewiß zur Anwendung kommen, aber bis jetzt ist dafür noch kein Standardverfahren entwickelt worden. Die Zuordnungskriterien für den Gebrauch von Rubriken in ICPC-2 tragen jedoch dazu bei, daß die für den Fall gewählte Benennung von allen Betreuern ein-

**Tabelle 4.** Die 10 häufigsten Konsultationsanlässe bei
Behandlungsfällen mit akuter Bronchitis/Bronchiolitis (R78)

| Kinder 5-14 Jahre (N=377) | N | % |
|---|---|---|
| R05 Husten | 321 | 46,1 |
| A03 Fieber | 98 | 14,1 |
| R31 Ärztl. Untersuchung, teilweise | 64 | 9,2 |
| R02 Kurzatmigkeit, Dyspnoe | 43 | 6,2 |
| R74 Infektion der oberen Atemwege | 24 | 3,4 |
| A04 Schwäche/Müdigkeit, allgemein | 18 | 2,6 |
| R03 Giemen | 17 | 2,4 |
| R64 Kons. auf Initiative des Betreuers | 17 | 2,4 |
| R78 Akute Bronchitis/Bronchiolitis | 13 | 1,9 |
| R21 Hals/Rachen, B/S | 9 | 1,3 |
| Gesamt Top 10 | 624 | 89,5 |
| Gesamt | 697 | 100,0 |

| Männer 65-74 Jahre (N=422) | N | % |
|---|---|---|
| R05 Husten | 324 | 39,4 |
| R02 Kurzatmigkeit, Dyspnoe | 133 | 16,2 |
| R78 Akute Bronchitis/Bronchiolitis | 100 | 12,2 |
| R31 Ärztl. Untersuchung, teilweise | 79 | 9,6 |
| A03 Fieber | 34 | 4,1 |
| R25 Abnormes Sputum/Auswurf | 23 | 2,8 |
| R64 Kons. auf Initiative des Betreuers | 21 | 2,6 |
| R74 Infektion der oberen Atemwege | 14 | 1,7 |
| A04 Schwäche/Müdigkeit, allgemein | 13 | 1,6 |
| R01 Schmerzen in den Atemwegen | 8 | 1,0 |
| Gesamt Top 10 | 749 | 91,1 |
| Gesamt | 822 | 100,0 |

Quelle: Transition Project, Bericht von Hofmans-Okkes/Lamberts.[17]

heitlich gebraucht wird. In Computerprogrammen können Pop-up-Fenster für die Anzeige von Optionen bei der Eingabe der Codierung verwendet werden.

Das dritte Element zur näheren Beschreibung eines Behandlungsfalls, der Schweregrad, wird in Kapitel 7 behandelt.

Patienten mit mehrfachen Gesundheitsproblemen und Behandlungsfällen sind in der Allgemeinmedizin häufig. Ein gutes Datenverarbeitungssystem kann die wechselseitigen Beziehungen zwischen diesen Elementen verdeutlichen sowie Daten über Komorbidität (Tabelle 5) liefern.

## Maßnahmen, Behandlungsablauf

Die Differenziertheit des dreistelligen ICPC-Codes für die Klassifizierung von Direktmaßnahmen ist begrenzt, aber im allgemeinen ausreichend. Wenn jedoch Medikamente verschrieben werden, wird ein Medikamentencode benötigt. Wegen der großen Anzahl von Medikamenten und den Besonderheiten ihrer Verfügbarkeit in verschiedenen Ländern ist bisher kein international brauchbarer Code entwickelt worden. In Europa hat sich ein ATC-kompatibler ICPC-Code als nützlich erwiesen, der sich vielleicht für eine weitere Verbreitung eignet [13].

**Tabelle 5.** Komorbide Behandlungsfälle für Patienten mit
akuter Bronchitis/Bronchiolitis (R78)

| Kinder 5-14 Jahre (N=329) | N | % | /Tsd. |
|---|---|---|---|
| R74 Infektion der oberen Atemwege | 90 | 9,6 | 274 |
| H71 Akute Otitis media/Myringitis | 57 | 6,1 | 173 |
| R78 Akute Bronchitis/Bronchiolitis | 48 | 5,1 | 146 |
| R96 Asthma | 37 | 3,9 | 112 |
| A97 Keine Erkrankung | 32 | 3,4 | 97 |
| S03 Warzen | 29 | 3,1 | 88 |
| A77 Sonstige Viruserkrankungen | 21 | 2,2 | 64 |
| R76 Akute Tonsillitis | 20 | 2,1 | 61 |
| S18 Rißquetsch-/Schnittwunde | 20 | 2,1 | 61 |
| D73 Gastroenteritis, verm. Infektiös | 17 | 1,8 | 52 |
| Gesamt Top 10 | 371 | 39,6 | 112,8 |
| Gesamt | 938 | 100,0 | 2851 |

Durchschnittliche Anzahl komorbider Behandlungsfälle = 2,9

| Männer 65-74 Jahre (N=350) | N | % | /Tsd. |
|---|---|---|---|
| R78 Akute Bronchitis/Bronchiolitis | 72 | 4,7 | 206 |
| A97 Keine Erkrankung | 56 | 3,7 | 160 |
| R95 Chron. obstrukt. Lungenerkrankung | 47 | 3,1 | 134 |
| K86 Hypertonie, unkomplizierte | 46 | 3,0 | 131 |
| R74 Infektion der oberen Atemwege | 46 | 3,0 | 131 |
| K77 Herzinsuffizienz | 35 | 2,3 | 100 |
| A85 Schädl. Wirkung eines Medikaments | 30 | 2,0 | 86 |
| H81 Übermäßiges Ohrenschmalz | 30 | 2,0 | 86 |
| K76 Ischäm. Herzerkrankung o. Angina | 30 | 2,0 | 86 |
| T90 Diabetes mellitus | 25 | 1,6 | 71 |
| Gesamt Top 10 | 417 | 27,4 | 119,1 |
| Gesamt | 1521 | 100,0 | 4346 |

Durchschnittliche Anzahl komorbider Behandlungsfälle = 4,3

/Tsd. = Anzahl komorbider Behandlungsfälle auf 1000 Patienten mit R78
Quelle: Transition Project, Bericht von Hofmans-Okkes/Lamberts.[17]

# Patientendateien

Der Kern einer computergestützten Patientendatei besteht aus Daten, die mit Hilfe der
ICPC codiert und daher sprachenunabhängig sind; dies erleichtert die Verwendung
von Patientendateien für den Vergleich von Daten aus verschiedenen Ländern und
unterstützt die Entwicklung der Allgemeinmedizin als international gut ausgebildeter
Beruf mit einem wohldefinierten und auf empirische Daten gestützten Bezugsrahmen.
Die Verfügbarkeit der ICPC in 19 Sprachen und die ständig wachsende Zahl von
Übersetzungen der ICD-10 mit alphabetischen Registern wird es Hausärzten in vielen
Ländern ermöglichen, einen detaillierten sprachenspezifischen Thesaurus in ihr
System zu integrieren und gleichzeitig die ICPC dazu zu verwenden, ihre Patienten-
dateien und ihre gesamte Datenbank auf eine besser standardisierte Weise systema-
tisch zu strukturieren.

# Weitere Entwicklungen

Die ursprünglichen drei Grundelemente bei der Codierung von Konsultationen mit Hilfe der ICPC (Konsultationsanlaß, Gesundheitsproblem und Maßnahmen) (Abb.2) sind mittlerweile auf sechs Optionen (A-F) für die Dateneingabe bei computergestützten Patientendateien ausgedehnt worden (Abb.3) [19]. Der Konsultationsanlaß wird in zwei Abschnitten codiert: den Symptomen und Beschwerden des Patienten sowie seinen Wünschen zur Durchführung von medizinischen Maßnahmen. Die vom Arzt ermittelten Untersuchungsergebnisse in Form von Symptomen und Beschwerden werden zusätzlich zu jenen aufgezeichnet, die der Patient als Konsultationsanlaß vorträgt. Medizinische Maßnahmen oder Behandlungsabläufe werden entweder als sofortige (wenn sie während der Konsultation erfolgen) oder als nachfolgende verzeichnet (wenn sie für später vorgesehen sind). Die Arbeit mit diesem System, vor allem in den Niederlanden, hat die Brauchbarkeit des Begriffs Konsultationsanlaß bestätigt und zu einer weiteren Verfeinerung der Begriffe Konsultationsanlaß, Gesundheitsproblem/Diagnose und Behandlungsablauf geführt.

Die Anwendung des Konsultationsanlasses für die Bestimmung von a priori-Wahrscheinlichkeiten ist offensichtlich sehr nützlich; dies wird noch deutlicher, wenn vom Patienten genannte Konsultationsanlässe wie Husten, Kurzatmigkeit, Fieber, abnormes Sputum oder keuchender Atem (Abb.3A) von den Untersuchungsergebnissen unterschieden werden, die der Arzt während der Anamnese ans Licht bringt (Abb. 3C). Die ICPC umfaßt über 200 Symptome und Beschwerden, die sich in gleicher Weise für die Klassifikation von Konsultationsanlässen und Untersuchungsergebnissen eignen, obwohl anzumerken ist, daß sie noch keine Klassifikation von objektiven Befunden enthält. Beide Anwendungen können in die auf Konsultationen und Behandlungsfällen beruhende Struktur einer computergestützten Patientendatei eingefügt werden (Abb. 3A und C). Zusammen erlauben sie eine vollständige Berechnung von a priori-Wahrscheinlichkeiten, wobei der Unterschied zwischen einem Symptom, das vom Patienten als Konsultationsanlaß genannt wird, und einem, das vom Arzt ermittelt wird, erhalten bleibt und die Wahrscheinlichkeiten auch getrennt berechnet werden können, wenn dies erwünscht ist.

Konsultationsanlässe in Form von Symptomen, Beschwerden oder Gesundheitsproblemen/Diagnosen sollten ausdrücklich von jenen unterschieden werden, die als Wunsch nach bestimmten Maßnahmen formuliert werden, z.B. nach einem Rezept, einer Röntgenaufnahme, einer Überweisung oder medizinischer Beratung (Abb. 3A und B). Wünsche nach bestimmten Maßnahmen führen häufig dazu, daß die Maßnahme auch durchgeführt wird: wenn ein Patient um ein Medikament oder eine Blutuntersuchung bittet, erhält er oft das Gewünschte [17]. Da Patienten durchaus aktiv die Betreuung durch den Allgemeinarzt bzw. Hausarzt beeinflussen, ist es wichtig, diesen Umstand explizit zu dokumentieren, auch um zu einem besseren Verständnis der Erfüllung von Patientenwünschen durch den Arzt zu gelangen.

Aufzeichnungssysteme sollten imstande sein, zwischen diagnostischen und therapeutischen Maßnahmen, die während der Konsultation erfolgen („sofortige", Abb. 3E) und solchen, die für später vorgesehen sind („nachfolgende", Abb. 3F), zu unterscheiden. Die Unterscheidung zwischen dem, was der Allgemeinarzt während der Konsultation tatsächlich tut, und dem, was für die Folgezeit vorgesehen ist, ist wichtig für eine Analyse der Daten im Hinblick auf die Anwendung bestimmter Verfahren, die

Verschiedenheiten zwischen Ärzten und die Erfüllung von Patientenwünschen. Sie ermöglicht außerdem ein besseres Verständnis des Übergangs von den a priori-Wahrscheinlichkeiten bei der ersten Konsultation eines Behandlungsfalls zu den a posteriori-Wahrscheinlichkeiten im Verlauf der weiteren Behandlung [19].

Für die Aufzeichnung von späteren medizinischen Maßnahmen wird eine spezifischere Klassifikation von Behandlungsabläufen benötigt als die ICPC sie liefert. Die Entwicklung einer solchen Klassifikation gehört zu den derzeit laufenden Arbeiten des WONCA Classification Committee.

# 4 Verwendung der ICPC zur Aufzeichnung des Konsultationsanlasses

Der Vorgang der Codierung von Informationen mittels ICPC unterscheidet sich ein wenig je nach der Art der zu erfassenden Information, z.B. Konsultationsanlaß, Gesundheitsproblem oder Maßnahme. Um ein einheitliches Aufzeichnungsverfahren und dadurch eine bessere Vergleichbarkeit von Daten aus verschiedenen Quellen zu gewährleisten, werden die folgenden Standards empfohlen.

## Konsultationsanlaß

Der medizinische Betreuer sollte den Konsultationsanlaß, wie er vom Patienten dargestellt wird, identifizieren und abklären, ohne seine Richtigkeit oder Zuverlässigkeit zu beurteilen. Diese Verwendung des Klassifikationssystems beruht auf folgenden drei Prinzipien:

1. Der Konsultationsanlaß sollte verstanden und in Übereinstimmung zwischen Patient und Arzt formuliert werden. Diese Formulierung sollte vom Patienten als annehmbare Beschreibung anerkannt werden.
2. Die gewählte ICPC-Rubrik sollte der ursprünglichen Angabe des Grundes durch den Patienten so nahe wie möglich kommen und nur eine minimale oder gar keine Bearbeitung durch den Arzt erfahren. Eine Abklärung der Gründe des Patienten für die Konsultation im Rahmen der ICPC ist jedoch notwendig, damit bei der Klassifikation die am besten geeignete Rubrik gewählt werden kann.
3. Die Zuordnungskriterien, die für jede einzelne Rubrik zum Zweck der Aufzeichnung von Gesundheitsproblemen/Diagnosen angeführt werden, sollen *nicht* verwendet werden, da der Konsultationsanlaß aus der Sicht des Patienten dokumentiert werden und sich ausschließlich auf dessen Darstellung des Grundes stützen soll.

Die Art, in der ein Patient den Grund oder die Gründe für die Konsultation beschreibt, bestimmt, welches Kapitel und welche Komponente verwendet werden (Abb. 1 und Tab. 2). Dafür steht das gesamte Klassifikationssystem zur Verfügung, da Patienten ihre Gründe für die Inanspruchnahme medizinischer Versorgung auf sehr verschiedene Weise formulieren können, z.B. als Symptome oder Beschwerden, als Anforderung medizinischer Leistungen oder als Gesundheitsprobleme.

### Die Wahl des Kapitel-Codes

Um den Konsultationsanlaß zu codieren ist es notwendig, zuerst das entsprechende Organsystem bzw. Kapitel zu wählen, dann den dazu passenden Buchstabencode und schließlich den zweistelligen numerischen Code, der sich in der betreffenden Komponente findet, zuzuweisen; dabei kann es sich z.B. um ein Symptom oder eine Beschwerde, eine Diagnose oder eine Maßnahme handeln. Wenn es Unklarheiten be-

züglich des Kapitels oder der Komponente gibt, in die ein bestimmter Konsultationsanlaß einzuordnen ist, soll der alphabetische Index verwendet werden. Kapitel A ist
für solche Konsultationsanlässe reserviert, die sich nicht auf spezifische Organe oder
auf mehrere Organsysteme zugleich beziehen.

Wenn die ICPC für die Aufzeichnung von Konsultationsanlässen verwendet wird,
gibt es vier Regeln für die Anwendung der Kapitel und zwei Regeln für die Anwendung von Komponenten. Diese Regeln werden im folgenden zusammen mit Beispielen für ihre Anwendung aufgeführt.

## Regel 1

Der Konsultationsanlaß sollte so spezifisch wie möglich codiert werden; es kann
daher eine Abklärung durch Arzt erforderlich sein.

## Beispiel

Brustschmerzen können auf folgende Art codiert werden: als A11 (Unspezifische
Brustschmerzen); als K01 (Schmerzen in der Herzgegend); als R01 (Schmerzen in
den Atemwegen); oder als L04 (Symptome/Beschwerden in der Brust). Die Entschei-
dung für eine dieser Möglichkeiten hängt nicht von der Meinung des Arztes über die
Art der Brustschmerzen ab, sondern von der Art, wie der Patient seinen Grund für die
Konsultation zum Ausdruck bringt, wenn der Arzt um eine genauere Erklärung bittet:

| | |
|---|---|
| „Es sitzt überall in meiner Brust…" | A11 |
| „Meine Brust schmerzt, wenn ich huste" | R01 |
| „Ich habe Schmerzen in der Brust... Ich glaube, es ist das Herz" | K01 |
| „Ich habe Schmerzen in der Brust, seit ich über die Treppe gefallen bin" | L04 |

## Regel 2

Wenn der Patient eine spezifische Ausdrucksweise wählt, ist seine Terminologie
beizubehalten.

## Beispiel

Gelbsucht als beschreibender diagnostischer Begriff findet sich in Kapitel D (Verdauung), aber der Patient kann dieses Symptom auch als „gelbliche Verfärbung der Haut"
(Kapitel S) beschreiben. Wenn der Patient das Problem als „Gelbsucht" beschreibt, ist
der ICPC-Code D13. Wenn der Patient hingegen erklärt: „Meine Haut ist gelb gewor-
den", ist der korrekte Code S08, auch wenn der Arzt mit absoluter Sicherheit eine
Form von Hepatitis diagnostiziert.

## Regel 3

Wenn der Patient selbst nicht imstande ist, seine Beschwerden zu beschreiben, kann
die Darstellung einer Begleitperson so angewendet werden, als würde sie vom Pati-

enten selbst stammen (z.B. wenn eine Mutter ihr Kind zum Arzt bringt oder wenn Verwandte einen bewußtlosen Patienten begleiten).

*Regel 4*

Jedes Problem, das vom Patienten angesprochen wird, ist als Konsultationsanlaß zu verzeichnen. Wenn der Patient mehr als einen Grund angibt, ist Mehrfachcodierung erforderlich. Jeder Grund ist zu codieren, wann immer er auch im Verlauf einer Konsultation zur Sprache kommt.

*Beispiel*

„Ich brauche meine Blutdruck-Tabletten. Außerdem sind meine Brüste druckempfindlich und entzündet" - K50, X18. Wenn die Patientin später fragt: „Was ist das für eine Schwellung auf meiner Haut?", wird auch das als Konsultationsanlaß codiert - S04.

## Die Wahl des Komponenten-Codes

## 1. Symptome und Beschwerden

Die häufigsten Gründe, die von Patienten für die Inanspruchnahme medizinischer Behandlung genannt werden, werden in Form von Symptomen und Beschwerden formuliert [14,16,23,24]. Es ist daher zu erwarten, daß die erste Komponente (Symptome und Beschwerden) in den meisten Fällen verwendet wird. Diese Symptome sind spezifisch für jedes Kapitel; Übelkeit findet sich im Kapitel Verdauung (D09), während Niesen (R07) im Kapitel Atemwege verzeichnet ist. Zwar handelt es sich bei den meisten Einträgen in dieser Komponente um Symptome, die für das jeweilige Kapitel spezifisch sind; zur Erleichterung der Codierung ist jedoch ein gewisses Maß an Vereinheitlichung durchgeführt worden.
In den meisten Kapiteln, mit Ausnahme der psychischen und sozialen Probleme, beziehen sich die ersten Rubriken auf den Schmerz als Symptom. Beispiele dafür sind Ohrenschmerzen (H01) und Kopfschmerzen (N01). Außerdem gibt es vier standardisierte Einträge in jedem Kapitel. Diese sind:

26 - Befürchtung, Krebs zu haben
27 - Befürchtung, eine Krankheit oder ein Leiden zu haben
28 - Eingeschränkte/gestörte Funktion
29 - Sonstige Symptome/Beschwerden

Die Codes 26 und 27, manchmal auch einige andere, werden verwendet, wenn der Patient Besorgnis oder Befürchtungen in bezug auf Krebs oder eine andere Krankheit bzw. ein anderes Leiden äußert. Beispiele sind:

| | |
|---|---|
| „Ich fürchte, ich habe Tuberkulose" | A27 |
| „Ich bin besorgt, daß ich Brustkrebs haben könnte" | X26 |
| „Ich fürchte mich vor Geschlechtskrankheiten" | Y25 |

Auch wenn der Arzt meint, daß die zum Ausdruck gebrachte Befürchtung unbegründet oder unlogisch ist, bleibt sie doch der Konsultationsanlaß des Patienten.

Die Rubrik –28 ist zu verwenden, wenn der Patient als Konsultationsanlaß eine Behinderung nennt, die Aktivitäten des Alltags sowie soziale Funktionen betrifft.

*Beispiele*

„Ich kann nicht Treppen steigen, weil mich der Gips behindert, den man mir wegen meines gebrochenen Knöchels angelegt hat" – L28 (1. Komponente) und K96 (7. Komponente).

„Ich kann nicht im Büro arbeiten, weil ich wegen meiner Hämorrhoiden nicht lange sitzen kann." – K28 (1. Komponente) und K96 (7. Komponente).

In jedem Kapitel ist der Code 29 als „Sammelbecken" für nicht anderweitig zuzuordnende Symptome/Beschwerden reserviert. Er umfaßt seltene und ungewöhnliche Symptome und Beschwerden, die keine eigene Rubrik haben, und eignet sich auch für Symptome/Beschwerden, die nicht klar formuliert sind. Bevor diese Rubrik verwendet wird, sollte im Index nach möglichen Synonymen in anderen Rubriken gesucht werden.

## 2. Diagnostische und vorbeugende Maßnahmen

Die unter diesen Begriffen eingeordneten Gründe treffen auf jene Fälle zu, wo ein Patient eine bestimmte medizinische Maßnahme anfordert, z.B. „Ich bin hier, um mich einem Bluttest zu unterziehen" (–34). Der Patient kann eine bestimmte Maßnahme im Zusammenhang mit einem ausdrücklich formulierten Problem verlangen oder sie als Einzelwunsch vorbringen, z.B.:

„Ich möchte, daß der Herr Doktor mein Herz untersucht" (K31), oder:
„Ich glaube, ich brauche eine Harnuntersuchung" (–35), oder:
„Ich komme, um meine Röntgenbilder abzuholen" (–60), oder:
„Ich brauche eine Impfung" (–44).

Bevor der passende Buchstabencode gewählt werden kann, ist eine Abklärung durch den Arzt notwendig, um herauszufinden, warum der Patient glaubt, er brauche z.B. eine Harnuntersuchung. Wenn es sich dabei um eine mögliche Blasenentzündung handelt, ist der Code U35; wenn Diabetes die Ursache ist, T35. Wenn die Ergebnisse eines Röntgens angefordert werden, bei dem Barium eingenommen wurde, D60. Eine Impfung gegen Röteln, A44.

## 3. Medikation, Behandlung, Maßnahmen

Diese Gründe werden zum Ausdruck gebracht, wenn der Patient eine bestimmte Behandlung verlangt. Eine eingehende Abklärung durch den Arzt ist oft notwendig, um den am besten geeigneten Code zu identifizieren.

*Beispiele*

„Ich brauche meine Medikamente" (–50). Wenn der Patient den Grund für die Einnahme der Medikamente nennt oder der Arzt den Grund kennt, ist der entsprechende Buchstabencode zu wählen, z.B. wäre für eine Nebenhöhleninfektion der Code R50.

„Ich bin gekommen, um mir den Gips abnehmen zu lassen" (–54). Wenn es offensichtlich ist, daß der Patient z.B. eine Fraktur des linken Armes hatte, ist der Buchstabencode L zu wählen.

„Ich sollte heute wiederkommen, um mir die Fäden ziehen zu lassen" (–54). Obwohl man annehmen könnte, daß die Entfernung von Nähten ausschließlich in das Kapitel Haut gehört, könnte der Patient auch Nähte von einem Eingriff an den Augenlidern (F54) oder von einer Phimoseoperation (Y54) haben.

## 4. Untersuchungsergebnisse

Diese Komponente sollte verwendet werden, wenn der Patient ausdrücklich die Ergebnisse von Untersuchungen anfordert, die schon vorher durchgeführt wurden. Der Umstand, daß die Tests negativ ausgefallen sind, hat keinen Einfluß auf die Verwendung dieser Komponente. Oft verlangt der Patient neben den Untersuchungsergebnissen auch Aufklärung über deren Auswirkungen oder weitergehende Informationen über das zugrunde liegende Problem. In diesem Fall ist auch an die Anwendung des zusätzlichen Codes –45 (Gesundheitsberatung) zu denken.

*Beispiele*

„Ich brauche die Ergebnisse meines Bluttests". Wenn wegen Anämie untersucht wurde, ist der Code B60; wenn auf Lipide getestet wurde, T60; wenn der Patient keine spezifischen Angaben machen kann, A60.

„Ich möchte wissen, was man auf den Röntgenbildern meines Magens gefunden hat, die vorige Woche gemacht wurden." (D60).

„Ich komme, um die Ergebnisse meiner Harnuntersuchung abzuholen. Außerdem möchte ich wissen, welche Art von Untersuchungen oder Behandlung ich zu erwarten habe." (U60, U45).

## 5. Administratives

Administrative Gründe für einen Kontakt mit dem Gesundheitssystem umfassen Dinge wie Untersuchungen, die von dritter Seite (also nicht vom Patienten selbst) verlangt werden, Versicherungsformulare, die vervollständigt werden müssen, und Unterredungen bezüglich einer Übertragung von Patientendaten an eine andere Stelle.

*Beispiele*

„Ich muß dieses Formular für die Krankenversicherung vollständig ausfüllen" (A62).

„Mein Bruch ist verheilt und ich brauche eine Bestätigung, um wieder zur Arbeit gehen zu können" (L62).

## 6. Überweisungen und andere Konsultationsanlässe

Wenn der vom Patienten angegebene Konsultationsanlaß der Wunsch ist, an einen anderen Arzt überwiesen zu werden, sind die Codes –66, –67 und –68 für diesen Zweck geeignet. Wenn der Patient als Konsultationsanlaß angibt: „Ich bin von ... zu Ihnen geschickt worden", sind die Codes –64 bzw. –65 zu verwenden.
Wenn der Arzt eine neue Episode initiiert oder die Initiative für die Fortführung eines schon existierenden Behandlungsfalls für ein Gesundheitsproblem wie z.B. Bluthochdruck, Fettleibigkeit, Alkoholismus oder übermäßiges Rauchen übernimmt, ist der angemessene Code für den Konsultationsanlaß –64.

*Beispiel*

Ein Patient beklagt sich über ein verstopftes Ohr, worauf das Ohrenschmalz entfernt wird, läßt sich den Blutdruck messen, welcher sich als zu hoch erweist, und wird außerdem über die Gefahren des Rauchens informiert. Die Gründe des Patienten für die Konsultation sowie die damit zusammenhängenden Probleme und Behandlung würden wie folgt aufgezeichnet:

H13 (Gefühl der Verstopfung im Ohr), H81 (Ohrenschmalz), H51 (Entfernung von Ohrenschmalz).

K64 (Vom Betreuer eingeleitet), K85 (Erhöhter Blutdruck), K31 (Blutdruck messen).

P64 (Vom Betreuer eingeleitet), P17 (Tabakmißbrauch), P45 (Rat, mit dem Rauchen aufzuhören).

## 7. Diagnose/Erkrankung

Nur wenn der Patient den Konsultationsanlaß als spezifische Diagnose oder Erkrankung formuliert, sollte dieser in der 7. Komponente codiert werden. Wenn ein Patient als Diabetiker bekannt ist, aber wegen eines Schwächezustandes zum Arzt kommt, sollte als Konsultationsanlaß nicht Diabetes, sondern das ausdrücklich angegebene Problem, also der Schwächezustand, codiert werden (A04). Wenn der Patient hingegen angibt, wegen seines Diabetes gekommen zu sein, sollte die Diagnose „Diabetes" als Konsultationsanlaß codiert werden (T90).
Wenn der Patient als Konsultationsanlaß eine Diagnose angibt, von der der Mediziner weiß, daß sie falsch ist, wird dennoch die „falsche" Diagnose des Patienten und nicht die „richtige" des Mediziners als Konsultationsanlaß codiert; z.B. wenn ein Patient „Migräne" als Konsultationsanlaß angibt, der Mediziner aber weiß, daß es sich um

spannungsbedingte Kopfschmerzen handelt, oder wenn ein Patient, von dem bekannt ist, daß er an Polypen leidet, die Diagnose „Heuschnupfen" angibt.

*Beispiele*

„Ich bin hier wegen meines Bluthochdrucks" (K86).

„Ich komme jeden Monat wegen meiner Hüftarthrose" (L89).

## Regeln für Komponenten

Die folgenden Regeln für den Gebrauch jeder Komponente sollen die Beschreibung der jeweiligen Komponente noch stärker verdeutlichen.

*Regel 1*

Wenn ein Code mit vorangestelltem Gedankenstrich (–) geschrieben ist, muß zusätzlich der Kapitel-Code (Buchstabencode) gewählt werden. Wenn kein spezifisches Kapitel gewählt werden kann oder mehrere Kapitel betroffen sind, ist der Kapitel-Code A anzuwenden. Alle Codes müssen mit einem Buchstabencode beginnen, um vollständig zu sein.

*Beispiel*

Eine Biopsie wird als –52 codiert, für das Verdauungssystem D52, für die Haut S52. Die Verschreibung von Medikamenten wird als –50 codiert. Wenn ein Patient Medikamente gegen Asthma verschrieben haben will, R50.

*Regel 2*

Rubriken aus mehr als einer Komponente, oder mehr als eine Rubrik aus derselben Komponente können für ein und dieselbe Konsultation verwendet werden, wenn der Patient mehr als einen Grund angibt.

*Beispiel*

„Ich habe seit gestern abend Schmerzen im Unterleib, und ich habe mehrmals erbrochen" D01, D10.

„Ich habe Schmerzen im Unterleib und vermute, daß ich eine Blinddarmentzündung habe" D06, D88.

# 5 Verwendung der ICPC zur Aufzeichnung von Gesundheitsproblemen und medizinischen Maßnahmen

## Gesundheitsprobleme

Die ICPC kann dazu verwendet werden, die Beurteilung der Gesundheitsprobleme des Patienten durch den medizinischer Betreuer aufzuzeichnen. Dies kann entweder in Form von Symptomen und Beschwerden oder in Form von Diagnosen geschehen, d.h. im Zusammenhang mit der 1. oder 7. Komponente. Die letztere beruht auf dem Verzeichnis der Krankheiten, Verletzungen und verwandter Gesundheitsprobleme in der *International Classification of Diseases* (ICD), enthält aber nur solche Begriffe als eigene Rubriken, die in der medizinischen Primärversorgung häufig vorkommen oder wichtig sind.

Viele der Gesundheitsprobleme, die in der medizinischen Primärversorgung behandelt werden, lassen sich mit Begriffen wie Krankheit oder Verletzung beschreiben. Sie umfassen auch Symptome und Beschwerden, die in der 1. Komponente aufgelistet werden. Manchmal tritt aber in einem Behandlungsfall gar kein offensichtliches Gesundheitsproblem auf, z.B. wenn er sich auf eine Impfung, einen Abstrich oder auf die Erteilung von Ratschlägen bezieht. Fälle dieser Art können in Rubriken wie A97 (Keine Erkrankung) oder A98 (Gesundheitsvorsorge) eingeordnet werden.

Bei den Komponenten 1 und 7 werden für jede Rubrik auch die entsprechenden ICD-10-Codes aufgelistet. Manchmal liegt eine genaue Eins-zu-eins-Entsprechung vor, aber in der Mehrzahl der Fälle entsprechen mehrere ICD-Codes einer ICPC-2-Rubrik; und manchmal entsprechen mehrere ICPC-2-Rubriken einer einzelnen ICD-10-Rubrik. Eine komplette Liste der Entsprechungen findet sich in Kapitel 10.

Um die Verläßlichkeit der Codierung von Gesundheitsproblemen mit Hilfe der ICPC-2 zu verbessern, werden in vielen Rubriken der 7. Komponente Zuordnungskriterien spezifiziert. Diese werden im 6. Kapitel erklärt.

Rubriken in den Komponenten 1 und 7 enthalten oft zusätzliche Informationen, die als Richtlinien für ihre Anwendung dienen: Listen von Synonymen und alternativen Beschreibungen als Einschlußbegriffe; Listen von ähnlichen Leiden, die aber unter anderen Codes einzuordnen sind, als Ausschlußbegriffe; und schließlich Listen von weniger spezifischen Codes, die in Betracht gezogen werden können, wenn das Leiden eines Patienten nicht mit den Zuordnungskriterien übereinstimmt. Für die Rubriken in den Maßnahmen-Komponenten 2 bis 6 gibt es keine solchen Richtlinien.

### Allgemeine Richtlinien für die Codierung von Gesundheitsproblemen

Den Anwendern wird empfohlen, im Verlauf jeder Konsultation das volle Spektrum der behandelten Probleme aufzuzeichnen, also alle organischen, psychischen und sozialen Gesundheitsprobleme, und zwar in Form eines oder mehrerer Behandlungsfälle. Die Aufzeichnung sollte auf der höchsten Ebene diagnostischer Differenzierung stattfinden, die der Anwender für gerechtfertigt hält und die mit den Zuordnungskriterien für die jeweilige Rubrik übereinstimmt.

In jedem Datensystem werden klare und spezifische Kriterien für die Art benötigt, in der Gesundheitsprobleme oder Behandlungsfälle aufgezeichnet werden. Dies gilt besonders für die Beziehung zwischen dem zugrunde liegenden Leiden und seinen Manifestationen, da beide als Rubriken in der Klassifikation verfügbar sein können. Dies kann am besten an einem Beispiel erläutert werden: Ein Patient mit einer ischämischen Herzerkrankung kann auch Vorhofflimmern und daraus resultierende Angstgefühle haben. Hier sollte die Richtlinie gelten, daß Manifestationen, die eine andersartige Behandlung erfordern, als separate Behandlungsfälle verzeichnet werden; in dem oben angeführten Beispiel sollten also das Vorhofflimmern und die Angstgefühle als zusätzliche Behandlungsfälle verzeichnet werden.

In der ICPC hat die Lokalisierung in einem Organsystem Vorrang vor der Ätiologie; wenn z.B. ein Zustand codiert wird, der aufgrund seiner Ätiologie in mehreren Kapiteln zu finden ist (z.B. ein Trauma), muß daher das passende Kapitel ausgewählt werden. Kapitel A (Allgemeines) sollte nur dann in Betracht gezogen werden, wenn der Ort nicht spezifiziert werden kann oder wenn die Krankheit mehr als zwei Organe betrifft. Alle Kapitel enthalten spezifische Rubriken, die sich auf das System oder Organ beziehen, das an der Krankheit bzw. der Ätiologie Anteil hat. Leiden, die eine Schwangerschaft oder das Wochenbett begleiten oder beeinflussen, werden normalerweise dem Kapitel W zugeordnet, aber eine Schwangerschaft allein ist noch kein Grund, ein Leiden mit dem Buchstaben W zu codieren; es sollte vielmehr mit der passenden Rubrik aus jenem Kapitel codiert werden, welches das betroffene Organsystem repräsentiert. Alle sozialen Probleme sind, unabhängig davon, ob sie als Konsultationsanlaß oder als Problem identifiziert werden, in der ersten Komponente des Kapitels Z aufgeführt.

### Spezifische Regeln für das Codieren von Gesundheitsproblemen mit Hilfe von Zuordnungskriterien (s. auch Kapitel 6)

1. Das Codieren von Diagnosen sollte auf der höchsten Differenzierungsebene stattfinden, die für die jeweilige Konsultation möglich ist.
2. Zuordnungskriterien enthalten so viele Kriterien, wie mindestens nötig sind, um eine Codierung mit der jeweiligen Rubrik zu erlauben.
3. Die Kriterien sollten erst nachgeschlagen werden, nachdem die Diagnose formuliert wurde. Sie sind *keine* Richtlinien für die Erstellung der Diagnose und sind auch *nicht* als Richtlinien für therapeutische Entscheidungen gedacht.
4. Wenn die Kriterien nicht erfüllt werden können, sollten andere, weniger spezifische Rubriken nachgeschlagen werden, die unter dem Stichwort „Siehe auch" (*consider*) vorgeschlagen werden.
5. In Rubriken ohne Zuordnungskriterien ist die Liste der Einschlußbegriffe dieser Rubrik heranzuziehen; dabei sind auch etwaige Ausschlußbegriffe zu beachten.

# Behandlungsablauf, Maßnahmen

Die ICPC kann zur Klassifizierung jener Maßnahmen, die im Verlauf der medizinischen Betreuung getroffen werden, herangezogen werden, wenn es um die Komponenten 2, 3, 5 und teilweise auch 6 geht; jedoch können Komponente 4 und einige

Rubriken der Komponente 6, nämlich –63, –64, –65 und –69, nicht auf diese Weise verwendet werden.

Diese auf medizinische Maßnahmen Bezug nehmenden Rubriken sind nicht spezifisch, sondern weit gefaßt und allgemein gehalten. So kann z.B. eine Blutuntersuchung (-34), auch wenn sie sich nur auf ein Organsystem bezieht (z.B. Herz und Gefäße, K34), eine Vielzahl von unterschiedlichen Tests umfassen, z.B. auf Enzyme, Lipide oder Elektrolyte.

Die Maßnahmen-Codes in den Komponenten 2, 3 und 5 folgen den Hauptüberschriften der weit detaillierteren IC-Process-PC, die vom WONCA Classification Committee ausgearbeitet wurde [25]. ICPC und IC-Process-PC sind daher miteinander kompatibel. Die in der IC-Process-PC enthaltenen Details können auf die dreistelligen ICPC-Codes angewendet werden, indem diese auf vier oder fünf Stellen erweitert werden.

In den Komponenten 2, 3, 5 und jenem Teil von Komponente 6, der für die Klassifikation medizinischer Maßnahmen anwendbar ist, sind die Rubriken-Codes auf der zweistelligen Ebene für alle Kapitel standardisiert. Der Buchstabencode für das dazu passende Kapitel muß vom medizinischer Betreuer, der die Codierung vornimmt, hinzugefügt werden. Einige Rubriken in der 1. und 7. Komponente der Kapitel W, X und Y enthalten ebenfalls medizinische Verfahren wie z.B. Geburtshilfe, Schwangerschaftsabbruch oder Familienplanung.

Das wichtigste Prinzip beim Codiervorgang ist, alle jene medizinischen Maßnahmen zu codieren, die während der jeweiligen Konsultation erfolgen und die in einem logischen Zusammenhang mit dem aktuellen Behandlungsfall stehen. Die Hinzufügung einer vierten oder fünften Stelle kann zur Erreichung eines höheren Differenzierungsgrades notwendig sein, wie in den folgenden Beispielen:

*Beispiel 1*

–54 Wiederherstellung/Befestigung von Naht/Gips/Prothese
L54.1 Anlegen eines Gipsverbandes
L54.2 Abnehmen eines Gipsverbandes

*Beispiel 2*

–40 Diagnostische Endoskopie
D40 Diagnostische Endoskopie im Verdauungstrakt
D40.1 Gastroskopie

Für jede Konsultation kann mehr als ein Maßnahmen-Code verwendet werden, aber dabei muß unbedingt auf Einheitlichkeit geachtet werden. So kann z.B. das Messen des Blutdrucks, das bei Hypertonie eine Routinemaßnahme ist, bei jeder Gelegenheit als K31 codiert werden. Routineuntersuchungen, ob komplett oder teilweise, sowohl für einzelne Organsysteme als auch für das allgemeine Kapitel, müssen ebenfalls immer einheitlich codiert werden. Weiter unten finden sich Beispiele für Gesamt- oder Teiluntersuchungen, die in einem bestimmten Kulturkreis angewendet wurden. Es ist jedoch wesentlich, daß jedes Land eine eigene Definition dafür entwickelt, was im Rahmen seiner Kultur unter den Begriffen „Gesamtuntersuchung - allgemein" bzw. „Gesamtuntersuchung - organisch" zu verstehen ist, und daß diese Definitionen einheitlich verwendet werden. Dies gewährleistet auch die Einheitlichkeit der Inhalte dessen, was in dem jeweiligen Land unter den Stichworten „Teiluntersuchung - allgemein" bzw. „Teiluntersuchung - organisch" verstanden wird.

## Gesamtuntersuchung

Der Begriff „Gesamtuntersuchung" seht für eine Untersuchung, die jene Elemente einer professionellen Beurteilung umfaßt, die nach der übereinstimmenden Auffassung einer Gruppe von professionellen Medizinern einer Region dem dort üblichen Standard medizinischer Versorgung entsprechen. Diese Untersuchung bezieht sich entweder auf die Gesamtheit eines Organsystems (z.B. das Auge, Kapitel F), oder versteht sich als gesamtheitliche Untersuchung allgemeiner Art (Kapitel A).

## Teiluntersuchung

Der Begriff „Teiluntersuchung" bezieht sich in jedem Kapitel auf eine teilweise Untersuchung, die auf ein spezifisches Organ oder eine bestimmte Körperfunktion ausgerichtet ist. Wenn mehr als zwei Systeme von einer begrenzten bzw. unvollständigen Untersuchung betroffen sind, wird diese als „allgemein" bezeichnet (Kapitel A). Die meisten Konsultationen werden eine Teiluntersuchung beinhalten, um akute oder einfach zu erkennende Krankheiten bzw. den Fortschritt bei einem chronischen Leiden zu beurteilen. Es folgen einige Beispiele:

Gesamtuntersuchung - allgemein, allgemeiner Checkup = A30
Neurologische Gesamtuntersuchung = N30
Teiluntersuchung - allgemein, begrenzte Untersuchung mehrerer (mindestens dreier) Organsysteme wie z.B. Atemwege, Herz/Gefäße und Haut = A31
Teiluntersuchung - organisch, Messen des Blutdrucks = K31

Die folgenden Verfahren werden vom WONCA Classification Committee als Teil der mit den Rubriken −30 und −31 zu codierenden Routineuntersuchungen betrachtet und sind nicht separat zu codieren:

- Inspektion, Palpation, Perkussion, Auskultation
- Untersuchung der Sehschärfe und des Augenhintergrunds
- Ohrenspiegelung
- Vibrationsempfinden (Untersuchung mit der Stimmgabel)
- Vestibuläre Funktionen (ausgenommen kalorimetrische Tests)
- Klinische Untersuchung von Rektum/Vagina
- Spiegeluntersuchung der Vagina
- Blutdruckmessung
- Indirekte Laryngoskopie
- Messung von Größe/Gewicht

Alle anderen Untersuchungen sind in andere Rubriken einzuordnen.

## 2. Komponente – Diagnostik, Screening und vorbeugende Maßnahmen

Diagnostische und präventive Maßnahmen umfassen ein weites Spektrum von medizinischen Maßnahmen wie z.B. Impfung, Screening, Beurteilung von Risikofaktoren, Erziehung, Beratung.

## 3. Komponente - Medikation, Behandlung, Maßnahmen

Diese Komponente ist dazu gedacht, solche Maßnahmen zu klassifizieren, die an Ort und Stelle vom medizinischen Betreuer vorgenommen werden. Es ist nicht vorgesehen, daß sie zur Dokumentation von Maßnahmen verwendet wird, die von anderen Betreuern, an die der Patient überwiesen worden ist, durchgeführt wurden; dafür wäre eine wesentlich längere Liste von Maßnahmen erforderlich. Impfungen werden in der 2. Komponente codiert.

## 4. Komponente - Untersuchungsergebnisse

Die 4. Komponente bezieht sich nicht auf Verfahren oder Maßnahmen.

## 5. Komponente - Administratives

Diese Komponente ist für solche Fälle gedacht, in denen die Ausfolgung eines schriftlichen Dokuments oder Formulars durch den Arzt an den Patienten oder an eine andere Instanz durch existierende Vorschriften, Gesetze oder Gebräuche vorgesehen ist. Die Ausstellung einer schriftlichen Überweisung wird nur dann als administrative Dienstleistung betrachtet, wenn sie die einzige Aktivität ist, die während einer Konsultation erfolgt; andernfalls ist sie der 6. Komponente zuzuordnen.

## 6. Komponente - Überweisungen und andere Konsultationsanlässe

Überweisungen an andere primärmedizinische Betreuer, Ärzte, Spitäler, Kliniken oder Stellen zu Zwecken der Therapie oder Beratung sind unter dieser Komponente zu codieren. Überweisungen zum Zweck einer Röntgenuntersuchung oder an ein Labor sollten unter der 2. Komponente codiert werden.

Zur Erhöhung der Spezifizität kann dem Code eine vierte Stelle hinzugefügt werden, z.B.

–66 Überweisung an anderen Betreuer/Pflegedienst/Physiotherapeuten/Fürsorger
–66.1 Pflegedienst
–66.2 Physiotherapeut
–66.3 Fürsorger
–67 Facharzt
–67.1 Internist
–67.2 Kardiologe
–67.3 Chirurg

# 6    Zuordnungskriterien in der ICPC

## Einführung

Es ist dem WONCA Classification Committee immer schon klar gewesen, daß eine international vereinbarte Liste von Rubriken zur Klassifikation von Problemen, wie sie in der medizinischen Primärversorgung auftreten, für sich allein noch nicht das höchste Niveau von statistischer Vergleichbarkeit garantieren würde. In der *International Classification of Health Problems in Primary Care* (ICHPPC-2 mit Definitionen), die 1983 veröffentlicht wurde, wurden Zuordnungskriterien für die Anwendung jeder Rubrik eingeführt, um eine einheitliche Codierung zu gewährleisten [5]. Zuordnungskriterien sind nicht dasselbe wie Definitionen. Sie sollten im Zusammenhang mit ihrem Zweck, also mit der Verbesserung der Einheitlichkeit von Codierungen, betrachtet und nicht als Definitionen zur Charakterisierung von Gesundheitsproblemen gesehen werden. Wir haben uns jedoch um Kompatibilität mit allgemein anerkannten Definitionen wie z.B. denen der *International Nomenclature of Diseases* (IND) bemüht.

In der vorliegenden Publikation sind viele der aus der ICHPPC-2 mit Definitionen stammenden Zuordnungskriterien revidiert und in direkten Zusammenhang mit den ICPC-Rubriken gebracht worden. In einigen Fällen wurden neue oder weitgehend modifizierte Zuordnungskriterien geschaffen, die auf dem im nächsten Abschnitt beschriebenen theoretischen Rahmen beruhen. Obwohl diese Publikation einen Fortschritt auf dem Gebiet der Taxonomie der Allgemeinmedizin bedeutet, ist sie noch nicht ideal. Die ICPC ist eine noch durchaus in Entwicklung begriffene Klassifikation, und die mit den hier angebotenen Zuordnungskriterien gemachten Erfahrungen werden zweifellos in den kommenden Jahren zu einer weiteren Verfeinerung führen. Wir nehmen die Kommentare der Anwender gerne entgegen.

## Der theoretischer Rahmen für die Wahl von Zuordnungskriterien

Der theoretische Rahmen für die Wahl von Zuordnungskriterien in dieser Klassifikation beruht auf der Existenz von vier allgemeinen Diagnosekategorien in der medizinischen Primärversorgung: ätiologische und pathologische, pathophysiologische, nosologische (Syndrome) und Symptombeschreibungen. Es wurde beschlossen, auf jede Kategorie aufgrund ihrer Charakteristika andere Prinzipien anzuwenden:

- Ätiologisch und pathologisch: Die Diagnose beruht auf erwiesener Pathologie oder Ätiologie; Zuordnungskriterien beruhen auf Standarddefinitionen von Krankheiten, nötigenfalls mit Modifikationen, um eine Anwendung auf die Allgemeinmedizin zu ermöglichen.
  Beispiele: Appendizitis, akuter Myokardinfarkt.

- Pathophysiologisch: Die Diagnose hat eine erwiesene pathophysiologische Grundlage; die Zuordnungskriterien beinhalten Symptome, Beschwerden und charakteristische objektive Befunde.
  Beispiele: Altersbedingte Schwerhörigkeit, Hypertonie.
- Nosologisch: Die Diagnose ergibt sich aus einem Komplex von Symptomen, der auf einem ärztlichen Konsens beruht (ohne erwiesene pathologische oder pathophysiologische Basis oder Ätiologie) und oft als Syndrom bezeichnet wird; die Zuordnungskriterien umfassen nur Symptome und Beschwerden.
  Beispiele: Depression, Reizdarmsyndrom.
- Symptom: Ein Symptom oder eine Beschwerde ist das beste medizinische Etikett für einen Behandlungsfall.
  Beispiele: Müdigkeit, Augenschmerzen.

## Die Kriterien

Das zugrunde liegende Prinzip war die Absicht, *möglichst prägnante Zuordnungskriterien zu liefern, die nur minimale Abweichungen beim Codieren zulassen würden*. Die Beachtung dieses Prinzips führte zur Verwendung von *minimalen Zuordnungskriterien* für jede Rubrik. Dieser Begriff muß noch genauer erklärt werden.

Für die meisten diagnostischen Rubriken findet der Leser ein oder mehrere Kriterien, die erfüllt sein müssen, um ein Problem unter diesem Titel codieren zu können. Manchmal stehen mehrere Kriterien zur Wahl; in anderen Fällen müssen Kriterien aus einer Liste erfüllt werden. Wenn in einer Liste der Ausdruck „oder" verwendet wird, ist immer das inklusive „oder" gemeint, das dem Ausdruck „und/oder" entspricht. Der Ausdruck „mehrfach" bedeutet in diesem Buch immer „drei oder mehr".

Es wurde versucht, die *Minimalkriterien* zu spezifizieren, die erforderlich sind, um die Komplexität der Codierung zu verringern und dadurch die Gefahr einer fehlerhaften Codierung zu minimieren. Außerdem haben wir uns auf jene Kriterien beschränkt, die einen ausreichenden *Unterscheidungswert* haben, um eine Rubrik von einer anderen zu differenzieren, mit der sie leicht verwechselt werden könnte. In einigen Fällen mögen die vorhandenen Kriterien nicht ausreichen, um *alle* anderen Erkrankungen auszuschließen, die fälschlich einer bestimmten Rubrik zugeordnet werden könnten; aber die am meisten verbreiteten Fälle werden doch ausgeschlossen.

Die Kriterien sind, soweit dies möglich war, auf der Basis von klinischen Kriterien formuliert worden, und nicht so, daß sie von den Ergebnissen von Tests oder Untersuchungen abhängen. Sie sind so weit wie möglich unabhängig von technischen Möglichkeiten formuliert, da diese in den verschiedenen Ländern der Welt in sehr unterschiedlichem Ausmaß zur Verfügung stehen und ständigen Veränderungen unterworfen sind. Dies macht die Kriterien für den Einsatz in der Primärmedizin auf der ganzen Welt geeignet.

Diese Methodik unterscheidet sich wesentlich von jener, die in den klassischen krankheitsorientierten Lehrbüchern üblich ist, wo gewöhnlich alle Anzeichen und Symptome bzw. alle potentiellen Kriterien aufgelistet werden, die einem bestimmten diagnostischen Begriff zugeordnet sind. Wir glauben, daß die Brauchbarkeit eines auf Kriterien beruhenden Codiersystems für Probleme in der Allgemeinmedizin nur dadurch maximiert werden kann, daß man Kürze über Vollständigkeit stellt.

Manchmal ist die Rubriküberschrift allein schon ausreichend spezifisch. In solchen Fällen werden keine Zuordnungskriterien angegeben. Um Irrtümer zu vermeiden, sollte jede Rubrik mit den zugehörigen Ein- und Ausschlußbegriffen sowie den Zuordnungskriterien in ihrer Gesamtheit gelesen werden.

Nicht für alle Rubriken wurden Kriterien gesucht; das gilt besonders für Restrubriken, die zu viele verschiedenartige Diagnosen enthalten, um eine sinnvolle Definition zu ermöglichen. In solchen Fällen sollte der Leser die in der Rubriküberschrift enthaltene Liste von Diagnosen bzw. die Einschlußbegriffe zu Rate ziehen, oder die ausführlichere Liste einsehen, die für die entsprechenden Rubriken in der ICD-10 gegeben wird.

## Querverweise

Zusätzlich zu den Zuordnungskriterien kann jede Rubrik noch folgende Informationen enthalten:

Einschl(ießlich) [*incl(udes)*]: Eine Liste von Synonymen und alternativen Beschreibungen, die zu der Rubrik gehören.

Ausschl(ießlich) [*excl(udes)*]:Eine Liste von ähnlichen Beschwerden, die jedoch einer anderen Rubrik zuzuordnen sind, mit Angabe des jeweils zutreffenden Codes.

Siehe auch [*consider*]: Eine Liste von Rubriken mit den zugehörigen Codes, die normalerweise weniger spezifisch sind und in Betracht gezogen werden sollten, wenn die Beschwerden des Patienten nicht mit den Zuordnungskriterien übereinstimmen.

## Vorteile des Systems

Die Anwendung dieses Systems führt zu klaren und allgemein anerkannten Zuordnungskriterien für Probleme, die in der Allgemeinmedizin häufig auftreten und zu deren einheitlicher Codierung Zuordnungskriterien notwendig sind.

Ein weiterer großer Vorteil des Systems besteht darin, daß durch die Verwendung von minimalen Zuordnungskriterien die entsprechenden Codiervorgänge leicht zu erlernen und in der Realität der Allgemeinmedizin anzuwenden sind. Dies führt zu einer Verringerung der Probleme, die durch Abweichungen innerhalb eines Codiersystems entstehen.

## Die Verwendung von Zuordnungskriterien

Zuordnungskriterien sollten *nicht* für die Aufzeichnung des Konsultationsanlasses aus Sicht des Patienten verwendet werden, da diese nach Maßgabe dessen erfolgen soll, was dem Arzt vom Patienten vorgetragen wird, unabhängig davon, ob der Patient „recht hat" oder nicht.

Zuordnungskriterien *sollten* hingegen verwendet werden, wenn die Diagnosen oder die vom Arzt behandelten Probleme codiert werden. Selbst wenn das Problem nur als Symptom oder Beschwerde codiert wird, kann eine gewisse Hilfestellung bei der Auswahl des am besten geeigneten Codes notwendig sein. So ist z.B. Schwindelgefühl (N17) nicht in der gleichen Rubrik zu codieren wie eine tatsächliche Ohnmacht (A06); und Schmerzen im Unterleib können als allgemein (D01), in der Magengegend

(D02) oder auf andere Bereiche bezogen (D06) codiert werden. Diese Optionen müssen dem Anwender klar sein, damit er die am besten geeignete Alternative auswählen kann.

## Anwendung der Kriterien in verschiedenen Phasen des Problems

Die Zuordnungskriterien sind sowohl für die Codierung der anfänglichen Darstellung als auch der späteren Phasen des Problems gedacht. Wenn das Problem bei einer späteren Konsultation (nachdem es durch die Zeit oder die Therapie modifiziert wurde) codiert werden soll, dann sollte der Codierer auch die Krankengeschichte in Betracht ziehen. (So kann ein Patient, der wegen Hypertonie behandelt wurde, bei einer späteren Konsultation durchaus wieder normalen Blutdruck haben, das Leiden würde aber immer noch als Hypertonie codiert.)

## Nachteile des Systems

Dieses System von Zuordnungskriterien hat offensichtlich auch seine problematischen Seiten. Um die Genauigkeit und Verläßlichkeit von Statistiken aus der Allgemeinmedizin zu erhöhen, sind manche diagnostischen Konzepte mit deutlichen Konturen versehen worden, obwohl viele von ihnen in Wirklichkeit eher unscharfe Grenzen aufweisen. Zwar mögen scharfe Grenzziehungen für Therapie oder Behandlung nicht erforderlich sein, für Forschungszwecke jedoch werden durchaus präzise Daten benötigt. Die Verwendung von scharf umrissenen Zuordnungskriterien erhöht zwar die Anzahl von Einträgen in den weniger spezifischen Restrubriken, aber dieses Verfahren ist immer noch besser als wenn die überwiegende Mehrheit von Rubriken weniger spezifisch gemacht würde. Für das Codieren von Problemen, die den vorgegeben Kriterien nicht genau entsprechen, werden unter dem Stichwort „Siehe auch:" weniger spezifische Alternativen angeboten. Diese Vorschläge sind als Ergänzung zu jenen Begriffen gedacht, die in der Rubrik als Ausschlußbegriffe aufgeführt sind.

## Mögliche Mißverständnisse

Es ist wichtig, daß der Leser versteht, für welche Zwecke die Kriterien *nicht* anwendbar sind.

1. *Sie dienen nicht als Richtlinien für die Diagnose.* Der Hauptzweck der Klassifikation besteht darin, die Gefahr einer fehlerhaften Codierung *nach* dem Erstellen einer Diagnose zu verringern, und nicht darin, die Möglichkeit einer Fehldiagnose zu eliminieren. Es wird angenommen, daß der Anwender die Differentialdiagnose bereits erstellt hat, bevor er sich der Codierung zuwendet. In den meisten Fällen erfordert gute medizinische Praxis zur Erstellung einer präzisen Diagnose weit mehr Informationen als in den Zuordnungskriterien gegeben werden.

2. *Sie setzen keine Standards für medizinische Betreuung.* Obwohl Informationen, die sich aus der Anwendung der Klassifikation ergeben, zu einer Änderung medizinischer Konzepte führen und dadurch eine Auswirkung auf die Standards für medizinische

Betreuung haben können, besteht der Zweck dieser Zuordnungskriterien nur darin, die Qualität der Aufzeichnung medizinischer Daten zu verbessern.

3. *Sie dienen nicht als Richtlinien für die Therapie.* Die Kriterien, die für den Einschluß oder Ausschluß einer bestimmten Erkrankung gegeben werden, entsprechen nicht unbedingt den Kriterien für die Anwendung verschiedener Therapieformen. Ein Hausarzt könnte z.B. entscheiden, daß eine Therapie gegen Migräne bei einem Patienten angebracht ist, dessen Befunde zur Erfüllung der unter dieser Rubrik angeführten Kriterien nicht ausreichend waren, und dessen Beschwerden daher als "Kopfschmerzen" codiert wurden.

## Quellen

Das Komitee hat sich nicht zur Erstellung neuer Definitionen gedrängt gefühlt und die Zuordnungskriterien auf der Basis von schon bestehenden Kriterien formuliert, wenn sich diese in Übereinstimmung mit den oben genannten Zielen befanden. Tatsächlich entsprachen jedoch nur wenige bestehende Definitionen diesen Bedingungen, da die meisten eher für Forschungsprojekte als für die Zwecke der medizinischen Praxis erstellt worden waren und daher zur Schwerfälligkeit neigten. Die hier gegebenen Zuordnungskriterien sind jedoch mit den meisten Standards für die Definition von Krankheiten kompatibel.

Falls die Arbeit anderer unabsichtlich ohne entsprechende Quellenangabe verwendet worden ist, bitten wir um Entschuldigung: Nachahmung ist die aufrichtigste Form der Schmeichelei.

# 7 Codierung der Schwere einer Erkrankung

## Entwicklung der Codierung der Schwere einer Erkrankung

Seit 1993 hat das WONCA Classification Committee das System der *Duke Severity of Illness Checklist* (DUSOI) [26] zur internationalen Verwendung entwickelt. Der Feldversuch WONCA *Severity of Illness Field Trial* (WONCA-SIFT) wurde durchgeführt, um das System in 16 Ländern zu testen [27]. Das Komitee erkannte, daß eine Methode erforderlich ist, mit der Ärzte nicht nur die Benennung jedes einzelnen Gesundheitsproblems, sondern auch den Schweregrad des Problems codieren können. Dies gilt sowohl für Probleme, die im Zusammenhang mit einem Behandlungsfall stehen, als auch für einzelne Konsultationen (s. Abb. 2).

Die ICPC ist heute das einzige unter den internationalen Klassifikationssystemen, das dazu verwendet werden kann, Gesundheitsprobleme in bezug auf den Schweregrad zu klassifizieren, mit dem sie bei einem individuellen Patienten auftreten. Das Codierungssystem für den Schweregrad, die Duke/WONCA *Severity of Illness Checklist* (DUSOI/WONCA), ist eine Erweiterung, die es einem Arzt oder einer anderen im Gesundheitswesen tätigen Person erlaubt, einem Problem nicht nur einen standardisierten Titel und einen Klassifikationscode zuzuordnen, sondern auch einen standardisierten Code für den Schweregrad, der zum Ausdruck bringt, welche Patienten mit demselben Gesundheitsproblem dieses in leichterem oder schwererem Ausmaß haben. Da die Parameter für den Schweregrad und die Kriterien des Systems generisch und nicht auf ein spezifisches Gesundheitsproblem bezogen sind, lassen sie sich auf jedes beliebige Gesundheitsproblem anwenden. Diese generische Eigenschaft erlaubt auch einen Vergleich der Schwere von verschiedenen Gesundheitsproblemen, da sie nach einem einheitlichen Standard eingestuft werden. Das System eignet sich für den Gebrauch durch den Allgemeinarzt im klinischen Umfeld, wie sich im Rahmen des WONCA-SIFT Feldversuchs gezeigt hat [27].

## Codierung der Schwere einer Erkrankung

Das DUSOI/WONCA System für das Codieren der Schwere einer Erkrankung erlaubt es, die ICPC zur Klassifikation von Gesundheitsproblemen in bezug auf ihren Schweregrad zu verwenden. Zur Codierung des Schweregrads identifiziert der medizinische Betreuer das jeweilige Problem zum Zeitpunkt der Konsultation durch den Patienten und bestimmt, wie schwer das Problem für diesen Patienten zu diesem Zeitpunkt ist. Der Schweregrad beruht auf den folgenden vier generischen Parametern:

1. *Symptome* während der vergangenen Woche.
2. *Komplikationen* während der vergangenen Woche.
3. *Prognose* für die nächsten sechs Monate unter der Annahme, daß das Gesundheitsproblem nicht behandelt wird.

# DUKE/WONCA SEVERITY OF ILLNESS CHECKLIST: DUSOI/WONCA *

Patient: Mary Jones

Birthdate: Nov. 6, 1925   Female: ✓   Male: ___   Provider: John Smith   Date of Encounter: Oct. 5, 1995

| Health Problems (Addressed during this encounter) | Symptoms | Complications | Prognosis | Treatability | Total Raw Score (0-16) | Severity Code*** (0-4) | ICPC Code |
|---|---|---|---|---|---|---|---|
| EXAMPLE: Gout | 3 | 1 | 3 | 2 | 9 | 3 | T92:3 |
| 1. Ischaemic Heart Disease without Angina | 2 | 0 | 4 | 2 | 8 | 2 | K76:2 |
| 2. Diabetes Mellitus | 0 | 0 | 2 | 2 | 4 | 1 | T90:1 |
| 3. Acute Bronchitis | 3 | 0 | 2 | 2 | 7 | 2 | R78:2 |
| 4. | | | | | | | |
| 5. | | | | | | | |
| 6. | | | | | | | |

Raw Scores (Enter 0-4)**

(Use additional pages if more than six health problems.)

** RAW SCORES

| | None | Questionable | IF YES ➜➜ | Mild | Moderate | Major | |
|---|---|---|---|---|---|---|---|
| 1. Symptoms (past week): | 0 | 1 | | 2 | 3 | 4 | |
| 2. Complications (past week): | 0 | 1 | | 2 | 3 | 4 | |

| | | | Disability | | | Threat to Life | |
|---|---|---|---|---|---|---|---|
| | None | Mild | Moderate | Major | | | |
| 3. Prognosis (next 6 months. without treatment): | 0 | 1 | 2 | 3 | | 4 | |

Expected Response to Treatment

| | | Good | Questionable | Poor | |
|---|---|---|---|---|---|
| Need for Treatment | | 2 | 3 | 4 | |
| | No | Questionable | IF YES ➜➜ | | | |
| 4. Treatability: | 0 | 1 | | | | |

*** SEVERITY CODES

| Total Raw Score | | Severity Code | | Severity |
|---|---|---|---|---|
| 0 | = | 0 | | None |
| 1 - 4 | = | 1 | | Mild |
| 5 - 8 | = | 2 | | Intermediate |
| 9 - 12 | = | 3 | | Moderate |
| 13 - 16 | = | 4 | | Maximum |

* Copyright © 1996. Department of Community and Family Medicine, Duke University Medical Center, Durham, NC, USA

**Abbildung 4.** Die Duke/WONCA Severity of Illness Checklist (DUSOI/WONCA)

4. *Behandelbarkeit*, d.h. die Notwendigkeit einer Behandlung und das für diesen Patienten zu erwartende Ansprechen auf die Behandlung.

Abb. 4 zeigt ein Beispiel für ein ausgefülltes Formular, in dem der medizinische Betreuer (*provider*), John Smith, die aktuellen Gesundheitsprobleme aufgelistet hat, die bei der Konsultation durch Mary Jones am 5. Oktober 1995 angesprochen wurden. Gicht (*gout*) ist auf allen Formularen als Beispiel vorgedruckt; es trifft auf diese Patientin nicht zu. Wenn die Patientin Jones Gicht hätte, würde der Betreuer Gicht nochmals aufgeführt und den Schweregrad in Abhängigkeit von ihrer Auswirkung auf Mary Jones eingestuft haben. In Wirklichkeit hatte die Patientin bei dieser Konsultation eine ischämische Herzerkrankung ohne Angina sowie Diabetes mellitus und eine akute Bronchitis.

## Bruttowerte

Die möglichen Bruttowerte (*raw scores*) für jeden der vier Parameter für den Schweregrad werden im größeren Kästchen im unteren Teil des DUSOI/WONCA Formulars angezeigt. Im Beispiel mit der ischämischen Herzerkrankung ohne Angina (K76) in Abb.4 ist der Schweregrad der Symptome auf einer Skala von 0 bis 4 mit 2 eingestuft worden, weil die Patientin nach Urteil des Arztes damals leichte Symptome hatte. Die Schwere in bezug auf Komplikationen wurde mit 0 eingestuft, weil im klinischen Bereich keine Symptome für ischämische Herzerkrankung zu beobachten waren. Für die Berechnung von Werten im Rahmen des DUSOI/WONCA-Systems lautet die Definition für eine Komplikation wie folgt: „Ein Gesundheitsproblem, das sich sekundär aus einem anderen Gesundheitsproblem ergibt, aber nicht als eigenständiges Problem aufgeführt bzw. eingestuft wird." Wenn eine Komplikation auf dem Formular als eigenständiges Gesundheitsproblem eingetragen wird, dann sollten die Auswirkungen dieser separat verzeichneten Komplikation nicht in die Bewertung des Schweregrads des ursprünglichen Gesundheitsproblems einfließen, da sonst eine Komplikation in der Einstufung doppelt gewichtet würde. Die Prognose für ischämische Herzerkrankung ohne Angina in Abb.4 wurde mit 4 bewertet, weil der Betreuer aufgrund des klinischen Befundes zu dem Schluß gekommen war, daß die Patientin innerhalb der auf die Konsultation folgenden sechs Monate wahrscheinlich sterben würde, wenn keine Behandlung erfolgen sollte und der Krankheit dadurch Gelegenheit gegeben würde, ihre volle Auswirkung auf die unbehandelte Patientin zu entfalten. Wenn Dr. Smith vorausgesagt hätte, daß Mary Jones ohne Behandlung zwar nicht sterben, aber eine schwere Behinderung (*major disability*) davontragen würde, dann wäre eine Einstufung von 3 für die Prognose angezeigt gewesen. Eine Behinderung wird definiert als „jede Einschränkung der Fähigkeit einer Person, im täglichen Leben ihre normalen Funktionen auszuüben." Eine schwere Behinderung (*major disability*, Bruttowert 3) wird so definiert: „Starke Einschränkung der üblichen Aktivitäten und großer Bedarf an Betreuung durch andere". Eine schwache Behinderung (*mild disability*, Bruttowert 1), wird definiert als "geringe Einschränkung der üblichen Aktivitäten", eine mittelschwere Behinderung (*moderate disability*, Bruttowert 2) als „starke Einschränkung der üblichen Aktivitäten, aber geringer Bedarf an Betreuung durch andere". Die Behandelbarkeit (*treatability*) wurde in unserem Beispiel mit 2 eingestuft, weil der Betreuer zu dem Schluß gekommen war, daß die Patientin der

Behandlung bedurfte und anzunehmen war, daß sie auf diese Behandlung gut ansprechen würde.

### Codes für den Schweregrad

Zur Bestimmung des einziffrigen DUSOI/WONCA Codes für den Schweregrad werden die Bruttowerte für jedes einzelne Gesundheitsproblem addiert und ihre Summe unter Verwendung der Umrechnungstabelle im kleinen Kästchen im unteren Teil des Formulars in einen Code für den Schweregrad umgewandelt. In Abb.4 ist die Summe der Bruttowerte für ischämische Herzerkrankung ohne Angina gleich 8 (2+0+4+2) und der Schweregrad gleich 2. (Die Umrechnungstabelle zeigt, daß Summenwerte von 5 bis 8 einem Schweregrad von 2 entsprechen.) Ein Schweregrad von 2 zeigt an, daß die ischämische Herzerkrankung ohne Angina bei dieser Patientin und bei dieser Konsultation von mittlerem Schweregrad ist, auf einer Skala von 0 bis 4 von „keine" bis „maximale" Schwere.

Der Code für den Schweregrad kann dem Code für das Problem als Erweiterung hinzugefügt werden, indem man einen Doppelpunkt als Bindeglied verwendet; diese Konvention dient dazu, die Erweiterung für den Schweregrad von anderen möglichen Erweiterungen zu unterscheiden. Der Code für die ischämische Herzerkrankung ohne Angina in Abb.4 wäre daher K76:2.

## Ergebnisse des Feldversuchs über den Schweregrad von Erkrankungen (WONCA-SIFT)

Diese internationale Studie wurde über einen Zeitraum von zwei Jahren (1993-5) durchgeführt, um die Verläßlichkeit, Durchführbarkeit und die potentielle klinische Brauchbarkeit des DUSOI/WONCA zu überprüfen. Ursprünglich nahmen daran 47 Hausärzte aus 16 verschiedenen Ländern teil. Von diesen vollendeten 22 Ärzte aus 9 Ländern (Belgien, Deutschland, Hongkong, Israel, Japan, den Niederlanden, Spanien, dem Vereinigten Königreich und den USA) die Sammlung von Daten [27].

Die 22 Hausärzte berechneten DUSOI/WONCA-Werte für 1191 Patienten. Die Studiengruppe hatte ein Durchschnittsalter von 59,2 Jahren; 59,6% waren weiblich; und sie hatten insgesamt 2488 Gesundheitsprobleme. Die Verläßlichkeit des DUSOI/WONCA wurde aufgrund von Bewertungen einer Reihe von standardisierten Gesundheitsproblemen abgeschätzt. Der *intraclass correlation coefficient* (ICC [28]) für die Anwendung durch verschiedene Bewerter (*interrater reliability*) war 0,45 und der ICC für die Anwendung durch den gleichen Bewerter (*intrarater reliability*) reichte von einem Tiefstwert von 0,39 für das soziale Problem der Erkrankung eines Partners (ICPC-Code Z14) bis zu 0,78 für Fettleibigkeit (ICPC-Code T82) und 0,68 für Beklemmungen (ICPC-Code P74). Die Durchführbarkeit für den Gebrauch in der Allgemeinmedizin erwies sich als gut, wie aus dem Durchschnitt von nur 1,9 Minuten pro Patient für die Berechnung des DUSOI/WONCA hervorgeht (die Streuung der Werte reichte von weniger als einer bis zu 10 Minuten). Die Ärzte hatten bei 71,1% aller Patienten keine Schwierigkeiten mit der Anwendung des Systems. Sie fanden es bei 14,7% der Patienten von beträchtlichem Nutzen, bei 53,6% von einigem Nutzen und bei 31,7% ohne Nutzen. Die Nützlichkeit erwies sich als höher bei Patienten mit höherem Schweregrad der Erkrankung.

Der durchschnittliche DUSOI/WONCA Schwere-Index für alle 2488 Gesundheits-probleme war 39,1 (auf einer Skala von 0-100 von geringstem bis größtem Schwere-grad), und die Probleme verteilten sich wie folgt auf die 5 Klassifikationscodes für den Schweregrad: Code 0 (keine Schwere) = 1,6%, Code 1 (geringe Schwere) = 29,9%, Code 2 (mittlere Schwere) = 45,9%, Code 3 (mäßige Schwere) = 19,3% und Code 4 (größte Schwere) = 3,3%. Es ergab sich eine beträchtliche Bandbreite im Schweregrad, sowohl zwischen verschiedenen Diagnosen als auch innerhalb der glei-chen Diagnose. So reichte z.B. der mittlere Schweregrad für Erkrankungen der Atemwege von 26,4 für eine Infektion der oberen Atemwege (ICPC-Code R74) bis zu 53,2 für chronisch obstruktive Lungenerkrankung (ICPC-Code R95). Für die Infek-tion der oberen Atemwege reichte die Häufigkeit der Schwerecodes von 61,1% für Code 1 bis zu 0% für Code 4, wogegen die Werte für die chronisch obstruktive Lun-generkrankung von 8,4% für Code 1 bis 10,6% für Code 4 reichten.

Bei einer Befragung am Ende des Feldversuches über die erwartete zukünftige Anwendung des DUSOI/WONCA gaben 41,2% der 22 Teilnehmer an, sie würden ihn möglicherweise bei der Betreuung ihrer Patienten anwenden, 71,2% erwogen eine Anwendung im Forschungsbereich, 43,8% in der Lehre und 52,9% im Management ihrer Praxis.

Die Schlußfolgerung war, daß der DUSOI/WONCA gut durchführbar und in klini-scher Hinsicht potentiell nützlich für den Allgemeinmediziner ist [27]. Obwohl die Ärzte zur Brauchbarkeit des Systems für die Klassifikation des Schweregrads von Erkrankungen nicht befragt wurden, lassen die empirischen Ergebnisse des Feldver-suchs die Annahme zu, daß es sich für diesen Zweck gut eignet.

# 8    Beurteilung des Allgemeinzustandes: Die COOP/WONCA Tafeln

1987 begann das WONCA Classification Committee mit der Entwicklung einer Methode zur Klassifikation und Aufzeichnung des Allgemeinzustandes eines Patienten zum Unterschied vom Schweregrad seiner Gesundheitsprobleme [29]. Diese Arbeit, die später in Zusammenarbeit mit dem WONCA Research Committee durchgeführt wurde, erstreckte sich über eine Reihe von Jahren und führte schließlich zur Erstellung der COOP/WONCA Tafeln zur Beurteilung des Allgemeinzustandes (COOP/WONCA *Functional Status Assessment Charts*) [30,31].

Der Allgemeinzustand einer Person ist ein Maß für sein/ihr generelles Wohlbefinden. Es ist eines aus der Menge von globalen Maßen des Gesundheitszustandes, zu der auch die Beurteilung des klinischen Zustandes und der Lebensqualität gehört. Das *International Glossary for General/Family Practice* definiert den Allgemeinzustand (*functional status*) als „die Fähigkeit einer Person, Aufgaben zu erfüllen und sich der Umwelt anzupassen, sowohl subjektiv wie objektiv über einen bestimmten Zeitraum gemessen" [19]. Implizit beinhaltet jede Definition des Allgemeinzustandes die Erkenntnis, daß außer Erkrankungen auch noch andere Faktoren für den Gesundheitszustand eines Patienten von Bedeutung sind. In dem Maße, wie die Komplexität und die chronische Beschaffenheit von medizinischen Problemen zunimmt, werden sich Hausärzte neben den Anzeichen krankhafter Zustände immer mehr auch auf Indikatoren für die Funktionstüchtigkeit stützen, um ihre Maßnahmen zu kontrollieren und die Resultate der gesundheitlichen Betreuung zu messen.

Der Allgemeinzustand bezieht sich auf den Patienten, nicht auf das Gesundheitsproblem, die Erkrankung oder den Behandlungsfall. Er hat daher einen weniger engen Bezug zu den ICPC-Codes als der Schweregrad der Erkrankung. Seine große Bedeutung für die Allgemeinmedizin rechtfertigt jedoch seine Aufnahme in dieses Buch.

Seit einiger Zeit haben Allgemeinärzte die integrale Bedeutung von gesundheitsfördernden Maßnahmen und der Messung des Allgemeinzustandes im Rahmen einer Konsultation erkannt. Diese Messungen sind besonders wichtig, wenn es um ältere Patienten oder solche mit chronischen Problemen geht. Die Hinzufügung der Meßwerte für den Allgemeinzustand zu den Aufzeichnungen des Konsultationsanlasses, der Diagnose und der therapeutischen Maßnahmen ist ein weiterer logischer Schritt zum Ausbau des Klassifikationsvorgangs in der Allgemeinmedizin.

## Instrumente zur Messung des Allgemeinzustandes

Eines der ersten Instrumente, das von der WONCA als verläßliches und praktisches Meßverfahren für den Allgemeinzustand im Bereich der Allgemeinmedizin anerkannt wurde, waren die Dartmouth COOP *Functional Assessment Charts* [32]. Diese Tafeln wurden vom Klassifikationskomitee modifiziert und ihre Verwendung in Verbindung mit der ICPC gefördert. Die überarbeiteten Tafeln sind unter dem Namen COOP/WONCA Tafeln bekannt.

Obwohl die COOP/WONCA Tafeln speziell für den Bereich der Allgemeinmedizin entwickelt wurden, sind sie nicht die einzigen Instrumente, die zur Messung des Allgemeinzustandes zur Verfügung stehen. Gegenwärtig ist eine Vielzahl von Indikatoren verfügbar. Einige davon sind bereits im Rahmen der Allgemeinmedizin angewendet worden. Das *Medical Outcomes Trust Short Form*, ein 36 Punkte umfassende Verzeichnis, und verschiedene Abwandlungen dieses Instruments sind im Bereich der medizinischen Primärversorgung auf breiter Basis benutzt worden. In ähnlicher Weise ist das *Duke Health Profile* in nordamerikanischen Einsatzgebieten erfolgreich angewendet worden [33]. In Europa sind diverse andere Instrumente angewendet worden. Das *Sickness Impact Profile* (SIP) und das *Nottingham Health Profile* (NHP) sind die beiden, die am häufigsten zitiert werden. Einige dieser Instrumente wurden für die Forschung und nicht für den klinischen Einsatz entwickelt (so z.B. das *Sickness Impact Profile* [34]).

Bisher sind die COOP/WONCA Tafeln am ausführlichsten im allgemeinmedizinischen Bereich getestet worden [35]. Auf internationaler Ebene hat sich erwiesen, daß sie eine gute nominale Gültigkeit und klinischen Nutzen in der Allgemeinmedizin haben. Allgemeinärzte haben festgestellt, daß die Tafeln im Rahmen der Konsultation leicht anzuwenden sind und sich als nützliches Hilfsmittel zur Messung des Allgemeinzustandes des Patienten erwiesen haben.

Wie bei jedem Meßverfahren für den Allgemeinzustand müssen auch hier Fragen des kulturellen Hintergrunds und des Umfeldes in Betracht gezogen werden. Einige Studien zu den Tafeln deuten an, daß ihre Stabilität über kulturelle Grenzen hinweg gering ist. Als Forschungsinstrument ist die Verläßlichkeit beim *test-retest*-Verfahren immer ein Thema für Indikatoren, die global anwendbar sind und von so vielen Variablen beeinflußt werden. Mehrere Studien haben sich mit diesen Fragen befaßt. Eine Standardisierung der Testbedingungen und eine Einstufung der Verläßlichkeit bei der Anwendung durch verschiedene Beurteiler wird möglicherweise die Ergebnisse für Forschungsprojekte verbessern.

## Die COOP/WONCA Tafeln

Die derzeitige Form der COOP/WONCA Tafeln wurde durch ausführliche Tests im Rahmen der Allgemeinmedizin bestimmt. Es gibt derzeit sechs Tafeln: körperliche Fitneß; Gefühle; tägliche Aktivitäten; soziale Aktivitäten; Gesundheitsveränderungen; allgemeiner Gesundheitszustand. Ein Beispiel für die Tafel für tägliche Aktivitäten ist in Abb.5 zu finden. Weitere Tafeln für Schmerz und Schlaf werden derzeit entwickelt. Jede Tafel besteht aus einem einleitenden Satz mit fünf Optionen für die Antwort. Bildliche Darstellungen der fünf möglichen Antworten begleiten den Text. Diese Zeichnungen haben die Verwendbarkeit der Tafeln in Gebieten verbessert, wo nicht alle Patienten des Lesens und Schreibens ausreichend kundig sind.

Bis jetzt sind die Tafeln in folgenden Sprachen veröffentlicht worden: Chinesisch, Dänisch, Holländisch, Finnisch, Französisch, Deutsch, Hebräisch, Italienisch, Japanisch, Koreanisch, Norwegisch, Portugiesisch, Spanisch (Kastilisch, Katalanisch und Galicisch), Slovakisch, Schwedisch und Urdu [31].

## Tägliche Aktivitäten

Während der letzten zwei Wochen...
Wie große Schwierigkeiten hatten Sie bei der Durchführung Ihrer gewohnten Aktivitäten oder Aufgaben, sowohl zu Hause als auch außer Haus, infolge Ihrer körperlichen und emotionellen Gesundheit?

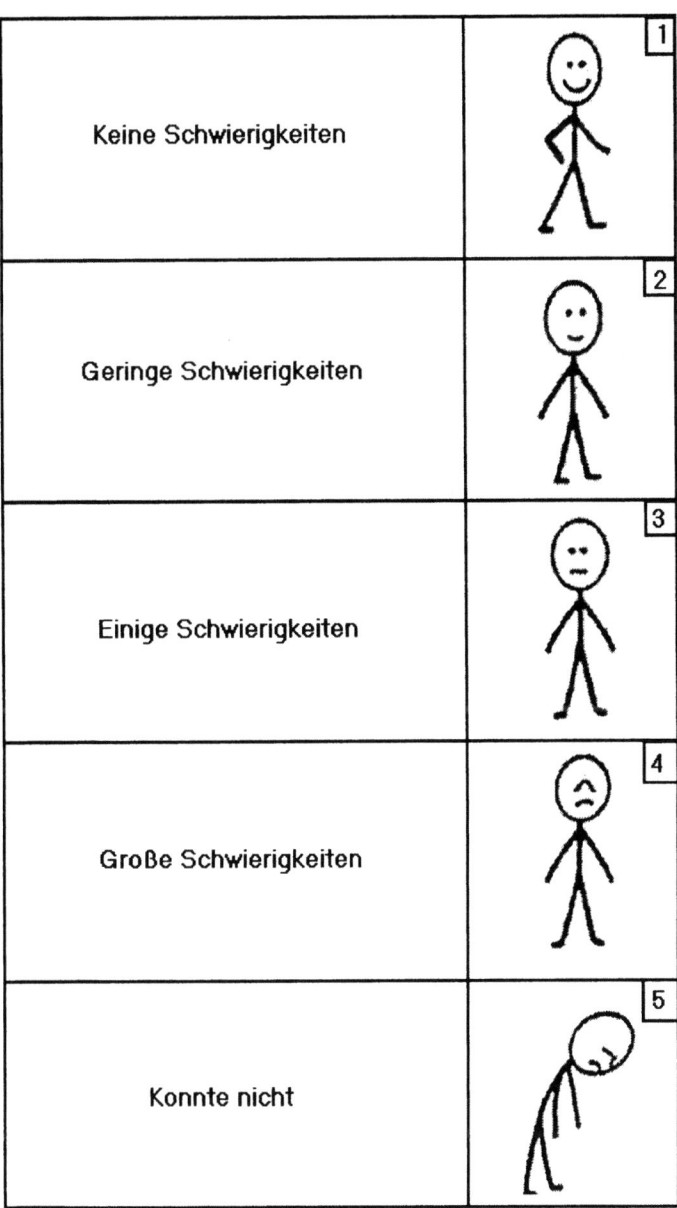

**Abbildung 5.** COOP/WONCA Tafel für den Bereich Tägliche Aktivitäten

## Anwendung der Tafeln

Die Tafeln können jede für sich oder in Gruppen verwendet werden. Wenn mehr als eine Tafel verwendet wird, wird folgende Reihenfolge der Darbietung empfohlen: körperliche Fitneß, Gefühle, tägliche Aktivitäten, soziale Aktivitäten, Gesundheitsveränderungen, allgemeiner Gesundheitszustand. Die bevorzugte Methode für die Verwendung der Tafeln ist ihre selbständige Anwendung durch den Patienten. Eine Studie hat jedoch eine hohe Korrelation zwischen der Selbstbeurteilung und der Beurteilung durch den Arzt ergeben [31]. Die durchschnittliche Zeit für die Bearbeitung aller sechs Tafeln beträgt weniger als fünf Minuten.

Wenn die Tafeln in einer neuen kulturellen Umgebung verwendet werden, ist es wichtig, dafür zu sorgen, daß die damit gemessenen Begriffe dem Umfeld angepaßt und für diese Umgebung spezifisch sind. Ein entsprechende Übersetzung ist ein erster Schritt in diese Richtung.

Die Publikation *Measuring functional health status with the COOP/WONCA Charts: a Manual* [31] enthält weitere Informationen über die Entwicklung und Anwendung der Tafeln, Hinweise zu ihrer Übersetzung sowie eine Liste von Kontakten, die weiterhelfen können, darunter die Autoren der verschiedenen Übersetzungen.

## Verknüpfung zwischen ICPC und den COOP/WONCA Tafeln

Zusammen mit der ICPC können die COOP/WONCA Tafeln zur Erforschung der Beziehungen zwischen dem Allgemeinzustand und Gesundheitsproblemen verwendet werden. So bezieht sich z.B. die Rubrik 28 in der ersten Komponente (Symptome und Beschwerden) aller Kapitel der ICPC auf eingeschränkte Funktionen und Behinderungen. Der Allgemeinzustand könnte in dieser Komponente durch Hinzufügen einer weiteren Ziffer codiert werden. Da sich der Allgemeinzustand jedoch auf den Patienten als Ganzheit und nicht auf ein einzelnes Gesundheitsproblem bezieht, ist das Verhältnis schwierig zu interpretieren, wenn mehr als ein Problem gleichzeitig wirksam ist, da die Komorbidität die Interpretation erschwert. Zum Beispiel können sich Hypertonie und Diabetes, wenn sie bei ein und demselben Patienten zugleich auftreten, beide auf dessen Allgemeinzustand auswirken, aber ihre relative Wichtigkeit und Wirkung können aus einer routinemäßigen Aufzeichnung nicht abgelesen werden. Selbst wenn nur ein Problem vorhanden ist, gehen Messungen des Allgemeinzustandes weit über die Beurteilung eines Gesundheitsproblems hinaus, so daß ihre Beziehung zu einem bestimmten ICPC-Code nicht unbedingt geradlinig sein muß.

# 9    Quellenangaben

1. International classification of diseases (9th revision). Geneva, World Health Organization, 1977.
2. International Statistical Classification of Diseases and Related Health Problems (10th revision). Geneva, World Health Organization, 1992.
3. International Classification of Health Problems in Primary Care (ICHPPC). Chicago, World Organization National Colleges, Academies and Academic Associations of General Practitioners/Family Physicians (WONCA)/American Hospital Association (AHA), 1975.
4. ICHPPC-2 (International Classification of Health Problems in Primary Care). Oxford, Oxford University Press, 1979.
5. ICHPPC-2-Defined: International Classification of Health Problems in Primary Care, 3rd edition. Oxford, Oxford University Press, 1983.
6. Report of the International Conference on Primary Care, Alma Ata, USSR, 6-12 September 1978; WHO/Alma Ata/78.10.
7. Meads, S. The WHO Reason for Encounter classification. *WHO Chronicle* 1983; **37**(5): 159-162.
8. Lamberts H, Meads S, and Wood M. Classification of reasons why persons seek primary care: pilot study of a new system. *Public Health Rep.* 1984; **99**: 597-605.
9. Lamberts H, Meads S, and Wood M. Results of the international field trial with the Reason for Encounter Classification (RFEC). *Med. Sociale Preventive* 1985; **30**: 80-87.
10. Working party to develop a classification of the 'Reasons for Contact with Primary Health Care Services'. Report to the World Health Organization, Geneva, Switzerland, 1981.
11. Wood M. Family medicine classification systems in evolution. *J. Fam. Pract.* 1981; **12**: 199-200.
12. Lamberts H, Meads S, and Wood M. Results of the field trial with the Reason for Encounter Classification (RFEC). In: Cote R A, Protti A J, and Scherrer J R (ed.) Role of Informatics in Health Data Coding and Classification Systems. Amsterdam, Elsevier/JFIP-JMIA, 1985.
13. Bentsen B G. International Classification of Primary Care. *Scand. J. Prim. Health Care* 1986; **4**: 43-56.
14. Lamberts H, Wood M, Hofmans-Okkes I (ed.). The International Classification of Primary Care in the European Community: with Multi-Language Layer. Oxford, Oxford University Press, 1993.
15. Lamberts H and Wood M (ed.). ICPC: International Classification of Primary Care. Oxford, Oxford University Press, 1987.
16. Bridges-Webb C, Britt H, Miles D A, Neary S, Charles J, and Traynor V. Morbidity and treatment in general practice in Australia 1990-1991. *Med. J. Aust.* 1992; **157**, Suppl. 19 Oct: S1-S56.

17. Hofmans-Okkes I M and Lamberts H. The International Classification of Primary Care (ICPC): new applications in research and computer based patient records in family practice. *Fam. Pract.* 1996; **13**: 294-302.

18. Wood M, Lamberts H, Meijer J S, and Hofmans-Okkes I M. The conversion between ICPC and ICD-10: requirements for a family of classification systems in the next decade. In: Lamberts H, Wood M, and Hofman-Okkes I (ed.) The International Classification of Primary Care in the European Community: with Multi-Language Layer. Oxford, Oxford University Press, 1993: 18-24.

19. Bentzen N (ed.). An international glossary for general/family practice. *Fam. Pract.* 1995; **12**: 341-369.

20. Jamoulle M and Roland M. Classification Internationale des Soins Primaires (traduction francaise de l'ICPC). Edition Alexandre Lacassagne, Lyon, 1992.

21. Jamoulle M and Roland M. Approches taxonomiques en medicine de famille, assorties d'une terminologie medicale normalisee et classifiee a usage informatique en soins de sante primaires. CARE Editions, Brussels, 2 vol., 1996.

22. Donaldson M S, Yordy K D, Lohr K N, and Vanselow N A (ed.). Primary care: America's health in a new era. Washington DC, National Academy Press, 1996.

23. Hofmans-Okkes I M. An international study into the concept and validity of the 'reason for encounter'. In: Lamberts H, Wood M, and Hofmans-Okkes I M (ed.) The International Classification of Primary Care in the European Community. Oxford, Oxford University Press, 1993: 34-44.

24. Nylenna, M. Why do our patients see us? A study of reasons for encounter in general practice. *Scand. J. Prim. Health Care* 1985; **3**: 155-162.

25. International Classification of Process in Primary Care (IC-Process-PC). Oxford, Oxford University Press, 1986.

26. Parkerson G R Jr, Broadhead W E, and Tse C-K J. The Duke Severity of Illness Checklist (DUSOI) for measurement of severity and comorbidity. *J. Clin. Epidemiol.* 1993; **46**: 379-393.

27. Parkerson G R Jr, Bridges-Webb C, Gervas J, Hofmans-Okkes I, Lamberts H, Froom J, Fischer G, Meyboom-de Jong B, Klinkman M, and Maeseneer J. Classification of severity of health problems in family/general practice: an international field trial. *Fam. Pract.* 1996; **13**: 303-309.

28. Shrout P E and Fleiss J L. Intraclass correlations: uses in assessing rater reliability. *Psychol. Bull.* 1979; **86**: 420-428.

29. WONCA Classification Committee. Functional status in primary care. New York, Springer, 1990.

30. Scholten J H G and van Weel C. Functional Status Assessment in Family Practice. MEDITekst CIP-Gegevens Koninklikje Bibliotheek, The Hague, 1992.

31. van Weel C, Konig-Zahn C, Touw-Otten F W M M, van Duijn N P, and Meyboom-de Jong B. Measuring functional health status with the COOP/WONCA Charts: a manual. CIP-Gegevens Koninklijke Bibiliotheek, The Hague, 1995.

32. Nelson E C, Wasson J, Kirk J, et al. Assessment of function in routine clinical practice. Description of the COOP chart method and preliminary findings. *J. Chron. Dis.* 1987; **40** (Suppl. 1): 55s-64s.

33. Parkerson G R Jr, Broadhead W E, and Tse C-K J. The Duke Health Profile, a 17-item measure of health and dysfunction. *Med. Care* 1990; **28**: 1056-1072.

34. Bergner M, Bobbitt R A, Carter W B, et al. The Sickness Impact Profile. Conceptual formulation and methodology for the development of a health status measure. *Int. J. Health Serv.* 1976; **6**: 393.

35. Hutchinson A, Bentzen N, Konig-Zahn C (eds.) Cross cultural health outcome assessment: a user's guide. *European Research Group on Health Outcomes* (ERGHO), 1997; 1-184.

36. Bentsen B, Natvig B, Winnem M. Assessment of own functional capacity. COOP-WONCA charts in clinical work and research (auf norwegisch, englische Zusammenfassung). *Tiddsk. Nor. Laegeforen.* 1997; **117**: 1790-93.

# 10 ICPC-2: Rubrikentabelle

Die tabellarische Übersicht gibt Details zu allen Rubriken der ICPC-2. Die Maßnahmen-Komponenten 2 bis 6, die für alle Kapitel standardisiert sind, werden zuerst aufgeführt; es folgen die Komponenten 1 und 7, die für jedes Kapitel spezifisch sind.

## Maßnahmen-Komponenten der ICPC: Komponenten 2-6

Der Gedankenstrich (–), der dem Zahlencode vorangeht, ist durch den Buchstabencode für das jeweilige Kapitel zu ersetzen.

### Komponente 2 – Diagnostik, Screening, vorbeugende Maßnahmen

–30 Ärztliche Untersuchung/Beurteilung des Gesundheitszustandes – vollständig
–31 Ärztliche Untersuchung/Beurteilung des Gesundheitszustandes – teilweise
–32 Sensibilitätstest
–33 Mikrobiologischer/immunologischer Test
–34 Blutchemische Untersuchung
–35 Harnuntersuchung
–36 Stuhluntersuchung
–37 Zytologische Untersuchungen
–38 Andere Laboratoriumstests
–39 Leistungs-/Belastungstest
–40 Diagnostische Endoskopie
–41 Diagnostische Radiologie/Bildgebendes Verfahren
–42 Elektrische Aufzeichnungsverfahren
–43 Andere diagnostische Verfahren
–44 Vorbeugende Impfung/Gabe von Medikamenten
–45 Beobachtung/Gesundheitserziehung/Beratung/Diätetik
–46 Konsultation eines Allgemeinmediziners
–47 Konsultation eines Spezialisten
–48 Klärung/Diskussion des Konsultationsanlasses
–49 Andere vorbeugende Maßnahmen

### Komponente 3 – Medikation, Behandlung, Maßnahmen

–50 Pharmaka – Erstverschreibung/wiederholte Verschreibung/Injektion
–51 Inzision/Drainage/Spülung/Aspiration/Entfernung von Körperflüssigkeit (ausgenommen Katheter, –53)
–52 Exzision/Gewebsentnahme/Biopsie/Debridement/Kautern
–53 Einsatz von Instrumenten/Katheterisierung/Intubation/Dilatation
–54 Wiederherstellen/Befestigen von Naht/Gips/Prothese (anlegen/entfernen)
–55 Lokale Injektion/Infiltration
–56 Verband/Druckverband/Abbindung/Tamponade

-57 Physikalische Therapie/Rehabilitierung
-58 Therapeutische Beratung/Zuhören
-59 Andere therapeutische Maßnahmen/Kleine Chirurgie

## Komponente 4 – Untersuchungsergebnisse

-60 Ergebnisse von Tests/Maßnahmen
-61 Untersuchungs-/Testergebnisse/Aufzeichnungen/Brief eines anderen Betreuers

## Komponente 5 – Administratives

-62 Administrative Maßnahmen

## Komponente 6 – Überweisungen und andere Konsultationsanlässe

-63 Folgekonsultation
-64 Konsultation/Problembehandlung auf Initiative des Betreuers
-65 Konsultation/Problembehandlung auf Initiative Dritter
-66 Überweisung an anderen Betreuer/Pflegedienst/Physiotherapeuten/Fürsorger
-67 Überweisung an Internisten/anderen Facharzt/Klinik/Spital
-68 Andere Überweisungen
-69 Andere Konsultationsanlässe

## Layout der Rubriken 1 und 7

In den spezifischen Rubriken 1 und 7 erscheinen die Informationen unter verschiedenen Überschriften. Die ICD-10-Codes, die für jede Rubrik aufgeführt sind, beziehen sich manchmal auch auf eine oder mehrere andere ICPC-2-Rubriken (s. Kapitel 11). Rubriken werden im folgenden Format dargestellt:

| **Code** | **Titel** | **ICD-10-Codes** |
|---|---|---|
| *einschl.:* | eingeschlossene Begriffe | |
| *ausschl.:* | ausgeschlossene Begriffe mit ihren ICPC-Codes | |
| *Kriterien:* | Kriterien für den Einschluß in diese Rubrik | |
| *Siehe auch:* | Rubriken, die in Frage kommen, wenn die Kriterien nicht erfüllt sind | |

Beispiel:

## A74 Röteln                                         *B06, P35.0*

*einschl.:* Komplikationen bei Röteln, kongenitale Röteln
*ausschl.:* Dreitagefieber (roseola infantum) A76
*Kriterien:* Akutes Exanthem mit vergrößerten Lymphknoten, meist subokzipital sowie retroaurikulär, mit fleckigem Ausschlag im Gesicht, der sich auf den Rumpf und die angrenzenden Teile der Gliedmaßen ausdehnt; oder serologischer Nachweis einer Rötelninfektion
*Siehe auch:* Fieber A03, Viruserkrankung mit Exanthem NNB A76, Ausschlag S07

# Komponente 1 – Symptome und Beschwerden

*Anmerkung:* In dieser Klassifikation beziehen sich die Begriffe „allgemein" oder „mehrfach" auf drei oder mehr Körperregionen, Systeme oder Organe. Beschwerden, die nur ein oder zwei Regionen betreffen, sollten den entsprechenden Regionen zugeordnet werden.

Das Zeichen → am Ende einer Seite zeigt an, daß die Rubrik auf der nächsten Seite fortgesetzt wird.

## A01 Schmerzen, allgemein/an mehreren Stellen    *R52*

*einschl.:* generalisierte chronische Schmerzen allgemeiner Art, anhaltende Schmerzen an mehreren Stellen
*ausschl.:* nicht näher bezeichneter Schmerz A29

## A02 Frösteln    *R50, R68.8*

*einschl.:* Schüttelfrost, kalte Schauer
*ausschl.:* Fieber A03

## A03 Fieber    *R50*

*einschl.:* Pyrexie
*ausschl.:* Exanthem A76, Erschöpfung durch Hitze oder Hitzschlag A88

## A04 Schwäche/Müdigkeit allgemein    *G93.3, R53*

*einschl.:* Erschöpfungssyndrom, Mattigkeit, Lethargie, postvirales Müdigkeitssyndrom
*ausschl.:* Unwohlsein, Unpäßlichkeit A05, Schläfrigkeit A29; Erschöpfung durch Hitze A88; Jetlag A88; Schlafsucht P06

## A05 Unwohlsein    *R53*

*einschl.:* Unpäßlichkeit/Malaise
*ausschl.:* Seneszenz, Senilität P05; Gewichtsverlust, Kachexie T08; Fehl-/Unterernährung T91

## A06 Ohnmacht/Synkope    *R55*

*einschl.:* Blackout, Kollaps, vasovagale Synkope
*ausschl.:* Coma A07; Schwächegefühl/Schwindel/Benommenheit N17

## A07 Coma *R40*

*einschl.:* Stupor
*ausschl.:* Synkope A06

## A08 Schwellung *R68.8*

*einschl.:* Knoten/Gewebsmasse NNB
*ausschl.:* Schwellung der Lymphknoten B02; Ödem K07; Gelenk L20, Mamma X19, Y16

## A09 Schwitzen *R61*

*einschl.:* Hyperhidrosis, Nachtschweiß, Probleme mit Schwitzen
*ausschl.:* Schweißdrüsenerkrankung S92

## A10 Blutung/Hämorrhagie NNB *R58*

## A11 Thoraxschmerz NNB *R07.3, R07.4*

*ausschl.:* dem Herzen zugeordnete Schmerzen K01, dem Brustkorb L04, den Atemwegen R01

## A13 Bedenken wegen/Angst vor Behandlung *Z71.1*

*einschl.:* Bedenken wegen Folgen von medizinischer Behandlung jeglicher Art
*ausschl.:* Nebenwirkungen von Medikamenten A85, Komplikationen bei medikamentöser oder chirurgischer Behandlung A87

## A16 Reizbares Kleinkind *R68.1*

*einschl.:* Übermäßiges Weinen, unruhiges Kleinkind
*ausschl.:* Kolik bei Kindern D01; Unruhe bei Kindern oder Erwachsenen P04

## A18 Besorgnis wegen äußerer Erscheinung *R46.8*

*ausschl.:* Besorgnis wegen Aussehens der Ohren H15, wegen Schwangerschaft W21, der Brüste X22

## A20 Gespräch über/Bitte um Sterbehilfe *Z71.8*

## A21 Risikofaktoren für bösartige Neubildungen *Z80, Z85*

*einschl.:* Bösartige Neubildungen in der persönlichen bzw. Familienanamnese, frühere Behandlung(en), andere Risikofaktoren für bösartige Erkrankungen

## A23 Risikofaktoren NNB

*Z20, Z23 bis Z29, Z72.0 bis Z72.5, Z73.2, Z81, Z82.0 bis Z82.2*
*Z82.5 bis Z82.8, Z83, Z84, Z86.0 bis Z86.6, Z87, Z88, Z91, Z92*

*einschl.:* Kontakt mit Infektionskrankheit, Vorgeschichte in der persönlichen bzw.
Familienanamnese, frühere Behandlung oder andere Risikofaktoren für sonstige
Krankheiten
*ausschl.:* Risikofaktor für maligne Erkrankung A21, für kardiovaskuläre Erkrankung
K22

## A25 Angst vor dem Tod, dem Sterben                    *Z71.1*

## A26 Angst vor Krebserkrankung NNB                     *Z71.1*

*ausschl.:* Wenn der Patient Krebs hat, ist die Krankheit zu codieren
*Kriterien:* Besorgnis oder Angst vor Krebs, der nicht einem bestimmten Kapitel zugeordnet ist, bei einem Patienten, der die Krankheit nicht hat oder bei dem die Diagnose noch nicht erwiesen ist

## A27 Angst vor anderer Krankheit NNB                   *Z71.1*

*ausschl.:* Angst vor Krebs NNB; Wenn der Patient die Krankheit hat, ist die
Krankheit zu codieren
*Kriterien:* Besorgnis oder Angst vor einer anderen Krankheit, die nicht einem bestimmten Kapitel zugeordnet ist, bei einem Patienten, der die Krankheit nicht hat oder
bei dem die Diagnose noch nicht erwiesen ist

## A28 Eingeschränkte/gestörte Funktion NNB

*Z73.6, Z74, Z93.9, ZZ93.9, Z99.0, Z99.3, Z99.8, Z99.9*

*einschl.:* Eingeschränkte oder gestörte Funktion, die nicht einer in einem anderen
Kapitel aufgeführten Erkrankung zuzuordnen ist
*ausschl.:* Sturz A29
*Anmerkung:* Zur Ermittlung des funktionellen Zustandes eines Patienten eignen sich
die COOP/WONCA Tafeln (s. Kapitel 8)

## A29 Allgemeine Symptome/Beschwerden, sonstige         *R69.0, R68.8*

*einschl.:* Unbeholfenheit, Benommenheit, Sturzanfälligkeit, nicht spezifizierter
Schmerz

# Komponente 7 – Diagnosen/Erkrankungen

## A70 Tuberkulose                                   *A15 bis A 19, B90*

*einschl.:* Alle tuberkulösen Infektionen einer Körperregion, Spätfolgen
*Kriterien:* Konversion zum positiven Tuberkulintest; oder Nachweis von *Mycobacterium tuberculosis* bzw. *M. bovis* bei Mikroskopie bzw. Kultur; oder charakteristisches Erscheinungsbild bei Thoraxröntgen; oder charakteristisches histologisches Erscheinungsbild bei Biopsie
*Siehe auch:* Fieber A03, Husten R05

## A71 Masern                                                    *B05*

*einschl.:* Komplikationen bei Masern
*Kriterien:* Prodromalstadium mit Bindehautentzündung, Fieber und Husten; plus weiße Flecken auf rotem Grund in der Wangenschleimhaut (Koplik-Flecken), oder konfluierender makulopapulöser Ausschlag, der sich über Gesicht und Körper ausbreitet, oder ein atypisches Exanthem bei einer teilweise immunisierten Person während einer Masernepidemie; oder serologischer Nachweis einer akuten Masernerkrankung
*Siehe auch:* Fieber A03, Virenerkrankung mit Exanthem A76, Ausschlag S07

## A72 Windpocken [Varicellen]                                   *B01*

*einschl.:* Komplikationen bei Windpocken
*ausschl.:* Zoster S70
*Kriterien:* Ein vesikuläres Exanthem, das in aufeinanderfolgenden Herden auftritt, wobei die Läsionen sich rasch von Papeln zu Bläschen und schließlich zu Schorf entwickeln
*Siehe auch:* Fieber A03, Viruserkrankung mit Exanthem A76, Ausschlag S07

## A73 Malaria                                          *B50 bis B54*

*einschl.:* Komplikationen bei Malaria
*Kriterien:* Intermittierendes Fieber mit Kälteschauern und Schüttelfrost bei einem Bewohner eines Malariagebiets oder einer Person, die vor kurzem ein Malariagebiet besucht hat; oder Nachweis von Formen des Malariaerregers im peripheren Blut
*Siehe auch:* Fieber A03

## A74 Röteln                                             *B06, P35.0*

*einschl.:* Komplikationen bei Röteln, kongenitale Röteln
*ausschl.:* Dreitagefieber (roseola infantum) A76
*Kriterien:* Akutes Exanthem mit vergrößerten Lymphknoten, meist subokzipital sowie retroaurikulär, mit fleckigem Ausschlag im Gesicht, der sich auf den Rumpf und die

angrenzenden Teile der Gliedmaßen ausdehnt; oder serologischer Nachweis einer Rötelninfektion
*Siehe auch:* Fieber A03, sonstige Viruserkrankung mit Exanthem NNB A76, Ausschlag S07

## A75 Infektiöse Mononukleose B27

*einschl.:* Pfeiffer'sches Drüsenfieber
*Kriterien:* Mandel- oder Rachenentzündung, wobei die betroffenen Lymphknoten nicht auf den vorderen Cervikalbereich beschränkt bleiben, und entweder atypische Lymphozyten im Blutausstrich oder Milzvergrößerung; oder abnorme heterophile Antikörper-Titer oder Epstein-Barr-Virus-Titer
*Siehe auch:* Fieber A03, vergrößerte Lymphknoten B02; akute Infektion der oberen Luftwege R74

## A76 Virus-Exantheme, sonstige
*A88.0, B03, B04, B08.0, B08.2 bis B08.4, B08.9, B09*

*einschl.:* Fieber mit Ausschlag, Ringelröteln, Dreitagefieber (roseola infantum)
*ausschl.:* Erkrankungen, die unter A71, A72, A74, A75 aufgeführt sind

## A77 Viruserkrankungen, sonstige/NNB
*A82, A90 bis A96, A98, A99, B00.7, B25, B33.0, B33.1, B33.3*
*B33.8, B34, B97*

*einschl.:* Adenovirus; Kuhpocken; Coxsackie-Erkrankungen; Denguefieber; Hand-Fuß-Mund-Erkrankung; Ross-River-Fieber (Polyarthritis mit Exanthem)
*ausschl.:* Virus-Exantheme A76, Influenza R80

## A78 Infektionskrankheiten, sonstige/NNB
*A20 bis A28, A30, A31, A32.7 bis A32.9, A38, A39.1 bis A39.9,*
*A40 bis A44, A48.0, A48.2 bis A48.4, A48.8, A49, A59.8, A59.9*
*A64, A68, A69.2, A69.8, A70, A74.8, A74.9, A75, A77 bis A79,*
*B37.7 bis B37.9, B38 bis B49, B55, B57, B58.8, B58.9, B59,*
*B60, B64, B89, B92, B94.8, B94.9, B95, B96, B99*

*einschl.:* Bruzellose; nicht lokalisierte Infektionen; Lyme-Erkrankung; Meningokokkeninfektionen; Mycoplasma; Q-Fieber; Rickettsiosen; Scharlach; Geschlechtskrankheiten NNB; Soor [Stomatitis] NNB; Toxoplasmose
*ausschl.:* Meningokokken-Meningitis N71

## A79 Bösartige Neubildungen NNB

*C38.1 bis C38.3, C38.8, C45.7, C45.9, C46.7 bis C46.9, C76*
*C78, C79, C80, C97, D09.7, D09.9*

*einschl.:* Sekundäre oder metastatische Neoplasmen mit unbekannter Primärlokalisation, Karzinomatose (unbekannter Primärlokalisation)
*Kriterien:* Histologischer Nachweis der Bösartigkeit
*Siehe auch:* Sonstige allgemeine Erkrankungen A99

## A80 Trauma/Verletzung NNB

*S11, S15, S21, S25, S26, S27, S35, S37.9, S38.1, S38.3, S39, S45,*
*S55, S65, S75, S85, S95, T09, T14.5, T14.7 bis T14.9, T28.4, T28.9*

*einschl.:* Verkehrsunfall
*ausschl.:* Polytrauma A81, Spätfolgen eines Traumas A82

## A81 Polytrauma/mehrfache Verletzung     *S31.7, S36.7 bis S36.9,*
*S37.7, S37.8, S39, T00 bis T05, T06.5 bis T06.8, T07, T29*

*einschl.:* Innere Verletzungen NNB

## A82 Sekundäre Folgen eines Traumas

*T79.0 bis T79.2, T79.4, T79.5, T79.7 bis T79.9, T90 bis T98*

*einschl.:* Entstellungen, Narben als Folge einer vorhergegangenen Verletzung; frühere Amputation
*ausschl.:* Auswirkungen auf bestimmte Körperorgane (nach dem zugeordneten Kapitel codieren); psychologische Auswirkungen P02; akute Streßreaktion P02; posttraumatischer Streß P02; Wundinfektion S11; Hautnarbe S99

## A84 Vergiftung durch Medikament     *T36 bis T50*

*einschl.:* süchtig machende Drogen, toxischer Effekt einer Überdosis eines Medikaments
*ausschl.:* Medikamentenmißbrauch P18; Selbstmordversuch P77; Insulinschock T87
*Kriterien:* Vergiftung oder Schädigung infolge einer versehentlichen oder absichtlichen Überdosis eines Medikaments, das bei normaler Dosierung heilende Eigenschaften hat

## A85 Schädliche Wirkungen eines Medikaments

*D61.1, D64.2, G44.4, I95.2, L27.0, L27.1, T88.6, T88.7*

*einschl.:* Nebenwirkungen, Allergien und Anaphylaxie durch Anwendung von Medikamenten in korrekter Dosierung →

*ausschl.:* Medikamentenvergiftung A84; Reaktion auf Impfung und Bluttransfusion A87; Parkinsonismus N87; Medikamentenmißbrauch P18; Kontaktdermatitis S88; Insulinschock T87; Analgetikanephropathie U88
*Kriterien:* Symptome und Beschwerden, die auf die korrekte Anwendung von Medikamenten und nicht auf Erkrankungen oder Verletzungen zurückgeführt werden
*Anmerkung:* Hier kann auch die Art der Schädigung codiert werden

## A86 Toxische Wirkung einer nichtmedizinischen Substanz

*D61.2, D64.2, T51 bis T65*

*einschl.:* Kohlenmonoxid; allgemeine oder lokale Auswirkungen; industrielle Materialien; Blei; giftige Tiere, Insekten, Pflanzen, Schlangen
*ausschl.:* durch Medikamente A84, A85; durch Alkohol, Tabak, Drogen P15 bis P19; toxische Wirkung in den Atemwegen R99; äußerliche chemische Verbrennungen S14; nicht toxische Bisse/Stiche S12, S13; Kontaktdermatitis S88

## A87 Komplikationen bei medizinischer Behandlung

*E89, G97, H95, I97, J95, K91.0, K91.3, M96, N99, O29, O74, O86.0, O89, O90.0 bis O90.2, T80, T81, T86, T87*

*einschl.:* Anästhesieschock; Reaktionen auf Impfungen oder Transfusionen; postoperatives Aufbrechen von Wunden, Infektion, Blutung; Probleme durch Bestrahlung zur Diagnostik oder Behandlung
*ausschl.:* Überdosis Medikamente A84; Schädliche Wirkungen von Medikamenten A85; Sonstige Hernien im Abdomen D91; Hypoglykämie T87
*Kriterien:* Eine unerwartete Störung, die durch chirurgische, medikamentöse oder Röntgenbehandlung oder eine andere medizinische Maßnahme hervorgerufen wird

## A88 Schädliche Auswirkungen von physikalischen Faktoren

*T33, T34, T35, T66 bis T69, T70.2 bis T70.4, T70.8, T70.9, T71, T73, T75, T78.8, T78.9*

*einschl.:* Kälte; Frostbeulen; Ertrinken; Hitze; Jetlag; Blitz; Bewegung; Druck; Strahlung
*ausschl.:* Auswirkungen von ärztlich verordneter Bestrahlung A87; Schneeblindheit F79; Auswirkungen von Alkohol P15, P16; Auswirkungen von Tabak P17; Verbrennungen durch Strahlung S14; Sonnenbrand S80

## A89 Auswirkungen von Prothesen    *K91.4, T82 bis T85, Z95 bis Z97*

*einschl.:* Unbehagen, Beeinträchtigung, Schmerz oder eingeschränkte Funktionstüchtigkeit infolge der Anpassung und/oder des Tragens einer Vorrichtung zur Verbesserung oder Korrektur von körperlichen Mängeln; Kolostomie; Katheter; Gastrostoma; Herzklappe; Gelenkersatz; Organverpflanzung; Herzschrittmacher
*ausschl.:* Zahnersatz, falsche Zähne D19

## A90 Angeborene Anomalie NNB/mehrfach

*Q85 bis Q87, Q89.3, Q89.4, Q89.7, Q89.9, Q90 bis Q93; Q95 bis Q99*

*einschl.:* Down-Syndrom, Marfan-Syndrom; Neurofibromatosis; sonstige Chromosomenanomalien
*ausschl.:* Anomalien, die einem bestimmten Organ zugeordnet sind (nach dem entsprechenden Kapitel codieren), kongenitale Röteln A74

## A91 Ungewöhnliche Untersuchungsergebnisse NNB

*E83, R72, R74, R76 bis R79, R83 bis 94*

*einschl.:* Ungewöhnlicher, unerklärbarer pathologischer Befund bzw. Ergebnis eines bildgebenden Verfahrens; Elektrolytstörung; Hyperglykämie
*ausschl.:* Abnormer Befund der weißen Blutzellen B84; sonstige hämatologische Anomalien B99; Vitaminmangel/Mangelernährung T91; abnormer Harntest U98; abnormer Papanicolau-Abstrich X86
*Kriterien:* Ungewöhnliche Ergebnisse, die nicht auf eine bekannte Krankheit zurückgeführt werden können

## A92 Allergie/Allergische Reaktion NNB        *T78.0, T78.4*

*einschl.:* Nahrungsmittelallergie, allergisches Ödem, anaphylaktischer Schock, angioneurotisches Ödem
*ausschl.:* Nesselsucht S98, als Folge von Medikamenten A85, allergische Rhinitis R97

## A93 Frühgeburt        *P07*

*Kriterien:* Lebendgeburt nach weniger als 37 Wochen dauernder Schwangerschaft

## A94 Perinatale Morbidität, sonstige

*P00 bis P05, P08, P10 bis P15, P20 bis P29, P35 bis P39, P50 bis P61, P70 bis P72, P74, P75 bis P78, P80, P81, P83, P90 bis P94, P96*

*ausschl.:* angeborene Erkrankungen A90; Frühgeburt A93; Gedeihstörung T10
*Kriterien:* Erkrankung, die im Uterus oder innerhalb von 7 Tagen nach der Geburt entsteht

## A95 Perinatale Mortalität        *P95, R95*

*Kriterien:* Tod im Uterus oder innerhalb von 7 Tagen nach der Geburt

## A96 Tod        *R95 bis R99*

*ausschl.:* Perinataler Tod A95

## A97 Keine Erkrankung                    *Z00*

*einschl.:* Bei der Konsultation wurde nicht über eine Erkrankung bzw. ein Leiden gesprochen
*Anmerkung:* Manchmal hat der Patient ein Anliegen, das der Hausarzt nicht als Diagnose im Rahmen der Allgemeinmedizin interpretieren kann. In diesen Fällen wird der Arzt den Code A97 verwenden, womit er zum Ausdruck bringt, daß er auf das Anliegen des Patienten nicht auf professionelle Weise reagieren kann, außer durch Klarstellung dieser Tatsache.

## A98 Gesundheitsvorsorge/Präventivmedizin         *Z51.8*

*einschl.:* Medizinische Maßnahmen bzw. Beratung mit primärer/sekundärer präventiver Zielsetzung, einschließlich genetische Beratung

## A99 Krankheit/Leiden ungeklärter Art und Lokalisation
*D15.7, D15.9, D36.7, D36.9, D48.9, R69, Z22, Z90.0, Z90.8, Z94.8, Z94.9, Z98.8*

*einschl.:* Träger einer Krankheit NNB; Verlaufsbeobachtung NNB

## B Blut, blutbildende Organe und Immunsystem

## Komponente 1 – Symptome und Beschwerden

### B02 Vergrößerte/schmerzende Lymphknoten         *R95*

*einschl.:* Lymphadenopathie mit oder ohne Schmerz/Druckempfindlichkeit;
*ausschl.:* akute Lymphadenitis B70, chronische/nicht spezifizierte Lymphadenitis B71

### B04 Symptome/Beschwerden: Blut                  *R68.8*

*ausschl.:* Anämie B82, Blässe S08

### B25 Angst vor AIDS/HIV                          *Z71.1*

*ausschl.:* Wenn der Patient die Krankheit hat, ist die Krankheit zu codieren
*Kriterien:* Besorgnis oder Furcht vor AIDS oder HIV bei einem Patienten, der die Krankheit nicht hat oder bei dem die Diagnose noch nicht erwiesen ist

### B26 Angst vor bösartigen Blut-/Lympherkrankung  *Z71.1*

*ausschl.:* Wenn der Patient die Krankheit hat, ist die Krankheit zu codieren →

*Kriterien:* Besorgnis oder Furcht vor diesen Krankheiten bei einem Patienten, der die Krankheit nicht hat oder bei dem die Diagnose noch nicht erwiesen ist

## B27 Angst vor sonstiger Blut/Lymph-Erkrankung            *Z71.1*

*ausschl.:* Wenn der Patient die Krankheit hat, ist die Krankheit zu codieren
*Kriterien:* Besorgnis oder Furcht vor anderen Krankheiten dieser Art bei einem Patienten, der die Krankheit nicht hat oder bei dem die Diagnose noch nicht erwiesen ist

## B28 Eingeschränkte/gestörte Funktion: Blut/Lymphe            *Z73.6*

*Anmerkung:* Zur Ermittlung des funktionellen Zustandes eines Patienten eignen sich die COOP/WONCA Tafeln (s. Kapitel 8)

## B29 Symptome/Beschwerden: Lymph- und Immunsystem, sonstige
*R68.8*
*ausschl.:* Splenomegalie B87

# Komponente 7 – Diagnosen/Erkrankungen

## B70 Lymphadenitis, akute            *L04*

*einschl.:* Abszeß der Lymphknoten
*ausschl.:* chronische/nicht spezifizierte Lymphadenitis, Lymphadenitis mesenterialis B71; akute Lymphangitis S76
*Kriterien:* Ein oder mehrere entzündete oder vergrößerte sowie druckempfindliche oder schmerzhafte Lymphknoten im selben anatomischen Bereich, die erst vor kurzem aufgetreten sind (d.h. weniger als 6 Wochen alt sind) und deren primäre Ursache unbekannt ist.
*Siehe auch:* Vergrößerte Lymphknoten B02

## B71 Lymphadenitis, nicht spezifiziert            *I88*

*einschl.:* Lymphadenitis mesenterialis
*ausschl.:* akute Lymphadenitis (ausgenommen mesenterialis) B70; akute Lymphangitis S76
*Kriterien:* Vergrößerte, druckempfindliche Lymphknoten, die seit mehr als 6 Wochen vorhanden sind; oder Nachweis von vergrößerten, entzündeten mesenterialen Lymphknoten durch Chirurgie, Sonographie, Lymphographie oder andere Verfahren
*Siehe auch:* Vergrößerte Lymphknoten B02

## B72 Morbus Hodgkin/Lymphome            *C81 bis C85*

*Kriterien:* Charakteristisches histologisches Erscheinungsbild →

72

*Siehe auch:* Sonstige bösartige Neubildung im Blut-/Lymphsystem B74; Neubildungen, die nicht als gut- oder bösartig spezifiziert werden können (in Ermangelung eines histologischen Befundes) B75

## B73 Leukämie                                    *C91 bis C95*

*einschl.:* Alle Arten von Leukämie
*Kriterien:* Charakteristisches histologisches Erscheinungsbild
*Siehe auch:* Neubildungen, die nicht als gutartig oder bösartig spezifiziert werden können (in Ermangelung eines histologischen Befundes) B75

## B74 Bösartige Neubildungen im Blut, sonstige
*C37, C46.3, C77, C88, C90, C96*

*einschl.:* myeloproliferative Erkrankungen, multiples Myelom
*ausschl.:* Morbus Hodgkin, Lymphome B72

## B75 Gutartige/ungeklärte Neubildungen im Blut
*D15.0, D36.0, D45, D47*

*einschl.:* Polycythaemia rubra vera

## B76 Milzriß, traumatischer                       *S36.0*

## B77 Verletzung im Bereich Blut/Lymphe/Milz, sonstige   *T14.9*

*ausschl.:* Milzriß, traumatischer B76

## B78 Vererbbare hämolytische Anämien              *D56 bis D58*

*einschl.:* Sichelzellen-Anämie, Sichelzellen-Anämie-Merkmalsträger, Sphärozytose, Thalassämie
*Kriterien:* Charakteristische Befunde bei Tests wie Hämoglobin-Elektrophorese, Blutausstrich, oder verstärkte osmotische Brüchigkeit der roten Blutkörperchen
*Siehe auch:* Sonstige angeborene Anomalien im Blut-/Lymphbereich B79

## B79 Angeborene Anomalien im Blut-/Lymphbereich, sonstige
*D61.0, D64.0, D64.4, Q89.0, Q89.8*

*einschl.:* angeborene Anämie
*ausschl.:* Vererbbare hämolytische Anämie B78, Hämophilie B83, Hämangiom S81, Lymphangiom S81

## B80 Eisenmangel-Anämie                               *D50*

*einschl.:* Anämie durch Blutverlust
*ausschl.:* Eisenmangel ohne Anämie T91
*Kriterien:* Absinken der Hämoglobin- oder Hämatokritwerte unter die Normalwerte
für Alter und Geschlecht; plus Nachweis von Blutverlust oder mikrozytärer, hypo-
chromer Erythrozyten im Nativbild oder im gefärbten Ausstrich bei Nichtvorhanden-
sein einer Thalassämie, oder vermindertes Eisen im Serum und erhöhte Eisenbin-
dungskapazität, oder vermindertes Ferritin im Serum, oder vermindertes Hämosiderin
im Knochenmark, oder gutes Ansprechen auf Verabreichung von Eisen
*Siehe auch:* sonstige/nicht spezifizierte Anämie B82

## B81 Anämie, Vitamin B12-/Folsäurenmangel            *D51, D52*

*einschl.:* makrozytäre Anämie, perniziöse Anämie
*ausschl.:* Vitamin B12-Mangel ohne Anämie T91
*Kriterien:* Makrozytäre Anämie im Nativbild oder gefärbten Ausstrich; plus vermin-
derter Vitamin B12-Spiegel, Folsäurespiegel, oder positiver Schilling-Test

## B82 Anämie, sonstige/nicht spezifiziert
*D46, D53, D55, D59 bis D60, D61.3, D61.8, D61.9, D62, D64.1, D64.3,*
*D64.8, D64.9*

*einschl.:* aplastische Anämie, erworbene hämolytische Anämie, megaloblastische
Anämie NNB, Anämie bei Proteinmangel
*ausschl.:* Eisenmangel-Anämie B80; Vitamin B12-/Folsäuremangel-Anämie B81;
Schwangerschafts-Anämie W84

## B83 Purpura/Gerinnungsstörungen                     *D65 bis D69*

*einschl.:* Thrombozytenanomalien, Hämophilie, Thrombozytopenie

## B84 Abnorme Leukozyten                              *D70 bis D72, R72*

*einschl.:* unerklärte Agranulozytose, Eosinophilie, Leukozytose, Lymphozytose,
Neutropenie
*ausschl.:* Leukämie B73

## B87 Splenomegalie [vergrößerte Milz]                *R16.1, R16.2*

*ausschl.:* Hypersplenie B99

## B90 HIV-Infektion, AIDS                             *B20 bis B24, R75, Z21*

*Kriterien:* Im serologischen Test nachgewiesene HIV-Infektion, mit oder ohne Symptome

74

## B99 Erkrankung im Bereich Blut/Lymphe/Milz, sonstige
*D73 bis D76, D80 bis D84, D86, D89, I89, R70, R71*

*einschl.:* Autoimmunkrankheit des Blutes; Komplementdefekte; Hypersplenie; Immunschwäche; sonstige oder nicht spezifizierte hämatologische Anomalie; erhöhte BSR; Anomalie der roten Blutkörperchen; Sarkoidose; sekundäre Polyzythämie
*ausschl.:* Lymphadenitis B70, B71; primäre Polyzythämie B75; AIDS/HIV B90; Lymphödem K99

## D Verdauung

## Komponente 1 – Symptome und Beschwerden

### D01 Schmerzen/Krämpfe im Abdomen          *R10.0, R10.4*

*einschl.:* Kolik, Krämpfe, Unwohlsein, Schmerzen im Abdomen NNB; infantile Kolik
*ausschl.:* Magenschmerzen D02, Sodbrennen D03, lokalisierter Schmerz im Abdomen D06, Magenverstimmung D07, Blähungen D08, Gallenkolik D98, Nierenkolik U14, Dysmenorrhoe X02

### D02 Schmerzen im Oberbauch [Epigastrium]          *R10.1*

*einschl.:* Unwohlsein im Oberbauch, Völlegefühl; Magenschmerzen
*ausschl.:* Dyspepsie/Magenverstimmung D07; Flatulenz, Blähungen, Winde D08

### D03 Sodbrennen          *R12*

*einschl.:* Hyperazidität, Pyrosis
*ausschl.:* Schmerzen im Oberbauch D02; Magenverstimmung D07; Ösophagitis, Reflux D84

### D04 Schmerzen im Rektum/Anus          *K59.4, R10.2, R10.3*

*einschl.:* analer Spasmus, Proctalgia fugax
*ausschl.:* Kotimpaktion D12

### D05 Juckreiz im Analbereich          *L29.0, L29.3*

*einschl.:* Pruritus ani
*ausschl.:* Pruritus vulvae X16

### D06 Lokalisierte Schmerzen im Abdomen, sonstige          *R10.1 bis R10.3*

*einschl.:* Schmerzen im Dickdarm →

*ausschl.:* Schmerzen im Oberbauch, Magenschmerzen D02, Sodbrennen D03, lokalisierter Schmerz im Unterleib D06, Magenverstimmung D07, Blähungen D08, Reizdarmsyndrom D93, Gallenkolik D98, Nierenkolik U14, Dysmenorrhoe X02

## D07 Dyspepsie/Magenverstimmung K30

*ausschl.:* Schmerzen im Oberbauch D02, Sodbrennen D03, Aufstoßen/Rülpsen D08

## D08 Flatulenz/Blähungen/Aufstoßen R14

*einschl.:* Meteorismus; Rülpsen; Blähungsschmerz; aufgetriebenes Abdomen; verschlagene Winde
*ausschl.:* Magenverstimmung D07, Größenveränderung des Abdomens D25

## D09 Übelkeit [Nausea] R11

*ausschl.:* Übersättigung D02; Erbrechen D10; durch Alkoholgenuß P16; Appetitmangel T03; Schwangerschaft W05
*Anmerkung:* Übelkeit mit Erbrechen ist im Problemmodus als D11 zu codieren

## D10 Erbrechen F50.5, R11

*einschl.:* Emesis, Hyperemesis, Würgen/Brechreiz
*ausschl.:* Hämatemesis D14; in der Schwangerschaft W05
*Anmerkung:* Erbrechen mit Durchfall ist im Problemmodus als D11 zu codieren

## D11 Durchfall [Diarrhoe] K52.9, K59.1

*einschl.:* Häufige oder dünnflüssige Darmentleerungen, wäßrige Stühle
*ausschl.:* Melaena D15, sonstige intestinale Veränderungen D18

## D12 Verstopfung K56.4, K59.0

*einschl.:* Kotimpaktion
*ausschl.:* Darmverschluß D99

## D13 Gelbsucht R17

*einschl.:* Ikterus

## D14 Hämatemesis/Bluterbrechen K92.0

*ausschl.:* Hämoptyse/Bluthusten R24

## D15 Melaena — *K92.1*

*einschl.:* schwarzer, teerartiger Stuhl
*ausschl.:* frisches Blut im Stuhl D16

## D16 Rektalblutung — *K62.5*

*einschl.:* frisches Blut im Stuhl
*ausschl.:* Melaena D15

## D17 Darminkontinenz — *R15*

*einschl.:* fäkale Inkontinenz
*ausschl.:* Enkopresis P13

## D18 Veränderungen am Stuhl/bei der Darmentleerung — *R19.4, R19.5*

*ausschl.:* Durchfall D11, Verstopfung D12, Inkontinenz D17

## D19 Symptome/Beschwerden: Zähne/Zahnfleisch — *K00.7*

*einschl.:* Probleme mit Zahnersatz, Zahnfleischentzündung oder -blutung, Zahnen, Zahnschmerzen
*ausschl.:* Karies D82

## D20 Symptome/Beschwerden: Mund/Zunge/Lippen — *K14, R19.6, R68.2*

*einschl.:* Mundgeruch; belegte Zunge; aufgesprungene Lippen; Speichelfluß; trockener Mund; Halitosis; geschwollene Lippen; Entzündung der Mundschleimhaut
*ausschl.:* Cheilosis D83; Probleme mit Zähnen und Zahnfleisch D19; Geschmacksstörung N16; Dehydration T11

## D21 Schluckbeschwerden — *R13*

*einschl.:* Erstickungsgefühl, Dysphagie

## D23 Hepatomegalie — *R16.0, R16.2*

## D24 Gewebsmasse im Abdomen NNB — *R19.0*

*einschl.:* Schwellung im Abdomen
*ausschl.:* Splenomegalie B87; Hepatomegalie D23; Schwellung der Niere U14

## D25 Aufgetriebenes Abdomen R19.0

*einschl.:* Anschwellen des Abdomens ohne Gewebsmasse
*ausschl.:* Aufgedunsenheit, Blähungen D08; Gewebsmasse im Abdomen D24; Aszites D29

## D26 Angst vor Krebserkrankung im Verdauungstrakt Z71.1

*ausschl.:* Wenn der Patient die Krankheit hat, ist die Krankheit zu codieren
*Kriterien:* Besorgnis oder Angst vor Krebs im Verdauungstrakt bei einem Patienten, der die Krankheit nicht hat oder bei dem die Diagnose noch nicht erwiesen ist

## D27 Angst vor sonstiger Erkrankung des Verdauungstrakts Z71.1

*einschl.:* Angst vor anderer Erkrankung des Verdauungssystems als Krebs
*ausschl.:* Wenn der Patient die Krankheit hat, ist die Krankheit zu codieren
*Kriterien:* Besorgnis oder Angst vor einer anderen Krankheit des Verdauungstrakts bei einem Patienten, der die Krankheit nicht hat oder bei dem die Diagnose noch nicht erwiesen ist

## D28 Eingeschränkte/gestörte Funktion: Verdauungssystem
Z73.6, Z93.1 bis Z93.4

*ausschl.:* Kolostomie, Gastrostomie A89; postoperative Störungen D99; Dumpingsyndrom D99
*Anmerkung:* Zur Ermittlung des funktionellen Zustandes eines Patienten eignen sich die COOP/WONCA Tafeln (s. Kapitel 8)

## D29 Symptom/Beschwerden: Verdauungstrakt
R18, R19.1 bis R19.3, R19.8

*einschl.:* Aszites, Zähneknirschen

## Komponente 7 – Diagnosen/Erkrankungen

## D70 Infektion des Verdauungstrakts A00 bis A08

*einschl.:* Magen-Darm-Infektion oder Dysenterie mit spezifischen Mikroorganismen wie Campylobacter, Giardia, Salmonellen, Shigellen, Typhus, Cholera
*ausschl.:* Kontakte mit/Träger von ansteckenden/parasitären Krankheiten A99; vermutete oder nicht spezifizierte Infektionen des Verdauungstrakts D73
*Kriterien:* Ein Patient mit den charakteristischen Symptomen und Isolation oder serologischem Nachweis von pathogenen Bakterien, Viren oder Protozoen entweder aus dem Stuhl oder aus der verzehrten Nahrung
*Siehe auch:* Gastroenteritis, vermutete Infektion D73

# D71 Mumps                                           *B26*

*einschl.:* Mumps mit Meningitis, Mumps mit Orchitis, Mumps mit Pankreatitis
*Kriterien:* Akute, nicht eitrige, nicht erythematöse, diffuse, druckempfindliche Entzündung einer oder mehrerer Speicheldrüsen; oder Nachweis einer akuten Mumpsinfektion in Kultur oder Serologie; oder Orchitis bei einer Person, die einem Kontakt mit Mumps ausgesetzt war, nach Verstreichen der entsprechenden Inkubationszeit
*Siehe auch:* Gewebsmasse oder lokalisierte Schwellung A08

# D72 Virale Hepatitis                                *B15 bis B19*

*einschl.:* alle vermutlich viralen Formen der Hepatitis, chronisch aktive Hepatitis
*ausschl.:* Hepatitis NNB D97
*Kriterien:* Anzeichen einer viralen Infektion mit Leberentzündung, mit oder ohne Gelbsucht; oder serologischer Nachweis einer Infektion mit einem Hepatitis-Virus
*Siehe auch:* Gelbsucht D13, Hepatomegalie D23

# D73 Gastroenteritis, vermutlich infektiös           *A09*

*einschl.:* Diarrhoe oder Erbrechen vermutlich infektiösen Ursprungs; Dysenterie NNB; Nahrungsmittelvergiftung

# D74 Bösartige Neubildung im Magen                   *C16*

*einschl.:* Magenkarzinom
*Kriterien:* Charakteristisches histologisches Erscheinungsbild
*Siehe auch:* Sonstige bösartige Neubildungen im Magenbereich (bei unbekannter Primärlokalisation) D77; Neubildungen, die nicht als gutartig oder bösartig bestimmt werden können (in Ermangelung eines histologischen Befundes) D78

# D75 Bösartige Neubildung im Kolon/Rektum            *C18 bis C21*

*Kriterien:* Charakteristisches histologisches Erscheinungsbild
*Siehe auch:* Sonstige bösartige Neubildungen (bei unbekannter Primärlokalisation) D77; Neubildungen, die nicht als gutartig oder bösartig bestimmt werden können (in Ermangelung eines histologischen Befundes) D78

# D76 Bösartige Neubildung im Pankreas                *C25*

*einschl.:* Pankreaskarzinom
*ausschl.:* Charakteristisches histologisches Erscheinungsbild
*Siehe auch:* bösartige Neubildungen im Verdauungstrakt, sonstige/NNB D77; Neubildungen, die nicht als gutartig oder bösartig bestimmt werden können (in Ermangelung eines histologischen Befundes) D78

# D77 Bösartige Neubildung im Verdauungstrakt, sonstige/NNB
*C00 bis C08, C14.8, C15, C17, C22 bis C24, C26, C45.1, C46.2, C48*

*einschl.:* Alle primären bösartigen Neubildungen des Verdauungssystems, ausgenommen D74 bis D76; Gallenblasenkrebs; Leberkrebs
*ausschl.:* Sekundäre bösartige Neubildungen von bekannter Lokalisation (nach dem Sitz codieren); unbekannter Lokalisation A79

# D78 Neubildung im Verdauungstrakt, gutartig/ungeklärt
*D00, D01, D10 bis D13, D20, D37, D48.3, D48.4, K62.0, K62.1*

*einschl.:* Polypen im Magen, Zwölffingerdarm, Dickdarm, Mastdarm

# D79 Fremdkörper im Verdauungstrakt                     *T18*

*einschl.:* Fremdkörper im Verdauungstrakt, einschließlich Mund, Speiseröhre, Mastdarm; verschluckt
*ausschl.:* Fremdkörper im Rachen R78, Aspiration R87

# D80 Verletzung, sonstige
*S00.5, S01.5, S02.5, S03.2, S36.1 bis S36.6, T28.0 bis T28.2,*
*T28.5 bis T28.7*

*einschl.:* Verletzung eines Organs im Abdomen, der Zähne, der Zunge
*ausschl.:* mehrfache Organverletzungen A81, der Organe im Beckenbereich X82, Y80

# D81 Angeborene Anomalie des Verdauungstrakts   *Q18, Q35 bis Q45*

*einschl.:* Anomalien der Gallenwege; Hasenscharte, Wolfsrachen; Meckel'sches Divertikel; Megakolon, Hirschsprung'sche Krankheit; Ösophagus-Atresie; Pylorus-Stenose; Zungenlähmung
*ausschl.:* Hämangiom, Lymphangiom S81; angeborene Stoffwechselstörungen T80

# D82 Erkrankung der Zähne/des Zahnfleischs
*K00.0 bis K00.6, K00.8, K00.9, K01 bis K10*

*einschl.:* Karies; parodontaler Abszeß; Zahnfleischentzündung; Gebißanomalie; Störungen des Kiefergelenks
*ausschl.:* Zahnen D19; Probleme mit Zahnersatz D19; Verletzungen der Zähne und des Zahnfleischs D80; Plaut-Vincent-Angina D83

## D83 Erkrankungen des Munds/der Zunge/der Lippen
*A69.0, A69.1, B00.2, B37.0, K11 bis K14*

*einschl.:* aphthöses Ulcus; Cheilosis; Glossitis; Mukozele; Parotitis; Mundfäule; Steine in den Speicheldrüsen und -gängen; Stomatitis; Plaut-Vincent-Angina
*ausschl.:* Mumps D71; Verletzungen D80; Herpes simplex S71

## D84 Erkrankung der Speiseröhre                   *K20 bis K22*

*einschl.:* Achalasie; Ösophagusdivertikel, Mallory-Weiss-Syndrom, Ösophagitis, Reflux, Ulceration
*ausschl.:* Speiseröhrenkrebs D77; Hiatushernie D90; Ösophagusvarizen K99

## D85 Ulcus duodeni                               *K26*

*einschl.:* blutend, obstruierend, perforiert
*Kriterien:* Charakteristische Befunde im bildgebenden Verfahren; oder charakteristische Endoskopiebefunde; oder Auftreten von Komplikationen bei Patienten mit zuvor erwiesenem Ulcus duodeni
*Siehe auch:* Sodbrennen D03; Magenverstimmung D07

## D86 Geschwüre im Verdauungssystem, sonstige     *K25, K27, K28*

*einschl.:* Magengeschwür, Gastrojejunalgeschwür
*Kriterien:* Charakteristische Befunde im bildgebenden Verfahren; oder charakteristische Endoskopiebefunde; oder Auftreten von Komplikationen bei Patienten mit zuvor erwiesenem Ulcus
*Siehe auch:* Sodbrennen D03; Magenverstimmung D07

## D87 Störung der Magenfunktion                   *K29*

*einschl.:* akute Magenerweiterung; Duodenitis; Gastritis
*ausschl.:* infektiöse Gastritis oder Enteritis D70, D73
*Kriterien:* Durch Untersuchung erwiesene Störung der Magenfunktion
*Siehe auch:* Abdominalschmerzen D01, D06; Schmerzen im Oberbauch D02; Sodbrennen D03; Magenverstimmung/Dyspepsie D07; Blähungen/Winde D08; Übelkeit D09; Ösophagitis D84; Erbrechen D10

## D88 Appendizitis [Blinddarmentzündung]          *K35 bis K37*

*einschl.:* Appendixinfiltrat, Perforation
*Kriterien:* Objektiv nachgewiesene Entzündung des Blinddarms, z.B. bei Operation oder pathologischer Untersuchung
*Siehe auch:* Schmerzen im Abdomen D01, D06; Erbrechen D10

## D89 Inguinalhernie [Leistenbruch]    *K40*

*ausschl.:* Hernia femoralis D91
*Kriterien:* Schwellung oder Vorwölbung in der Leistenregion, durch Husten verstärkt; oder Vergrößerung bei Anstrengung; oder in das Abdomen reponierbar; oder Dünndarmileus
*Siehe auch:* Gewebsmasse im Abdomen D24

## D90 Hiatushernie    *K44*

*einschl.:* Hernia diaphragmatica
*ausschl.:* Ösophagitis, Reflux D84
*Kriterien:* Charakteristische Befunde bei bildgebendem Verfahren, Endoskopie, Manometrie; oder bei Operation
*Siehe auch:* Schmerzen im Magenbereich D02; Sodbrennen D03; Magenverstimmung D07

## D91 Hernien im Abdomen, sonstige    *K41 bis K43, K45, K46*

*einschl.:* Femoralhernie, Nabelbruch, Bauchwandbruch, Narbenhernie
*ausschl.:* Inguinalhernie D89, Hiatushernie D90
*Kriterien:* Nachweis bei Operation; oder Vorwölbung in der entsprechenden Region und Hervortreten beim Husten, oder Vergrößerung bei Anstrengung, oder Reponierbarkeit in das Abdomen, oder Darmverschluß
*Siehe auch:* Gewebsmasse im Abdomen D24

## D92 Divertikelerkrankung    *K57*

*einschl.:* Divertikulitis; Divertikulose des Darms
*ausschl.:* Meckel'sches Divertikel D81; Divertikel der Speiseröhre D84
*Kriterien:* Nachweis von Divertikeln beim Röntgen; oder Nachweis bei Operation; oder akute Abdominalschmerzen mit Fieber und tastbarem, druckempfindlichen Colon descendens oder sigmoideum
*Siehe auch:* Schmerzen im Abdomen D01, D06

## D93 Reizdarmsyndrom [Colon irritabile]    *K58*

*einschl.:* Colica mucosa, spastisches Colon
*ausschl.:* Darmerkrankung infektiösen Ursprungs D70, D73; regionale Enteritis D94; allergische, diätetische und toxische Gastroenteritis und Colitis D99; vaskuläre Insuffizienz des Darms D99; psychogene Diarrhoe P75
*Kriterien:* Ständige oder intermittierende Schmerzen im Abdomen und diffuse Darmbeschwerden über einen längeren Zeitraum; vermehrte Gasbildung, oder druckempfindlich tastbares Colon, oder Anamnese von Schleim ohne Blut im Stuhl
*Siehe auch:* Schmerzen im Abdomen D01, D06; Flatulenz D08; Diarrhoe D11; Verstopfung D12

## D94 Chronische Enteritis/ulzerative Colitis          *K50, K51, K52.0*

*einschl.:* Crohn'sche Krankheit; regionale Enteritis, Colitis ulcerosa
*Kriterien:* Charakteristische radiologische, endoskopische oder histologische Befunde
*Siehe auch:* Schmerzen im Abdomen D01, D06; Diarrhoe D11; Colica mucosa D93

## D95 Anale Fissur/perianaler Abszeß          *K60, K61*

*einschl.:* Fistel im Anus, ischiorektaler Abszeß
*ausschl.:* pilonidaler Abszeß S85

## D96 Würmer/sonstige Parasiten          *B65 bis B83*

*einschl.:* Bandwürmer; Larva migrans cutanea; nicht spezifizierte intestinale Parasiten; Trichinose, Hydatidenbefall
*Kriterien:* Nachweis von erwachsenen Helminthen, deren Larven oder Eiern; oder positive Hauttests; oder positive Serologie

## D97 Lebererkrankung NNB          *B58.1, B94.2, K70 bis K76*

*einschl.:* alkoholische Hepatitis, Zirrhose, Fettleber, Hepatitis NNB, Leberinsuffizienz, Pfortaderstau
*ausschl.:* virale Hepatitis D72, Hydatidenbefall D96

## D98 Cholezystitis, Cholelithiasis          *K80 bis K83*

*einschl.:* Gallenkolik; Cholangitis; Gallensteine
*Kriterien:* Cholezystitis: Nachweis typischer Pathologie durch Ultraschall oder Operation; oder lokalisierte Druckempfindlichkeit im rechten oberen Quadranten und Gelbsucht oder Fieber oder Gallensteine in der Anamnese
Cholelithiasis: Nachweis von Gallensteinen durch Röntgen/Ultraschall oder Operation
Akute Gallenkolik: Akute kolikartige Abdominalschmerzen im rechten oberen Quadranten ohne Fieber; und Gelbsucht oder *Défense* im rechten oberen abdominalen Quadranten, oder Gallensteine in der Anamnese
*Siehe auch:* lokalisierte Schmerzen im Abdomen D06

## D99 Erkrankungen des Verdauungssystems, sonstige
*K31, K38, K52.1, K52.2, K52.8, K52.9, K55, K56.0 bis K56.3, K56.5 bis K56.7, K59.2, K59.3, K59.8, K59.9, K62.2 bis K62.4, K62.6 bis K62.9, K63 bis K66, K85 bis K86, K90, K91.1, K91.2, K91.5 bis K91.9, K92.2, K92.8, K92.9, Z90.3, Z90.4, Z94.4, Z98.0*

*einschl.:* abdominale Adhäsionen; Coeliakie; Dumpingsyndrom; Nahrungsmittelintoleranz; allergische, diätetische und toxische Gastroenteropathie; Ileus; obstruktive Darmerkrankung; Intussuszeption; Laktoseintoleranz; Malabsorptionssyndrom;

Mesenterialgefäßerkrankung; Erkrankungen des Pankreas; Peritonitis; sekundäres Megakolon; Sprue; sonstige Erkrankungen des Verdauungssystems NNB
*ausschl.:* durch Antibiotika verursachte Colitis A85; bösartige Erkrankungen D74-D77

## F Augen

## Komponente 1 – Symptome und Beschwerden

### F01 Augenschmerzen                                          *H57.1*

*ausschl.:* Abnorme/ungewöhnliche Empfindungen im Auge F13

### F02 Gerötetes Auge                                         *H57.8*

*einschl.:* blutunterlaufenes Auge, entzündetes Auge

### F03 Augenausfluß                                            *H04.2*

*einschl.:* Tränen, eitriger Ausfluß, triefende Augen

### F04 Entoptische Erscheinungen  [*Mouches volantes*]         *H53.8*

*einschl.:* Flecken im Gesichtsfeld, stationär oder treibend
*ausschl.:* Sehstörungen F05

### F05 Sehstörungen, sonstige          *H53.1 bis H53.3, H53.9, H54.7*

*einschl.:* verschwommenes Sehen; Schwierigkeiten beim Lesen; Doppelbilder; Überanstrengung der Augen; Lichtscheu; Skotom und Geblendetsein, wenn die Symptome auf die Augen beschränkt sind; vorübergehende Blindheit NNB; Sehschwäche
*ausschl.:* Blindheit in einem Auge F28; Schneeblindheit F79; Refraktionsfehler F91; permanente Blindheit F94; Farbenblindheit F99; Nachtblindheit F99

### F13 Abnorme Empfindungen im Auge                            *H57.8*

*einschl.:* Augenbrennen; trockene Augen; Augenjucken
*ausschl.:* Augenschmerzen F01

### F14 Abnorme Augenbewegungen                                 *H55*

*einschl.:* abnormes Blinzeln, Augenträgheit, Nystagmus
*ausschl.:* Schielen F95; Zucken N08; Tic am Auge P10

## F15 Abnormes Erscheinungsbild des Auges     *H57.8*

*einschl.:* Änderung der Augenfarbe; geschwollene Augen
*ausschl.:* rote Augen F02

## F16 Symptom/Beschwerde am Augenlid     *H02.2 bis H02.7*

*einschl.:* Ptosis des Augenlids
*ausschl.:* entzündete Augenlider F72

## F17 Symptom/Beschwerde durch Brillentragen     *Z46.0*

*einschl.:* Durch Brillen verursachte Probleme, die Struktur, Funktion oder Empfindungen des Auges betreffen
*ausschl.:* Probleme mit Kontaktlinsen F18

## F18 Symptom/Beschwerde durch Tragen von Kontaktlinsen   *Z46.0*

*einschl.:* Durch Kontaktlinsen verursachte Probleme, die Struktur, Funktion oder Empfindungen des Auges betreffen

## F27 Angst vor Augenerkrankung     *Z71.1*

*einschl.:* Angst vor Erblindung
*ausschl.:* Wenn der Patient die Krankheit hat, ist die Krankheit zu codieren
*Kriterien:* Besorgnis oder Angst vor einer Augenerkrankung bei einem Patienten, der die Krankheit nicht hat oder bei dem die Diagnose noch nicht erwiesen ist

## F28 Eingeschränkte/gestörte Funktion: Augen
*H54.4 bis H54.6, Z73.6*

*einschl.:* Blindheit in einem Auge; Behinderung infolge Augen- oder Sehproblem
*ausschl.:* Blindheit F94
*Anmerkung:* Zur Ermittlung des funktionellen Zustandes eines Patienten eignen sich die COOP/WONCA Tafeln (s. Kapitel 8)

## F29 Symptom/Beschwerde im Augenbereich, sonstige     *H57.9*

## Komponente 7 – Diagnosen/Erkrankungen

## F70 Konjunktivitis, infektiöse
*A74.0, B30, H10.0, H10.2 bis H10.5, H10.8, H10.9*

*einschl.:* bakteriell, viral und NNB →

*ausschl.:* allergisch mit und ohne Rhinorrhoe F71, Verbrennung durch Verblitzen F79, Trachom F86
*Kriterien:* Vermutete oder nachgewiesene Entzündung der Bindehaut, sofern die oben genannten Ausschlußbegriffe nicht zutreffen

## F71 Konjunktivitis, allergische   *H10.1*

*einschl.:* allergisch mit und ohne Rhinorrhoe
*ausschl.:* bakterielle und virale Konjunktivitis F70; Verbrennung durch Verblitzen F79; Trachom F86
*Kriterien:* Vermutete oder nachgewiesene Hyperämie der Bindehaut, übermäßige Flüssigkeitsbildung in den Augen, Jucken und möglicherweise Bindehautödem, sofern die oben genannten Ausschlußbegriffe nicht zutreffen

## F72 Blepharitis/Hordeolum/Chalazion   *H00, H01*

*einschl.:* Dermatitis; Dermatose der Augenlider; Gerstenkorn, Hagelkorn; Infektion der Augenlider; Meibom'sche Zyste; tarsale Zyste
*ausschl.:* Dakryozystitis F73
*Kriterien:* Generalisierte oder lokalisierte Entzündung und/oder Schwellung der Augenlider einschließlich der Meibom'schen Drüsen

## F73 Infektionen/Entzündungen des Auges, sonstige
*B00.5, B58.0, H04.3, H04.4, H05.1, H05.2, H16.1 bis H16.4, H16.8, H16.9, H20 bis H21, H30*

*einschl.:* Dakryozystitis; Herpes simplex des Auges ohne Ulcus corneae; Augenhöhlenentzündung; Iritis; Iridozyklitis; Keratitis
*ausschl.:* Keratitis bei Masern A71; Ulcus Corneae (Herpes) F85, Trachom F86; Zoster S70

## F74 Neubildung am Auge und dessen Anhangsgebilden
*C69, D09.2, D31, D48.7*

*einschl.:* Gutartig und bösartig

## F75 Kontusion/Blutung im Auge   *H11.3, S00.1, S05.1*

*einschl.:* Blaues Auge; Hyphäma; subkonjunktivale Blutung
*ausschl.:* Ulcus corneae F85

## F76 Fremdkörper im Auge   *T15*

*ausschl.:* Hornhautabrasion F79

## F79 Augenverletzung, sonstige

*H44.6, H44.7, S00.2, S01.1, S05.0, S05.2 bis S05.9, T26*

*einschl.:* Hornhautabrasion; Verbrennung durch Verblitzen; Schneeblindheit
*ausschl.:* Kontusion/Blutung F75; Fremdkörper F76

## F80 Tränenkanalverschluß beim Kleinkind                    *Q10.5*

*ausschl.:* Dakryozystitis F73; bei älteren Patienten F99
*Kriterien:* Tränenausfluß ohne Weinen, der vor dem 3. Lebensmonat beginnt

## F81 Angeborene Anomalie der Augen, sonstige

*Q10.0 bis Q10.4, Q10.6, Q10.7, Q11 bis Q15*

## F82 Netzhautablösung                                        *H33*

## F83 Retinopathie                        *H35.0 bis H35.2, H35.4, H36*

*einschl.:* Retinopathie infolge Diabetes oder Hypertonie, sonstige
*Anmerkung:* Die auslösende Erkrankung ist zusätzlich zu codieren, z.B. Diabetes T89, T90, Hypertonie K87

## F84 Makuladegeneration                                      *H35.3*

*ausschl.:* Retinopathie F83

## F85 Ulcus Corneae                                           *H16.0*

*einschl.:* Ulcus dendriticum; virale Keratitis
*ausschl.:* Hornhautabrasion F79; sonstige Verletzung F79

## F86 Trachom                                              *A71, B94.0*

*Kriterien:* Entweder nachgewiesene Infektion mit *Chlamydia trachomatis* oder typisches klinisches Erscheinungsbild einschließlich chronischer Entzündung und Hypertrophie der Bindehaut mit Bildung gelblicher oder grauer Körnchen
*Siehe auch:* gerötete Augen F02; Augenausfluß F03

## F91 Refraktionsfehler                                        *H52*

*einschl.:* Astigmatismus; Hypermetropie; Weitsichtigkeit; Kurzsichtigkeit; Presbyopie
*ausschl.:* Sehschwäche/Blindheit F94
*Kriterien:* Sehfehler, der durch entsprechende Linsen behoben werden kann

## F92 Katarakt [Grauer Star]                                    *H25, H26*

*ausschl.:* angeboren F81
*Kriterien:* Teilweise oder völlige Trübung des Linsensystems, die die Sehfähigkeit
vermindert oder beeinträchtigt

## F93 Glaukom [Grüner Star]                                         *H40*

*einschl.:* erhöhter Druck im Augeninneren
*ausschl.:* angeboren F81

## F94 Blindheit                                              *H54.0 bis H54.3*

*einschl.:* teilweise oder völlige Erblindung auf beiden Augen
*ausschl.:* verschwommenes Sehen F05; vorübergehende Erblindung F05; Blindheit
auf einem Auge F28; Schneeblindheit F79; Refraktionsfehler F91; Farbenblindheit
F99; Nachtblindheit F99

## F95 Strabismus                                              *H49 bis H51*

*einschl.:* Schielen, Esophorie
*Kriterien:* Mangelnde Parallelität der Sehachsen der Augen, die bei einer ärztlichen
Untersuchung festgestellt wurde
*Siehe auch:* Abnorme Augenbewegungen F14

## F99 Erkrankungen der Augen oder ihrer Anhangsgebilde, sonstige
*H02.0, H02.1, H02.8, H02.9, H04.0, H04.1, H04.5 bis H04.9,*
*H05.2 bis H05.5, H05.8, H05.9, H11.0 bis H11.2, H11.4, H11.8,*
*H11.9, H15, H17, H18, H27, H31, H34, H35.5 bis H35.9, H43,*
*H44.0 bis H44.5, H44.8, H44.9, H46 bis H47, H53.0,*
*H53.4 bis H53.6, H57.0, H57.8, H58, H59, Z94.7*

*einschl.:* Amblyopie; Arcus senilis; Farbenblindheit; Trübung der Hornhaut; Störungen der Augenhöhlen; Ektropium; Entropium; Episkleritis; Trichiasis; Nachtblindheit; Papillenödem; Pterygium; Skleritis; sonstige Erkrankungen des Auges NNB

## H Ohren

## Komponente 1 – Symptome und Beschwerden

## H01 Ohrenschmerzen                                                *H92.0*

## H02 Hörbeschwerden H93.2

*ausschl.:* Schwerhörigkeit auf einem Ohr H28, auf beiden Ohren H86

## H03 Tinnitus, Ohrenklingen/-sausen H93.1

*einschl.:* Widerhall im Ohr
*ausschl.:* Knistern oder Knallen im Ohr H29

## H04 Ausfluß aus dem Ohr H92.1

*ausschl.:* Blutung H05

## H05 Ohrenblutung H92.2

*einschl.:* Blut im/aus dem Ohr

## H13 Gefühl der Ohrenverstopfung H93.8

*einschl.:* verlegtes/blockiertes Ohr
*ausschl.:* übermäßiges Cerumen/Ohrenschmalz H81

## H15 Besorgnis wegen des Aussehens der Ohren R46.8

*ausschl.:* abstehende Ohren H80, angeborene Anomalien der Ohren H80

## H27 Angst vor Ohrenerkrankung Z71.1

*einschl.:* Angst vor dem Ertauben
*ausschl.:* Wenn der Patient die Krankheit hat, ist die Krankheit zu codieren
*Kriterien:* Besorgnis oder Angst vor Ohrenerkrankung oder Ertaubung bei einem Patienten, der die Krankheit nicht hat, oder bis die Diagnose ausgeschlossen werden kann.

## H28 Eingeschränkte/gestörte Funktion: Hörorgan Z73.6

*einschl.:* Hörschwäche auf einem Ohr, vorübergehender Gehörverlust
*ausschl.:* Altersschwerhörigkeit H84; akustisches Trauma H85; Hörschwäche/Taubheit H86; Vertigo/Schwindel N17
*Anmerkung:* Zur Ermittlung des funktionellen Zustandes eines Patienten eignen sich die COOP/WONCA Tafeln (s. Kapitel 8)

## H29 Symptome/Beschwerden: Ohr, sonstige H93.9

*einschl.:* Knistern oder Knallen im Ohr, vorübergehender Gehörverlust
*ausschl.:* Benommenheit, Schwindel N17, Gleichgewichtsstörungen N17

## Komponente 7 – Diagnosen/Erkrankungen

### H70 Otitis externa
*H60*

*einschl.:* Ekzem im äußeren Gehörgang; Furunkel oder Abszeß im äußeren Gehörgang; Badeotitis
*Kriterien:* Entzündung oder Abschuppung des äußeren Gehörganges

### H71 Akute Otitis media/Myringitis [Mittelohr-/Trommelfellentzündung]
*H66.0, H66.4, H66.9, H73.0*

*einschl.:* akute eitrige Mittelohrentzündung, Otitis media NNB, akute Tympanitis
*ausschl.:* seröse Otitis media H72, chronische Otitis media H74
*Kriterien:* Frische Perforation des Trommelfells mit eitrigem Ausfluß; oder entzündetes und vorgewölbtes Trommelfell; oder ein Trommelfell ist stärker gerötet als das andere; oder gerötetes Trommelfell mit Ohrenschmerzen; oder Blasen auf dem Trommelfell
*Siehe auch:* Ohrenschmerzen H1, Ausfluß aus dem Ohr H04

### H72 Seröse Otitis media
*H65*

*einschl.:* Glue ear; Otitis media mit Erguß
*ausschl.:* akute Otitis media H71, chronische Otitis media H74
*Kriterien:* Sichtbare Sekretansammlung hinter dem Trommelfell ohne Entzündung; oder fehlender Trommelfellreflex entweder mit Retraktion oder mit Vorwölbung; oder fehlender Trommelfellreflex mit daraus resultierenden Hörbeschwerden
*Siehe auch:* Gefühl der Ohrenverstopfung H13, Entzündung oder Verschluß der Eustachischen Röhre H73

### H73 Entzündung der Tuba auditiva
*H68, H69*

*einschl.:* Verschluß/Katarrh/Funktionsstörung der Eustachischen Röhre
*ausschl.:* seröse Otitis media H72
*Siehe auch:* Gefühl der Ohrenverstopfung H13

### H74 Chronische Otitis media
*H66.1 bis H66.3, H70, H71, H73.1*

*einschl.:* Cholesteatom, chronische eitrige Otitis media, Mastoiditis
*ausschl.:* seröse Otitis media H72

### H75 Neubildung im Ohr
*C30.1, D48.9, H74.4*

*einschl.:* gutartige und bösartige Formen
*ausschl.:* Polyp im Ohr H99, Akustikus-Neurinom N75

## H76 Fremdkörper im Ohr   *T16*

## H77 Perforation des Trommelfells   *H72*

*ausschl.:* infektiös H71, H74; Trommelfellriß durch Verletzung oder Druckeinwirkung H79

## H78 Oberflächliche Ohrenverletzung   *S00.4, S09.9*

*einschl.:* äußerer Gehörgang, Ohrmuschel
*ausschl.:* des Trommelfells H79

## H79 Ohrenverletzung, sonstige   *S01.3, S09.2, T70.0*

*einschl.:* Trommelfellriß durch Verletzung oder Druckeinwirkung

## H80 Angeborene Anomalie der Ohren   *Q16, Q17*

*einschl.:* überzählige Ohrmuschel, abstehende Ohren
*ausschl.:* angeborene/kongenitale Taubheit H86

## H81 Übermäßiges Cerumen/Ohrenschmalz   *H61.2*

*Kriterien:* Symptome/Beschwerden durch Cerumen/Ohrenschmalz in Gehörkanal

## H82 Schwindelsyndrome   *A88.1, H81, H83.0*

*einschl.:* gutartiger, paroxysmaler und lageabhängiger Schwindel; epidemischer Schwindel; Labyrinthitis; Menière-Krankheit; Neuritis vestibularis
*Kriterien:* Nachweisbarer Drehschwindel
*Siehe auch:* Schwindel, Benommenheit N17

## H83 Otosklerose   *H80*

## H84 Altersschwerhörigkeit [Presbyakusis]   *H91.1*

*ausschl.:* nicht spezifizierte Schwerhörigkeit H86
*Kriterien:* Altersbedingtes, allmähliches Einsetzen von symmetrischer, bilateraler Schwerhörigkeit, besonders bei Hochfrequenztönen
*Siehe auch:* Hörbeschwerden H28

## H85 Akustisches Trauma   *H83.3*

*einschl.:* durch Lärm verursachte Schwerhörigkeit
*ausschl.:* Perforation des Trommelfells H77 →

*Kriterien:* Schwerhörigkeit im Hochfrequenzbereich, wobei erwiesen ist, daß der Patient großem Lärm ausgesetzt war

*Siehe auch:* Hörschaden H28; nicht spezifizierte Schwerhörigkeit H86

## H86 Taubheit   *H90, H91.0, H91.2 bis H91.9*

*einschl.:* angeborene/kongenitale Taubheit; Schwerhörigkeit/Taubheit auf beiden Ohren

*ausschl.:* vorübergehender Gehörverlust H28, Schwerhörigkeit auf einem Ohr H28, Otosklerose H83, Altersschwerhörigkeit H84, durch Lärm verursachte Schwerhörigkeit H85

## H99 Erkrankungen der Ohren/des Processus mastoideus, sonstige
*H61.0, H61.1, H61.3 bis H61.9, H73.8, H73.9, H74, H83.1, H83.2, H83.3, H83.9, H93.0, H93.3, H93.8*

*einschl.:* Mittelohrpolypen
*ausschl.:* Mastoiditis H74

## K Herz-Kreislauf-System

## Komponente 1 – Symptome und Beschwerden

### K01 Herzschmerzen   *R07.2*

*einschl.:* Schmerzen, die vom Patienten dem Herzen zugeschrieben werden
*ausschl.:* Thoraxschmerzen NNB A11; Angst vor Herzanfall K24; Angina pectoris K74; Beengungsgefühl in der Brust R29

### K02 Druckgefühl/Beklemmung in der Herzgegend   *R07.2*

*einschl.:* Herzschwere nach Aussage des Patienten
*ausschl.:* Thoraxschmerz NNB A11; Angst vor Herzanfall K24; Angina pectoris K74; Kurzatmigkeit, Dyspnoe R02

### K03 Kardiovaskuläre Schmerzen NNB   *R09.8*

*ausschl.:* Schmerzen, die dem Herzen zugeschrieben werden K01; intermittierendes Hinken K92; Migräne N89

### K04 Herzklopfen/Wahrnehmung des Herzschlags   *R00.0 bis R00.2*

*einschl.:* Tachykardie
*ausschl.:* paroxysmale Tachykardie K79

## K05 Unregelmäßigkeiten des Herzschlags, sonstige     *R00.8*

*ausschl.:* Herzklopfen K04

## K06 Hervortretende Venen     *I78.1, I78.8*

*einschl.:* jede Art von ungewöhnlich hervortretenden Venen, Spinnennaevus
*ausschl.:* Krampfadern K95, Hämangiom S81

## K07 Knöchelödem     *R60*

*einschl.:* Wassersucht, Flüssigkeitsretention, geschwollene Füße bzw. Beine
*ausschl.:* Knöchelbeschwerden L16, Lokalisierte Schwellungen S04

## K22 Risikofaktoren für kardiovaskuläre Erkrankungen
*Z82.3, Z82.4, Z86.7*

*einschl.:* Vorgeschichte in der persönlichen bzw. Familienanamnese, früherer
Behandlungsfall, oder ein anderer Risikofaktor für kardiovaskuläre Erkrankung

## K24 Angst vor Herzerkrankung     *Z71.1*

*einschl.:* Angst vor Herzanfall
*ausschl.:* Wenn der Patient die Krankheit hat, ist die Krankheit zu codieren
*Kriterien:* Besorgnis oder Angst vor einem Herzanfall bei einem Patienten, der keine
Anzeichen eines akuten Infarkts aufweist

## K25 Angst vor Bluthochdruck     *Z71.1*

*ausschl.:* Wenn der Patient die Krankheit hat, ist die Krankheit zu codieren
*Kriterien:* Besorgnis oder Angst vor Bluthochdruck bei einem Patienten, der die
Krankheit nicht hat

## K27 Angst vor sonstigen kardiovaskulären Erkrankungen     *Z71.1*

*ausschl.:* Angst vor kardiovaskulärer Erkrankung K24, K25; Wenn der Patient die
Krankheit hat, ist die Krankheit zu codieren
*Kriterien:* Besorgnis oder Angst vor einer sonstigen kardiovaskulären Erkrankung bei
einem Patienten, der die Krankheit nicht hat

## K28 Eingeschränkte/gestörte Funktion: kardiovaskulär     *Z73.6*

*Anmerkung:* Zur Ermittlung des funktionellen Zustandes eines Patienten eignen sich
die COOP/WONCA Tafeln (s. Kapitel 8)

# K29 Symptome/Beschwerden: kardiovaskulär, sonstige

*R03.1, R09.8*

*einschl.:* Herzbeschwerden, niedriger Blutdruck, schwaches Herz
*ausschl.:* Flüssigkeit im Brustraum R82; Zyanose S08

## Komponente 7 – Diagnosen/Erkrankungen

### K70 Infektionen des Kreislaufsystems

*B33.2, B37.6, I30, I33, I38, I40 bis I41*

*einschl.:* Akute und subakute Endokarditis; bakterielle Endokarditis; Myokarditis; Perikarditis (außer rheumatische)
*ausschl.:* rheumatische Herzerkrankung K71; Phlebitis und Thrombophlebitis K94; Arteriitis K99

### K71 Rheumatisches Fieber/Herzerkrankung

*I00 bis I02, I05 bis I07, I09*

*einschl.:* Chorea Sydenham, Mitralstenose
*Kriterien:* Für akutes rheumatisches Fieber: zwei Symptome erster Ordnung; oder ein Symptom erster Ordnung und zwei Symptome zweiter Ordnung, plus Nachweis einer vorangegangenen Streptokokkeninfektion;
Symptome erster Ordnung: Polyarthritis migrans; Karditis; Chorea Sydenham; Erythema marginatum; subkutane Knotenbildung jüngeren Datums/Erythema nodosum
Symptome zweiter Ordnung: Fieber; Gelenkschmerzen; erhöhte BSR oder Nachweis von C-reaktivem Protein; verlängertes P-R Intervall im EKG

Für chronische rheumatische Herzerkrankung: entweder körperliche Befunde, die für eine krankhafte Veränderung der Herzklappen oder des Endokards sprechen, bei einem Patienten mit rheumatischem Fieber in der Anamnese; oder körperliche Befunde, die für eine Mitralstenose sprechen, auch bei Fehlen von rheumatischem Fieber in der Anamnese, wenn keine anderen Ursachen nachweisbar sind

*Siehe auch:* Herzklappenerkrankung K83, sonstige Herzerkrankungen K84

### K72 Neubildung im kardiovaskulären Bereich

*C38.0, C45.2, D15.1, D15.2, D48.7*

*einschl.:* gutartig und bösartig
*ausschl.:* Hämangiom S81

## K73 Angeborene Anomalie im kardiovaskulären Bereich

*Q20 bis Q28*

*einschl.:* atrialer oder ventrikulärer Septum-Defekt; Fallot'sche Tetralogie; offener Ductus Arteriosus Botalli
*ausschl.:* Hämangiom S81

## K74 Ischämische Herzerkrankung mit Angina Pectoris  *I20, I24*

*einschl.:* Belastungsangina, Angina pectoris, Angina spastica; ischämische Brustschmerzen; instabile Angina
*ausschl.:* ischämische Herzerkrankung ohne Angina K76
*Kriterien:* Vorgeschichte plus Nachweis eines alten Myokardinfarkts im EKG oder bildgebenden Verfahren; oder Nachweis einer myokardialen Ischämie im Ruhe- oder Belastungs-EKG; oder Nachweis durch bildgebende oder invasive Verfahren von Verengungen der Koronararterien oder ventrikulärem Aneurysma
*Siehe auch:* Herzschmerzen K01

## K75 Akuter Myokardinfarkt  *I21 bis I23*

*einschl.:* Myokardinfarkt, der als akut beschrieben wird oder vor nicht mehr als vier Wochen aufgetreten ist
*ausschl.:* alter oder abgeheilter Myokardinfarkt K74, K76
*Kriterien:* Brustschmerzen, die für myokardiale Ischämie typisch sind und länger als 15 Minuten andauern, und/oder abnorme ST-T-Veränderungen, oder neue Q-Zacken im EKG, oder charakteristisches Ansteigen der Herzenzyme
*Siehe auch:* Herzschmerzen K01, Angina pectoris K74, chronische ischämische Herzerkrankung K76
*Anmerkung:* Doppelcodierung mit K74 oder K76 möglich

## K76 Ischämische Herzerkrankung ohne Angina  *I24, I25*

*einschl.:* Herzwandaneurysma, arteriosklerotische oder atherosklerotische Herzerkrankung, Erkrankung der Koronararterien, ischämische Myokardiopathie, alter Myokardinfarkt, stille myokardiale Ischämie
*ausschl.:* ischämische Herzerkrankung mit Angina K74
*Kriterien:* Vorgeschichte plus Nachweis eines alten Myokardinfarkts im EKG oder bildgebenden Verfahren; oder Nachweis einer myokardialen Ischämie im Ruhe- oder Belastungs-EKG; oder Nachweis von Verengungen der Koronararterien oder von ventrikulärem Aneurysma durch bildgebende Verfahren

## K77 Herzinsuffizienz  *I50*

*einschl.:* Asthma cardiale, Stauungs-Herzinsuffizienz, Herzinsuffizienz NNB, Linksherzinsuffizienz, Lungenödem, Rechtsherzinsuffizienz.
*ausschl.:* Cor pulmonale K82 →

*Kriterien:* Mehrfache Anzeichen inkl. Ödem der abhängigen Körperpartien, erhöhter Druck in der Vena iugularis, Lebervergrößerung bei Fehlen einer Lebererkrankung, Lungenstauung, Pleuraerguß, vergrößertes Herz

## K78 Vorhofflimmern/-flattern   *148*

*ausschl.:* paroxysmale Tachykardie K79
*Kriterien:* Nachweis charakteristischer Befunde im EKG; oder völlig unregelmäßiger Herzschlag mit Pulsdefizit
*Siehe auch:* Herzklopfen K04; abnormer, unregelmäßiger Herzschlag K05

## K79 Paroxysmale Tachykardie   *147*

*einschl.:* supraventrikulär oder ventrikulär
*ausschl.:* Tachykardie NNB K04, Vorhofflimmern K78
*Kriterien:* Vorgeschichte mit wiederholtem Auftreten von Herzrasen (über 140/min.), das abrupt beginnt und endet
*Siehe auch:* Herzklopfen K04, abnormer, unregelmäßiger Herzschlag K05

## K80 Herzrhythmusstörungen NNB   *149*

*einschl.:* Vorzeitige Herzschläge in Vorhof, Kammer oder beiden; Bradykardie; Bigeminie; ektopische Schläge; Extrasystolen; vorzeitige Herzschläge; Sick sinus-Syndrom; Kammerflimmern und -flattern
*ausschl.:* paroxysmale Tachykardie K79
*Kriterien:* Ein oder mehrere Herzschläge, die außerhalb der für den zugrundeliegenden Rhythmus typischen Schlagintervalle auftreten
*Siehe auch:* Herzklopfen K04, abnormer, unregelmäßiger Herzschlag K05

## K81 Herz-/Arteriengeräusche NNB   *R01*

*einschl.:* Herzgeräusche, Aortageräusche, harmlose Herzgeräusche bei Kindern, Geräusche der Nierenarterie
*ausschl.:* rheumatische Herzerkrankung K71, Herzklappenerkrankung K83; Hirngefäßerkrankung K90

## K82 Pulmonale Herzerkrankungen   *127, 128*

*einschl.:* chronisches Cor pulmonale, Erkrankungen der Lungengefäße, primäre pulmonale Hypertonie
*ausschl.:* Lungenembolie K93
*Kriterien:* Vorliegen einer chronischen Erkrankung der Lungen, des Lungengefäßsystems oder Störung des respiratorischen Gasaustausches; plus Vergrößerung des rechten Ventrikels oder Rechtsherzinsuffizienz
*Siehe auch:* Rechtsherzinsuffizienz K77

## K83 Herzklappenerkrankung    *NNB 108, 134 bis 137*

*einschl.:* chronische Endokarditis; Mitralklappenprolaps; nicht rheumatische Störungen der Aorta-, Mitral-, Pulmonal-, Trikuspidalklappen
*ausschl.:* rheumatische Klappenerkrankungen K71
*Kriterien:* Fehlen von Kriterien für rheumatische Herzerkrankungen (K71); plus Nachweis von Herzklappenfehlern, entweder durch charakteristische Herzgeräusche oder durch Nachweis von Klappenanomalien im bildgebenden Verfahren oder in der Echokardiographie
*Siehe auch:* Hypertoniebedingte Herzerkrankungen K87, Herzgeräusche NNB K81

## K84 Herzerkrankungen, sonstige    *I31, I42, I44 bis I46, I51, O90.3*

*einschl.:* AV Block III, Herzstillstand; Kardiomegalie; Perikarderkrankung; Myokardiopathie; Schenkelblock NNB; Linksschenkelblock; andere Störungen der Reizleitung; sonstige und nicht spezifizierte Herzerkrankungen
*ausschl.:* Herzrhythmusstörungen K80

## K85 Erhöhter Blutdruck    *R03.0*

*einschl.:* erhöhter Blutdruck, wenn die Kriterien für K86 und K87 nicht erfüllt sind; vorübergehender oder labiler Bluthochdruck

## K86 Hypertonie, unkomplizierte    *110*

*einschl.:* essentielle Hypertonie; Hypertonie NNB; idiopathische Hypertonie
*ausschl.:* Hypertonie mit Komplikationen K87; in der Schwangerschaft W81
*Kriterien:* Entweder zwei oder mehr Messungen pro Konsultation, bei zwei oder mehr Konsultationen vorgenommen, mit Blutdruckwerten von durchschnittlich über 95 mmHg diastolisch oder über 160 mmHg systolisch bei Erwachsenen; oder zwei oder mehr Messungen bei einer einzelnen Konsultation mit durchschnittlichen diastolischen Blutdruckwerten von 120 mmHg oder mehr; plus Fehlen von Anzeichen für sekundäre Auswirkungen auf Herz, Nieren, Augen oder Gehirn.
*Siehe auch:* erhöhter Blutdruck K85
*Anmerkungen:*    1.: Bei Kindern sind die entsprechenden pädiatrischen Blutdrucktabellen zu konsultieren.
2.: Bei sekundärer Hypertonie ist auch die zugrundeliegende Ursache zu codieren.

## K87 Hypertonie mit Komplikationen    *I11 bis I13, I15, I67.4*

*einschl.:* bösartige Hypertonie
*ausschl.:* unkomplizierte Hypertonie K86
*Kriterien:* Entweder zwei oder mehr Messungen pro Konsultation, bei zwei oder mehr Konsultationen vorgenommen, mit Blutdruckwerten von durchschnittlich über 95 mmHg diastolisch oder über 160 mmHg systolisch bei Erwachsenen; oder zwei oder

mehr Messungen bei einer einzelnen Konsultation mit durchschnittlichen diastolischen Blutdruckwerten von 120 mmHg oder mehr; plus Anomalien des Herzens (Vergrößerung, Insuffizienz), der Nieren (Albuminurie, Azotämie), der Augen oder des Gehirns, die auf Hypertonie zurückgeführt werden

## K88 Orthostatische Hypotonie $\qquad$ *I95.0, I95.1, I95.8, I95.9*

*einschl.:* idiopathische, orthostatische Hypotonie
*ausschl.:* durch Medikamente hervorgerufen A85
*Kriterien:* Anzeichen oder Symptome einer cerebrovaskulären Insuffizienz (Schwindel, Synkopen) beim Wechsel von liegender zu aufrechter Haltung; sowie ein durchschnittlicher Blutdruckabfall um 15 mmHg in zwei oder mehr Fällen beim Aufstehen bzw. Aufsetzen
*Siehe auch:* niedriger Blutdruck K29

## K89 Flüchtige cerebrale Ischämie $\qquad$ *G45*

*einschl.:* Basilarisinsuffizienz; Sturzattacken; transitorisch-ischämische Attacke; vorübergehende globale Amnesie
*ausschl.:* cerebrovaskulärer Insult K90, Migräne N89, Karotidengeräusche K81
*Kriterien:* Symptome einer flüchtigen Unterfunktion des Gehirns (unter 24 Stunden), die plötzlich auftreten, vermutlich vaskulären Ursprungs sind, ohne Folgeerscheinungen bleiben; unter Ausschluß von Migräne, migräneähnlichen Zuständen oder Epilepsie
*Siehe auch:* Ohnmacht, Synkope A06
*Anmerkung:* Kann mit K91 doppelt codiert werden

## K90 Schlaganfall/cerebrovaskulärer Insult $\qquad$ *G46, I60 bis I64*

*einschl.:* Apoplexie; cerebrale Embolie; cerebraler Infarkt; cerebrale Thrombose; cerebrovaskulärer Insult, Verschluß oder Stenose; Gehirnblutung; Subarachnoidalblutung
*ausschl.:* flüchtige cerebrale Ischämie K89, traumatische intrakranielle Blutung N80
*Kriterien:* Anzeichen und Symptome einer Störung der Gehirnfunktion, vermutlich vaskulären Ursprungs, die mehr als 24 Stunden dauert oder zum Tod führt, innerhalb von vier Wochen (28 Tagen) nach dem Auftreten
*Anmerkung:* Kann mit K91 doppelt codiert werden

## K91 Cerebrovaskuläre Krankheiten
*I65, I66, I67.0 bis I.67.3, I67.5 bis I67.9, I68, I69*

*einschl.:* cerebrales Aneurysma, Folgeerscheinungen eines Schlaganfalls
*Kriterien:* vorhergegangene flüchtige cerebrale Ischämie oder Schlaganfall; oder Nachweis einer cerebrovaskulären Erkrankung bei Untersuchung

## K92 Atherosklerose/periphere Gefäßerkrankung    *I70, I73, I74, R02*

*einschl.:* Arteriosklerose; arterielle Embolie, Thrombose oder Stenose; Atherom; Endarteriitis; Gangrän; Claudicatio intermittens; Ischämie der Extremitäten; Raynaud-Syndrom; Vasospasmen
*ausschl.:* mesenterial D99; der Augen F99; der Netzhaut F99; koronar K74 bis K76, pulmonal K82, cerebral K89, K90, Aneurysma K99, renal U99

## K93 Lungenembolie    *I26*

*einschl.:* Lungeninfarkt (Arterie oder Vene), Thromboembolie, Thrombose
*Kriterien:* Plötzliches Auftreten von Dyspnoe oder Tachypnoe und Nachweis eines Lungeninfarkts, entweder durch Untersuchung oder im bildgebenden Verfahren; oder Nachweis einer akuten rechtsventrikulären Belastung im EKG
*Siehe auch:* Dyspnoe R02

## K94 Phlebitis und Thrombophlebitis    *I80 bis I82, I87.0*

*einschl.:* oberflächliche oder tiefe Venenthrombose; Phlebothrombose; Pfortader-thrombose
*ausschl.:* cerebrale Thrombose K90; Thrombophlebitis in der Schwangerschaft W99, oder im Wochenbett W96

## K95 Krampfadern der Beine    *I83.1, I83.9, I87.2, I87.8*

*einschl.:* variköses Ekzem, Venenstauung, Veneninsuffizienz
*ausschl.:* Ulcus varicosum S97
*Kriterien:* Vorhandensein erweiterter oberflächlicher Venen in den unteren Extremitäten; oder Nachweis einer Klappeninsuffizienz der Venen
*Siehe auch:* hervortretende Venen K06

## K96 Hämorrhoiden    *I84*

*einschl.:* innere Hämorrhoiden mit oder ohne Komplikationen; perianales Hämatom; residuale Hautfalten nach Hämorrhoiden; thrombosierte äußere Hämorrhoiden; Krampfadern in Anus oder Rektum
*Kriterien:* sichtbare Varikosis des Venenplexus der Analregion oder des Analkanals; oder druckempfindliche, schmerzhafte, bläuliche lokalisierte Schwellungen, die plötzlich in der perianalen Region auftreten; oder perianale Hautfalten
*Siehe auch:* Schmerzen im Anus D04; Blutung im Rektum D16; Tumor im Anus D29

# K99 Kardiovaskuläre Erkrankungen, sonstige

*I71, I72, I77, I78.0, I78.8, I78.9, I85, I86, I87.1, I87.9, I99, M30, M31, R57, T06.3, Z94.1, Z94.3*

*einschl.:* Aortenaneurysma; Arteriitis; arteriovenöse Fistel; Lymphödem; Ösophagusvarizen; sonstige Aneurysmen; Polyarteriitis nodosa; Vaskulitis; Krampfadern an anderen Stellen als den unteren Extremitäten
*ausschl.:* Lymphadenitis B71; zerebrales Aneurysma K91; Gangrän K92

## L Bewegungsapparat

## Komponente 1 – Symptome und Beschwerden

### L01 Symptome/Beschwerden: Nacken             *M54.0, M54.2*

*einschl.:* Schmerzen an der Halswirbelsäule oder deren Muskulatur
*ausschl.:* Kopfschmerzen, Schmerzen in Kopf oder Gesicht NNB N01, N03

### L02 Symptome/Beschwerden: Rücken        *M54.0, M54.6, M54.8, M54.9*

*einschl.:* Rückenschmerzen NNB; Schmerzen im Bereich der Brustwirbelsäule
*ausschl.:* Kreuzschmerzen L03

### L03 Symptome/Beschwerden: Kreuz             *M53.3, M54.0, M54.5*

*einschl.:* Kreuzschmerzen (Lendenwirbelsäule, Kreuz-/Darmbeingelenk); Coccygodynie; akute Lumbago; Lumbalgie
*ausschl.:* Rückenschmerzen im Brustkorbbereich L02; Ischias L86

### L04 Symptome/Beschwerden: Brust                      *R29.8*

*einschl.:* Brustkorbschmerzen, die der Muskulatur zugeordnet werden
*ausschl.:* Brustkorbschmerzen NNB A11; Präkordialschmerz K01; Schmerzen beim Atmen, pleuritische Schmerzen, Pleurodynie R01

### L05 Symptome/Beschwerden: Flanke/Achselhöhle              *R29.8*

*einschl.:* Lendenschmerzen
*ausschl.:* Nierensymptome U14

### L07 Symptome/Beschwerden: Kiefer               *M25.5, R29.8*

*einschl.:* Symptome im Kiefergelenk
*ausschl.:* Symptome/Beschwerden im Bereich Zähne und Zahnfleisch D19

**L08 Symptome/Beschwerden: Schulter**  *M25.4, M25.5, M25.6*

**L09 Symptome/Beschwerden: Arme**  *M79.6, R29.8*

*ausschl.:* Muskelschmerzen, Myalgie L18

**L10 Symptome/Beschwerden: Ellenbogen**  *M25.4, M25.5, M25.6*

**L11 Symptome/Beschwerden: Handgelenk**  *M25.4, M25.5, M25.6*

**L12 Symptome/Beschwerden: Hände und Finger**
*M25.4, M25.5, M25.6, R29.8*

**L13 Symptome/Beschwerden: Hüfte**  *M25.4, M25.5, M25.6, R29.4*

**L14 Symptome/Beschwerden: Beine/Oberschenkel**  *R52.2, R29.8*

*einschl.:* Wadenkrämpfe
*ausschl.:* Muskelschmerzen, Myalgie L18; restless legs N04

**L15 Symptome/Beschwerden: Knie**  *M25.4, M25.5, M25.6*

**L16 Symptome/Beschwerden: Knöchel/Sprunggelenk**
*M25.4, M25.5, M25.6*

**L17 Symptome/Beschwerden: Füße/Zehen**
*M25.4, M25.5, M25.6, R29.8*

*einschl.:* Metatarsalgie

**L18 Muskelschmerzen**
*M60.1, M60.2, M60.8, M60.9, M77.4, M77.5, M79.0, M79.1, M79.6*

*einschl.:* Fibrositis, Fibromyalgie, Myalgie, Rheumatismus
*ausschl.:* Schmerzen an der Wirbelsäule L01, L02, L03; Wadenkrämpfe L14

**L19 Symptome/Beschwerden: Muskeln NNB**  *M62.5, M62.6, M79.9*

*einschl.:* Muskelsteifheit; Muskelschwund; Muskelüberspannung; Muskelschwäche
*ausschl.:* Schmerzen an der Wirbelsäule L01, L02, L03; Wadenkrämpfe L14; Wachstumsschmerzen bei Kindern L29; restless legs N04

## L20 Symptome/Beschwerden: Gelenke NNB

*M25.4, M25.5, M25.6, M25.8, M25.9*

*einschl.:* Arthralgie, Erguß im Gelenk, Schmerzen im Gelenkbereich, Gelenksteifheit, Gelenkschwellung, Gelenkschwäche
*ausschl.:* in näher bezeichneten Gelenken L07, L08, L10-13, L15-17

## L26 Angst vor Krebserkrankung am Bewegungsapparat   *Z71.1*

*ausschl.:* Wenn der Patient Krebs hat, ist die Krankheit zu codieren
*Kriterien:* Besorgnis oder Angst vor Krebs am Bewegungsapparat bei einem Patienten, der die Krankheit nicht hat oder bei dem die Diagnose noch nicht erwiesen ist

## L27 Angst vor sonstigen Erkrankungen des Bewegungsapparats

*Z71.1*

*ausschl.:* Wenn der Patient die Krankheit hat, ist die Krankheit zu codieren
*Kriterien:* Besorgnis oder Angst vor einer anderen Krankheit bei einem Patienten, der die Krankheit nicht hat oder bei dem die Diagnose noch nicht erwiesen ist

## L28 Eingeschränkte/gestörte Funktion: Bewegungsapparat   *Z73.6*

*ausschl.:* Sturz A29; Hinken N29; Schwierigkeiten beim Gehen N29; abnormer Gang N29
*Anmerkung:* Zur Ermittlung des funktionellen Zustandes eines Patienten eignen sich die COOP/WONCA Tafeln (s. Kapitel 8)

## L29 Symptome/Beschwerden: Bewegungsapparat, sonstige

*R29.3, R29.8*

*einschl.:* Wachstumsschmerzen bei Kindern; andere Symptome und ungeklärte Zustände im Bewegungsapparat
*ausschl.:* „Uhrglasnägel" S22

## Komponente 7 – Diagnosen/Erkrankungen

## L70 Infektionserkrankungen des Bewegungsapparats

*M00, M46.2 bis M46.5, M60.0, M65.0, M65.1, M71.0, M71.1, M86*

*einschl.:* Infektiöse Sehnenscheidenentzündung; Osteomyelitis; pyogene Arthritis
*ausschl.:* Reiter'sche Krankheit L99; Spätfolgen der Kinderlähmung N70
*Kriterien:* Im Bewegungsapparat lokalisierte Entzündungen

## L71 Bösartige Neubildung im Bewegungsapparat   *C40, C41, C49*

*einschl.:* Fibrosarkom; Osteosarkom
*ausschl.:* sekundäre Neubildung (nach Ort des Erstauftretens codieren), gutartige/ ungeklärte Neubildung L97
*Kriterien:* Charakteristisches histologisches Erscheinungsbild

## L72 Fraktur des Radius/der Ulna   *S52*

*einschl.:* Radiusfraktur loco classico/loco typico
*ausschl.:* pathologische Fraktur L95, L99; Pseudarthrose
*Kriterien:* Nachweis einer Fraktur durch bildgebende Verfahren, oder ein Trauma plus sichtbare oder tastbare Deformität oder Krepitation am Knochen
*Siehe auch:* Beschwerden am Arm L09; sonstige Verletzungen L81

## L73 Fraktur der Tibia/Fibula   *S82.1 bis S82.9*

*einschl.:* Pott'sche Fraktur (komplizierter Schenkelhalsbruch)
*ausschl.:* Fraktur der Patella L76; pathologische Fraktur L95, L99; Pseudarthrose L99
*Kriterien:* Nachweis einer Fraktur durch bildgebende Verfahren, oder ein Trauma plus sichtbare oder tastbare Deformität oder Krepitation am Knochen
*Siehe auch:* Beschwerden am Bein L14; am Sprunggelenk L18; sonstige Verletzungen L81

## L74 Fraktur eines Hand-/Fußknochens   *S62, S92*

*einschl.:* Handwurzelknochen, Mittelhandknochen, Finger, Zehen, Fußwurzelknochen, Mittelfußknochen
*ausschl.:* pathologische Fraktur L95, L99; Pseudarthrose L99
*Kriterien:* Nachweis einer Fraktur durch bildgebende Verfahren, oder ein Trauma plus sichtbare oder tastbare Deformität oder Krepitation am Knochen
*Siehe auch:* Beschwerden am Arm L09, am Bein L14; sonstige Verletzungen L81

## L75 Fraktur des Femur   *S72*

*einschl.:* Schenkelhalsfraktur
*ausschl.:* pathologische Fraktur L95, L99; Pseudarthrose L99
*Kriterien:* Nachweis einer Fraktur durch bildgebende Verfahren, oder ein Trauma plus sichtbare oder tastbare Deformität oder Krepitation am Knochen

## L76 Fraktur, sonstige

*S02.2 bis S02.4, S02.6 bis S02.9, S12, S22, S32, S42, S82.0, T08, T10, T12, T14.2*

*ausschl.:* pathologische Fraktur L95, L99; Pseudarthrose L99; Schädelfraktur N80; Frakturen, die in L72, L73, L74 und L75 aufgeführt sind →

*Kriterien:* Nachweis einer Fraktur durch bildgebende Verfahren, oder ein Trauma plus sichtbare oder tastbare Verschiebung der Knochenkontur

## L77 Verstauchung/Zerrung [Distorsion] des Sprunggelenks *S93.4*

*Kriterien:* Verstauchung/Zerrung des betroffenen Bereichs plus Schmerzen, die beim Dehnen oder Strecken verstärkt werden
*Siehe auch:* Symptome/Beschwerden am Sprunggelenk L16

## L78 Verstauchung/Zerrung [Distorsion] des Knies *S83.4, S83.6*

*ausschl.:* akute Schädigung des Meniskus/der Kreuzbänder L96
*Kriterien:* Verstauchung/Zerrung des betroffenen Bereichs plus Schmerzen, die beim Dehnen oder Strecken verstärkt werden

## L79 Verstauchung/Zerrung [Distorsion] der Gelenke NNB

*S03.4, S03.5, S23.3 bis S23.5, S33.6, S43.4 bis S43.7, S53.2 bis S53.4, S63.3 bis S63.7, S73.1, S93.2, S93.5, S93.6, T14.3*

*einschl.:* Verstauchung/Zerrung von sonstigen Gelenken/Bändern; Schleudertrauma [Peitschenschlag-Syndrom]
*ausschl.:* Verstauchung/Zerrung des Sprunggelenks L77; Verstauchung/Zerrung des Knies L78; Rückentrauma L84
*Kriterien:* Verstauchung/Zerrung des betroffenen Bereichs plus Schmerzen, die durch Dehnen oder Strecken verstärkt werden
*Siehe auch:* Symptome aus Komponente 1

## L80 Verrenkungen und Subluxationen

*M22.0, M22.1, S03.0, S03.3, S13.0 bis S13.3, S23.1, S23.2, S33.1 bis S33.3, S43.0 bis S43.3, S53.0, S53.1, S63.0 bis S63.2, S73.0, S83.0, S83.1, S93.0, S93.1, S93.3, T14.3*

*einschl.:* Alle Verrenkungen und Subluxationen einschließlich jener der Wirbelsäule
*Kriterien:* Ein Gelenktrauma plus entweder Bildnachweis einer Verrenkung oder Subluxation, oder sichtbare bzw. tastbare Deformität infolge Luxation
*Siehe auch:* Symptome aus Komponente 1
*Anmerkung:* Luxationen mit Fraktur sind unter der entsprechenden Fraktur zu codieren

## L81 Verletzung am Bewegungsapparat NNB

*M79.5, S09.1, S16 bis S19, S23.0, S28, S29, S33.0, S33.4, S39, S46 bis S49, S56 bis S59, S66 bis S69, S76 bis S79, S86 bis S89, S96 bis S99, T06.4, T11, T13, T14.6, T14.7*

*einschl.:* tief eingedrungener Fremdkörper; Hämarthros; traumatische Amputation →

*ausschl.:* innere Thorax-, Abdominal-, Beckenverletzung A81; Polytrauma A81; Spätfolgen eines Traumas: Deformitäten, Behinderungen, Narben A82; Verletzungen der Zähne D80; des Trommelfells H77; Pseudarthrose L99; traumatische Arthropathie L91; schlecht verheilte Knochenfraktur L99; Kopfverletzung, Gehirnerschütterung, Schädel-/Hirntrauma, Schädelfraktur N80; Nervenzerreißung oder andere Nervenverletzung N81; Insektenbiß oder -stich S12; Tierbiß S13; Prellung, Quetschung S16; Hautriß, offene Wunde S18

## L82 Angeborene Anomalie im Bewegungsapparat    *Q65 bis Q79*

*einschl.:* O-Beine [genu varum]; Klumpfuß; angeborene Hüftluxation; Genu recurvatum; Mißbildungen im Schädel und Gesicht; sonstige angeborene Mißbildungen des Fußes
*ausschl.:* Skoliose L85; Plattfuß/Senkfuß (erworben) L98; Spina bifida N85

## L83 Cervikalsyndrom
*M43.3, M43.4, M43.6, M47.8, M47.9, M48, M50, M53.0, M53.1, S13.4 bis S13.6*

*einschl.:* Cervikaler Kopfschmerz; Syndrome mit oder ohne Schmerzausstrahlung; Bandscheibenschaden im Nackenbereich; Cervikobrachialsyndrom; Osteoarthritis; radikuläres Syndrom der oberen Extremitäten; Spondylose; Verrenkungen und Verstauchungen; Torticollis

## L84 Rückensyndrome ohne Schmerzausstrahlung
*M43.0, M43.1, M43.5, M46.0, M46.8, M46.9, M47.0, M47.8, M47.9, M48, M51, M53.2 bis M53.9, S33.5, S33.7*

*einschl.:* Rückentrauma; Wirbelkompression NNB; Spondylarthrose, Osteoarthrose, Osteoarthritis der Wirbelsäule; Spondylose; Spondylolisthesis
*ausschl.:* Coccygodynie L03; auf den Nacken bezogene Syndrome L83; Rückenschmerzen mit Schmerzausstrahlung L86; Ischias L86; psychogene Rückenschmerzen P75
*Kriterien:* Rückenschmerzen ohne Schmerzausstrahlung plus durch medizinische Untersuchung bestätigte Bewegungseinschränkung
*Siehe auch:* Symptome/Beschwerden im Nacken L02; im Kreuz L03

## L85 Erworbene Verformungen der Wirbelsäule
*M40, M41, M43.8, M43.9*

*einschl.:* Kyphoskoliose, Kyphose, Skoliose, Lordose
*ausschl.:* angeborene Verformungen L82; ankylosierende Spondylitis L88; Spondylolisthesis L84

## L86 Rückensyndrom mit Schmerzausstrahlung  *M47.1, M47.2, M51, M54.3, M54.4*

*einschl.:* Bandscheibenvorfall oder -degeneration; Ischias
*ausschl.:* Bandscheibenverletzung im Nackenbereich L83; Spondylolisthesis L84; frisches Rückentrauma L84
*Kriterien:* Schmerzen der Lenden- oder Brustwirbelsäule, begleitet von ausstrahlendem Schmerz bzw. neurologischen Ausfällen in einem entsprechenden Bereich; oder Ischias, ausstrahlender Schmerz im Bein, der sich bei Bewegung, Husten oder Verlagerung verstärkt; oder Nachweis eines Bandscheibenvorfalls im Lenden- oder Brustwirbelbereich durch entsprechende bildgebende Verfahren oder Operation
*Anmerkung:* Vom Patienten gemeldete diffuse Schmerzen sind nicht hier zu codieren.
*Siehe auch:* Rückenschmerzen L02, L03

## L87 Bursitis [Schleimbeutelentzündung]/Tendinitis/Synovitis NNB  *M65.2 bis M65.4, M65.8, M65.9, M67.3, M67.4, M70, M71.2 bis M71.9, M72,M76,M77.0, M77.2, M77.3, M77.8, M77.9*

*einschl.:* Knochensporn, verkalkte Sehnen, Dupuytren'sche Kontraktur, Faszitis, Überbein [Ganglion]; Synovialzysten; Tendosynovitis; schnellender Finger;
*ausschl.:* in der Schulter L92; Tennisellenbogen, laterale Epikondylitis L93

## L88 Rheumatoide/seropositive Arthritis  *M05, M06, M08, M45*

*einschl.:* verwandte Zustände: ankylosierende Spondylitis, juvenile Arthritis
*ausschl.:* Gelenkpsoriasis L99

## L89 Coxarthrose  *M16*

*einschl.:* Osteoarthritis; sekundär aus Dysplasie, Trauma
*Kriterien:* Entweder charakteristisches radiologisches Erscheinungsbild; oder eine mindestens drei Monate andauernde Gelenkstörung ohne konstitutionelle Symptome, begleitet von mindestens drei der folgenden Symptome: intermittierende Schwellung; Krepitation; Steifheit oder Bewegungseinschränkung; normale BKS und Rheumatests sowie Harnsäure; Patient ist über 40 Jahre alt
*Siehe auch:* Gelenkbeschwerden L20; Arthritis NNB L91

## L90 Gonarthrose  *M17*

*einschl.:* Osteoarthritis, sekundär aus Dysplasie, Trauma
*Kriterien:* Entweder charakteristisches radiologisches Erscheinungsbild; oder eine mindestens drei Monate andauernde Gelenkstörung ohne konstitutionelle Symptome, begleitet von mindestens drei der folgenden Symptome: intermittierende Schwellung; Krepitation; Steifheit oder Bewegungseinschränkung; normale BKS und Rheumatests sowie Harnsäure; Patient ist über 40 Jahre alt
*Siehe auch:* Gelenkbeschwerden L20; Arthritis NNB L91

## L91 Arthrose, sonstige

*M13, M15, M18, M19*

*einschl.:* Arthritis NNB; Heberden-Knoten; Osteoarthritis; traumatische Arthropathie
*ausschl.:* im Nackenbereich L83; an der Wirbelsäule L84; in der Hüfte L89; im Knie
L90; in der Schulter L92
*Kriterien:* Charakteristisches radiologisches Erscheinungsbild; oder Heberden-Knoten; oder eine mindestens drei Monate andauernde Gelenkstörung ohne konstitutionelle Symptome, begleitet von mindestens drei der folgenden Symptome: intermittierende Schwellung; Krepitation; Steifheit oder Bewegungseinschränkung; normale
BKS und Rheumatests sowie Harnsäure; Patient ist über 40 Jahre alt
*Siehe auch:* Gelenkbeschwerden L20; Arthritis NNB L91

## L92 Schulter-Arm-Syndrom

*M75*

*einschl.:* Bursitis der Schulter; frozen shoulder; Osteoarthrose; Rotatorenmanschetten-
syndrom; Synovitis der Schulter; Tendinitis der Schulter
*Kriterien:* Schulterschmerzen mit Bewegungseinschränkung oder lokaler Schmerzhaftigkeit oder Krepitation; oder Bildnachweis einer periartikulären Verkalkung

## L93 Tennisellenbogen

*M77.1*

*einschl.:* laterale Epikondylitis
*ausschl.:* andere Formen der Tendinitis L87

## L94 Osteochondrose

*M42, M91, M92, M93*

*einschl.:* Perthes-Legg-Calvé-Krankheit; Osgood/Schlatter-Krankheit; Osteochondri-
tis dissecans; Scheuermann'sche Krankheit; Epiphysenlösung des Oberschenkels

## L95 Osteoporose

*M80, M81*

*einschl.:* pathologische Frakturen infolge Osteoporose
*Kriterien:* Charakteristisches radiologisches Erscheinungsbild

## L96 Akute innere Schädigung des Knies

*S83.2, S83.3, S83.5, S83.7*

*einschl.:* akute Schädigung des Meniskus oder der Kreuzbänder
*ausschl.:* akute Schädigung der Seitenbänder L78; Dislokation der Patella L80; chronischer Binnenschaden des Knies L99
*Kriterien:* Eine auslösende Verletzung, die vor nicht mehr als einem Monat erfolgt ist,
sowie Nachweis eines Bänder- oder Meniskusrisses durch Operation, Arthroskopie
oder bildgebende Verfahren; oder Auftreten von Streck- und Beugehemmung,
Schmerzen im Knie und Schwellung des Knies
*Siehe auch:* Kniebeschwerden L15; Kniezerrung L78

## L97 Gutartige/ungeklärte Neubildungen im Bewegungsapparat
*D16, D21, D48.0, D48.1*

*einschl.:* gutartige oder nicht näher bezeichnete Neubildungen im Bewegungsapparat
*ausschl.:* bösartige Neubildungen L71

## L98 Erworbene Verformung der Gliedmaßen — *M20, M21*

*einschl.:* Entzündeter Fußballen; Genu valgum-varum; Hallux valgus-varus; Hammerzehe; Senkfuß/Plattfuß [pes planus]
*ausschl.:* allgemeine angeborene Deformitäten und Anomalien A90; angeborene Deformitäten und Anomalien im Bewegungsapparat L82

## L99 Sonstige Erkrankungen des Bewegungsapparats
*M02, M12, M22.2 bis M22.9, M23, M24, M25.0 bis M25.3,*
*M25.7 bis M25.9, M32 bis M35, M43.2, M54.1, M61,*
*M62.0 bis M62.4, M62.8, M62.9, M66, M67.0 bis M67.2,*
*M67.8, M67.9, M79.3, M79.4, M79.8, M84, M85,*
*M87 bis M89,M94, M95, M99, T79.6, Z89, Z94.6, Z98.1*

*einschl.:* Arthrodesie; chronische innere Störung des Knies; Kontrakturen; Tietze-Syndrom; Dermatomyositis; Störungen der Kniescheibe [Patella]; schlecht oder gar nicht verheilte Frakturen; Myositis [Muskelentzündung]; Paget'sche Knochenkrankheit; Pannikulitis; pathologische Fraktur NNB; polymyalgia rheumatica; Arthritis psoriatica (auch als S91 codieren); Reiter-Krankheit; Sklerodermie; Sjögren-Syndrom; spontaner Sehnenriß; systemischer Lupus erythematodes
*ausschl.:* Hyperurikämie A91; pathologische Fraktur infolge Osteoporose L95; Lähmung als Folge von Kinderlähmung N70; Lähmung als Folge eines Schlaganfalls N81; Gicht T92; Chondrokalzinose und durch Kristalle induzierte Arthritis T99; Osteomalazie T99

## N Neurologie

## Komponente 1 – Symptome und Beschwerden

## N01 Kopfschmerzen — *G44.3, G44.8, R51*

*einschl.:* Schmerzgefühl im Kopf; posttraumatische Kopfschmerzen
*ausschl.:* cervikogener Kopfschmerz L83; Gesichtsschmerzen N03; Migräne N89; Cluster-Kopfschmerz N90; Spannungskopfschmerz N95; atypische Gesichtsneuralgie N99; Schmerzen in den Nasennebenhöhlen R09; Post-Zoster-Neuralgie S70

## N03 Gesichtsschmerzen  *G50.1, R51*

*ausschl.:* Zahnschmerzen D19; Kopfschmerzen N01; Migräne N89; Trigeminus-Neuralgie N92; Sinusschmerzen R09; Post-Zoster-Neuralgie S70

## N04 Restless legs  *G25.8*

*ausschl.:* Wadenkrämpfe L14; intermittierendes Hinken K92

## N05 Kribbeln in den Fingern/Füßen/Zehen  *R20.2*

*einschl.:* brennendes, prickelndes Gefühl
*ausschl.:* schmerzhafte, empfindliche Haut S01

## N06 Sensibilitätsstörungen, sonstige  *R20.0, R20.1, R20.3, R20.8*

*einschl.:* Anästhesie, Hypästhesie, Parästhesie
*ausschl.:* Kribbeln N05; schmerzhafte, empfindliche Haut S01

## N07 Konvulsionen/Krämpfe  *R56*

*einschl.:* Fieberkrämpfe, Anfälle
*ausschl.:* Ohnmacht A06; transitorisch-ischämische Attacke K89

## N08 Abnorme unwillkürliche Bewegungen

*G25.0 bis G25.5, G25.8, G25.9, R25.0, R25.1, R25.3, R25.8*

*einschl.:* Dystonie, ruckartige Bewegungen, Myoklonie; Schüttelkrämpfe; Spasmus; Tetanie; Tremor [Zittern]; Zuckungen
*ausschl.:* Chorea K71; Krämpfe L12, L14, L17, L18; Restless legs N04; Konvulsionen N07; Tic douloureux N92; organische Tics N99; psychogene Tics P10

## N16 Störung des Geruch-/Geschmacksinns  *R43*

*einschl.:* Anosmie [Verlust des Geruchsinns]
*ausschl.:* Halitosis D20

## N17 Vertigo/Benommenheit  *R42*

*einschl.:* Schwächegefühl, Verlust des Gleichgewichts, Benommenheit/Taumelgefühl
*ausschl.:* Synkope A06; Blackout A06; Bewegungs-/Reisekrankheit A88; spezifische Schwindelsyndrome H82

# N18 Lähmung [Paralyse]/Muskelschwäche $G98$

*einschl.:* Parese
*ausschl.:* allgemeine Schwäche A04

# N19 Sprachstörung $R47$

*einschl.:* Aphasie; Dysphasie; Dysarthrie; undeutliches Sprechen
*ausschl.:* Stottern, Stammeln P10; verzögertes Sprechen P22; Heiserkeit R23

# N26 Angst vor Krebserkrankung des Nervensystems $Z71.1$

*ausschl.:* Wenn der Patient Krebs hat, ist die Krankheit zu codieren
*Kriterien:* Angst vor Krebs im Nervensystem bei einem Patienten, der die Krankheit nicht hat oder bei dem die Diagnose noch nicht erwiesen ist

# N27 Angst vor einer anderen Erkrankung des Nervensystems $Z71.1$

*ausschl.:* Wenn der Patient die Krankheit hat, ist die Krankheit zu codieren
*Kriterien:* Angst vor einer anderen Erkrankung des Nervensystems bei einem Patienten, der die Krankheit nicht hat oder bei dem die Diagnose noch nicht erwiesen ist

# N28 Eingeschränkte/gestörte Funktion: Nerven $Z73.6$

*einschl.:* Behinderung infolge neurologischer Krankheiten oder Störungen
*Anmerkung:* Zur Ermittlung des funktionellen Zustandes eines Patienten eignen sich die COOP/WONCA Tafeln (s. Kapitel 8)

# N29 Symptome/Beschwerden: Nervensystem, sonstige
$M79.2, R26, R27, R29.0$ bis $R29.2, R29.8$

*einschl.:* abnormer Gang; Hinken; Ataxie, Meningismus

## Komponente 7 – Diagnosen/Erkrankungen

# N70 Poliomyelitis [Kinderlähmung] $A80, A85.0, B91$

*einschl.:* Spätfolgen, Polio-Lähmung, andere Enterovirus-Infektionen

# N71 Meningitis/Enzephalitis
$A32.1, A39.0, A83, A84, A85.1, A85.2, A85.8, A86, A87, B00.3, B00.4,$
$B37.5, B58.2, B94.1, G00, G03$ bis $G04$

*Kriterien:* Eine akute fiebrige Erkrankung mit abnormen Befunden im Liquor cerebrospinalis. →

110

*Siehe auch:* Fieber A03; Meningismus N29

## N72 Tetanus [Wundstarrkrampf]     *A33 bis A35*

*ausschl.:* Tetanie N08
*Kriterien:* Körperstarre mit hypertonen Kontraktionen oder tetanischen Spasmen und einer vorhergegangenen Verletzung in der Anamnese

## N73 Neurologische Infektionen, sonstige
*A81, A88.8, A89, G06, G08 bis G09*

*einschl.:* cerebraler Abszeß, schleichende Virusinfektionen
*ausschl.:* Poliomyelitis N70; Meningitis/Enzephalitis N71; akute Polyneuritis N94

## N74 Bösartige Neubildung im Nervensystem     *D32, D33, D36.1*

*Kriterien:* Charakteristisches histologisches Erscheinungsbild
*Siehe auch:* nicht spezifizierte Neubildung N76

## N75 Gutartige Neubildung im Nervensystem     *D32, D33, D36.1*

*einschl.:* Akustikus-Neurinom, Meningeom

## N76 Ungeklärte Neubildung im Nervensystem     *D42, D43, D48.2*

*ausschl.:* Neurofibromatose A90

## N79 Commotio cerebri [Gehirnerschütterung]     *S06.0*

*ausschl.:* psychische Auswirkungen P02
*Kriterien:* Kopftrauma mit Verlust des Bewußtseins und/oder neurologischen Folge-erscheinungen
*Siehe auch:* sonstige Schädel-Hirn-Verletzungen N80

## N80 Schädel-Hirn-Verletzungen, sonstige
*S02.0, S02.1, S06.1 bis S06.9, S07, S08, S09.0, S09.7, S09.8*

*einschl.:* Gehirnverletzung mit oder ohne Schädelfraktur; Contusio cerebri [Gehirn-quetschung]; traumatische intrakranielle Blutung; extradurales Hämatom; subdurales Hämatom
*ausschl.:* Gehirnerschütterung N79
*Kriterien:* Schädeltrauma mit Komplikationen durch Gehirnschaden

## N81 Verletzungen des Nervensystems, sonstige

*S04, S09.9, S14, S24, S34, S44, S54, S64, S74, S84, S94, T06.0 bis T06.2, T14.4*

*einschl.:* Nervenverletzung, Verletzung des Rückenmarks

## N85 Angeborene Anomalie des Nervensystems  *Q00 bis Q07*

*einschl.:* Hydrocephalus, spina bifida

## N86 Multiple Sklerose  *G35*

*einschl.:* disseminierte Sklerose [Encephalomyelitis disseminata]
*Kriterien:* Sowohl Verschlimmerungen als auch Remissionen mannigfaltiger neurologischer Manifestationen mit sowohl zeitlich als auch lokal disseminierten Ausfallserscheinungen (jede Kombination neurologischer Anzeichen und Symptome ist möglich)
*Siehe auch:* sonstige neurologische Symptome N29

## N87 Parkinsonismus  *G20, G21*

*einschl.:* durch Pharmaka/Drogen herbeigeführt; Schüttellähmung; Parkinson'sche Krankheit
*Kriterien:* Verarmung und Verlangsamung der willkürlichen Bewegungen, Ruhetremor, der sich bei zielgerichteter, aktiver Bewegung bessert, sowie Muskelstarre

*Siehe auch:* abnorme unwillkürliche Bewegungen N08; Sprachstörungen N19

## N88 Epilepsie  *G40, G41*

*einschl.:* alle Arten der Epilepsie, fokale Anfälle, generalisierte Anfälle, grand mal, petit mal, status epilepticus
*Kriterien:* Wiederkehrende Episoden von plötzlicher Bewußtseinsveränderung, mit oder ohne tonische oder klonische Bewegungen/Krämpfe, plus entweder ein Augenzeugenbericht von einem Anfall oder charakteristische Anomalien im Elektroenzephalogramm (EEG)
*Siehe auch:* Konvulsionen N07; sonstige neurologische Symptome N29

## N89 Migräne  *G43, G44.1*

*einschl.:* vaskuläre Kopfschmerzen mit und ohne Aura
*ausschl.:* vom Nacken ausgehende Kopfschmerzen L83; Cluster-Kopfschmerz N90; Spannungskopfschmerz N95
*Kriterien:* Wiederholte Episoden von Kopfschmerzen mit mindestens drei der folgenden Symptome: einseitige Kopfschmerzen; Übelkeit oder Erbrechen; Aura; sonstige neurologische Symptome; Migräne in der Familienanamnese

## N90 Cluster-Kopfschmerz                                     *G44.0*

*ausschl.:* Migräne N89
*Kriterien:* Anfälle von heftigen, oft quälenden einseitigen Schmerzen im periorbitalen und temporalen Bereich, die bis zu achtmal täglich auftreten, manchmal begleitet von konjunktivaler Injektion, Tränenbildung, Nasenverstopfung, Nasenrinnen, Schwitzen, Miose, Ptose oder periorbitalem Ödem. Die Anfälle treten gehäuft in Wochen oder Monate dauernden Perioden auf, zwischen denen Monate oder Jahre der Remission liegen.

## N91 Fazialislähmung /Bell'sches Phänomen                    *G51*

*Kriterien:* Akutes Auftreten einer einseitigen Lähmung der Gesichtsmuskeln ohne Verlust der Sinneswahrnehmung
*Siehe auch:* Paralyse, Schwäche N18

## N92 Trigeminus-Neuralgie                    *G50.0, G50.8, G50.9*

*einschl.:* Tic douloureux
*ausschl.:* Neuralgie als Folge einer Herpes-Erkrankung, Post-Zoster-Neuralgie S70
*Kriterien:* Einseitige Anfälle von brennenden Gesichtsschmerzen, die sich beim Berühren von Auslösepunkten, beim Schneuzen oder Gähnen noch verschlimmern, ohne sensorische oder motorische Lähmung
*Siehe auch:* Neuralgie NNB N99

## N93 Karpaltunnel-Syndrom                                     *G56.0*

*Kriterien:* Verlust oder Verminderung der Sensibilität von Daumen, Zeigefinger und Mittelfinger, die sich auch auf den halben Ringfinger erstrecken kann. Dysästhesie und Schmerz werden gewöhnlich nachts schlimmer und können in den Unterarm ausstrahlen
*Siehe auch:* Störungen der Sinnesempfindung N06

## N94 Periphere Neuritis/Neuropathie
### *G51, G54, G56.1 bis G56.4, G56.8, G56.9, G57, G60 bis G62, G64*

*einschl.:* Akute infektiöse Polyneuropathie; diabetische Neuropathie (doppelt codieren mit T89 oder T90); Guillain-Barré-Syndrom; Nervenverletzung, Neuropathie; Phantomschmerz
*ausschl.:* Post-Zoster-Neuralgie S70
*Kriterien:* Sensorische, reflektorische und motorische Veränderungen, die auf das Gebiet einzelner Nerven beschränkt sind, oft ohne ersichtlichen Grund, manchmal sekundär aus einer bestimmten Krankheit (z.B. Diabetes) entstanden

## N95 Spannungskopfschmerz                                   *G44.2*

*ausschl.*: Migräne N89; Cluster-Kopfschmerz N90
*Kriterien*: Drückende, generalisierte Kopfschmerzen, die mit Streß und Muskel-
anspannung einhergehen, mit oder ohne erhöhte Schmerzhaftigkeit der Schädelmus-
keln.
*Siehe auch:* Kopfschmerzen N01

## N99 Neurologische Erkrankungen, sonstige

*E51.2, G10 bis G12, G23, G24, G31.0 bis G31.1, G31.8, G31.9, G36,*
*G37, G52, G70 bis G72, G80 bis G83, G90 bis G92, G93.0 bis G93.2,*
*G93.0 bis G93.2, G93.4 bis G93.9, G95 bis G96, G98, G99,*
*M79.2, Z98.2*

*einschl.*: Zentrale Lähmung, amyotrophe Lateralsklerose, motor neuron disease,
Myasthenia gravis, Neuralgie NNB
*ausschl.*: Schlaf-Apnoe P06

## P Psychisch

## Komponente 1 – Symptome und Beschwerden

## P01 Gefühl der Angst/Unruhe/Spannung               *F41.9, R45.0*

*einschl.*: Angstgefühl NNB, Unruhe
*ausschl.*: Angststörungen P74
*Kriterien*: Vom Patienten als Folge einer emotionalen oder psychosozialen Erfahrung
berichtete Gefühle, wobei die Erfahrung nicht auf das Vorhandensein einer psychischen Störung zurückgeführt wird. Es gibt einen allmählichen Übergang von Gefühlen, die nicht willkommen – aber ganz normal – sind, zu Gefühlen, die den Patienten
so beunruhigen, daß er professionelle Hilfe sucht.

## P02 Akute Streßreaktion            *F43.0, F43.2, F43.8, F43.9, F50.4*

*einschl.*: Anpassungsstörungen, Kulturschock, Streßgefühl, Trauer, Heimweh, un-
mittelbarer posttraumatischer Streß, Schock (psychischer Art)
*ausschl.*: Depressionsgefühl P03; depressive Störungen P76; posttraumatische Streß-
erkrankung P82
*Kriterien*: Eine Reaktion auf ein mit Streß verbundenes Ereignis im Leben oder auf
eine bedeutende Veränderung des Lebens, die eine nachhaltige Anpassung erfordert;
entweder als erwartete Reaktion auf das Ereignis oder als Resultat mangelhafter Anpassung, so daß die Bewährung im Alltag behindert und die soziale Funktionalität
eingeschränkt wird, mit Wiedergewinnung des seelischen Gleichgewichts innerhalb
einer begrenzten Zeitspanne

## P03 Gefühl der Deprimiertheit                         *R45,2, R45.3*

*einschl.:* Gefühl der Unzulänglichkeit, der Einsamkeit, des Unglücklichseins, der Besorgnis
*ausschl.:* Depressionen P76; geringe Selbstachtung P28
*Kriterien:* Vom Patienten als Folge einer emotionalen oder psychischen Erfahrung berichtete Gefühle, wobei die Erfahrung nicht auf eine psychische Störung zurückgeführt wird. Es gibt einen allmählichen Übergang von Gefühlen, die nicht willkommen – aber ganz normal – sind, zu Gefühlen, die den Patienten so beunruhigen, daß er professionelle Hilfe sucht

## P04 Gereiztes/ärgerliches Gefühl/Verhalten
*R45.1, R45.4, R45.5, R45.6*

*einschl.:* Erregtheit NNB, Unruhe NNB
*ausschl.:* hyperaktives Kind P81, Gereiztheit beim Partner/der Partnerin Z13
*Kriterien:* Vom Patienten als Folge einer emotionalen oder psychischen Erfahrung berichtete Gefühle, wobei die Erfahrung nicht auf eine psychische Störung zurückgeführt wird, bzw. Verhalten, das Gereiztheit oder Ärger erkennen läßt. Es gibt einen allmählichen Übergang von Gefühlen oder Verhaltensweisen, die nicht willkommen – aber ganz normal – sind, zu Gefühlen oder Verhaltensweisen, die den Patienten so beunruhigen, daß er professionelle Hilfe sucht

## P05 Senilität, Gefühl des Altseins und entsprechendes Verhalten
*R54*

*einschl.:* Besorgnis wegen des Alterns, Seneszenz
*ausschl.:* Demenz P70
*Kriterien:* Vom Patienten als Folge einer emotionalen oder psychischen Erfahrung berichtete Gefühle, wobei die Erfahrung nicht auf eine psychische Störung zurückgeführt wird. Es gibt einen allmählichen Übergang von Gefühlen, die nicht willkommen – aber ganz normal – sind, zu Gefühlen, die den Patienten so beunruhigen, daß er professionelle Hilfe sucht

## P06 Schlafstörungen                         *F51, G47*

*einschl.:* Schlaflosigkeit, Alpträume, Schlaf-Apnoe, Schlafwandeln, Schläfrigkeit
*ausschl.:* Jetlag A88
*Kriterien:* Schlafstörung als Diagnose setzt voraus, daß das Schlafproblem eine ernsthafte Beschwerde darstellt, die nach übereinstimmender Meinung von Arzt und Patient nicht von einer anderen Störung verursacht wird, sondern eine eigenständige Beschwerde darstellt. Schlaflosigkeit setzt einen quantitativen oder qualitativen Mangel an Schlaf voraus, der nach Ansicht des Patienten unzufriedenstellend ist und sich über einen längeren Zeitraum erstreckt. Eine Hypersomnie liegt dann vor, wenn der Patient durch übertriebene Schläfrigkeit und Schlafanfälle während des Tages in der Ausübung seiner Funktionen behindert wird

## P07 Vermindertes sexuelles Verlangen  F52.0

*einschl.:* Frigidität, Libidoverlust
*ausschl.:* Impotenz P08; Mangelnde sexuelle Erfüllung P08; Besorgnis wegen sexueller Neigungen P09
*Kriterien:* Probleme in bezug auf das sexuelle Verlangen, die nicht von einer organischen Störung oder einer Krankheit verursacht werden, sondern die Unfähigkeit des Patienten/der Patientin widerspiegeln, Partner in einer sexuellen Beziehung der von ihm/ihr gewünschten Art zu sein, weil das Verlangen nachgelassen hat oder die Genitalorgane nicht ausreichend reagieren bzw. funktionieren

## P08 Verminderte sexuelle Erfüllung  F52.1 bis F52.9

*einschl.:* nicht organisch bedingte Impotenz oder Dyspareunie; Ejaculatio praecox; Vaginismus psychischen Ursprungs
*ausschl.:* Probleme mit dem sexuellen Verlangen P07; Besorgnis wegen sexueller Neigungen P09; organisch bedingte Impotenz und sexuelle Probleme Y07; Vaginismus NNB X04
*Kriterien:* Probleme in bezug auf das sexuelle Verlangen, die nicht von einer organischen Störung oder einer Krankheit verursacht werden, sondern die Unfähigkeit des Patienten/der Patientin widerspiegeln, Partner in einer sexuellen Beziehung der von ihm/ihr gewünschten Art zu sein, weil die Genitalorgane nicht ausreichend reagieren bzw. funktionieren, oder als Folge von Problemen mit der sexuellen Entwicklung

## P09 Besorgnis wegen sexueller Neigungen  F64 bis F66

*ausschl.:* Probleme mit dem sexuellen Verlangen P07, mit der sexuellen Erfüllung P08
*Kriterien:* Sexuelle Probleme, die nicht von einer organischen Störung oder einer Krankheit verursacht werden, sondern die Unfähigkeit des Patienten/der Patientin widerspiegeln, Partner in einer sexuellen Beziehung der von ihm/ihr gewünschten Art zu sein, weil er/sie Probleme in bezug auf seine/ihre sexuelle Identität, Neigungen oder Orientierung hat

## P10 Stammeln/Stottern/Tics  F95, F98.4, F98.5, F98.6

*ausschl.:* tic douloureux N92
*Kriterien:* Stammeln und Stottern: eine Sprachstörung, die durch häufige Wiederholung oder Verlängerung von Lauten gekennzeichnet ist, oder durch häufiges Ausdehnen von Pausen, die den Redefluß unterbrechen

## P11 Eßstörungen bei Kindern  F98.2, F98.3

*einschl.:* Probleme beim Füttern, Probleme mit dem Eßverhalten von Kindern
*ausschl.:* Anorexia nervosa P86; Eßprobleme beim Erwachsenen T05 →

*Anmerkung:* Verhaltensstörungen bei Kindern sind besonders schwierig zu klassifizieren, was schon dadurch unterstrichen wird, daß sie auf vier Kapitel der ICPC verteilt sind. Ob Eltern diese Probleme dem Arzt vortragen, hängt von den Grenzen ab, die sie zwischen normalem – wenn auch lästigem – Benehmen und einem Verhalten ziehen, das als beunruhigend oder „pathologisch" empfunden wird

## P12 Bettnässen/Enuresis                                     *F98.0*

*ausschl.:* durch organische Störungen bedingt U04
*Kriterien:* Unwillkürliches Urinieren bei Tag oder Nacht, das sich nicht auf eine organische Störung zurückführen läßt
*Anmerkung:* Verhaltensstörungen bei Kindern sind besonders schwierig zu klassifizieren, was schon dadurch unterstrichen wird, daß sie auf vier Kapitel der ICPC verteilt sind. Ob Eltern diese Probleme dem Arzt vortragen, hängt von den Grenzen ab, die sie zwischen normalem – wenn auch lästigem – Benehmen und einem Verhalten ziehen, das als beunruhigend oder „pathologisch" empfunden wird

## P13 Enkopresis/Probleme beim Erlernen der Kontrolle über den Stuhlgang                                                      *F98.1*

*Kriterien:* Die Diagnose Enkopresis setzt voraus, daß wiederholt gewöhnlich wohlgeformte Fäkalien an unangebrachten Orten abgesetzt werden, was als abnormes Verhalten in bezug auf das Alter des Kindes angesehen wird und nicht durch Verstopfung, eine Störung des Schließmuskels oder eine andere Krankheit verursacht wird

## P15 Chronischer Alkoholmißbrauch          *F10.1 bis F10.9, G31.2*

*einschl.:* Alkoholismus, alkoholbedingte Demenz, Alkoholpsychose, Delirium tremens
*Kriterien:* Eine durch Alkoholgenuß verursachte Störung, die zu mindestens einer der folgenden Symptome führt: übermäßiger Gebrauch mit klinisch signifikantem Schaden an der Gesundheit; ein Abhängigkeitssyndrom; Entzugserscheinungen; ein psychotisches Erscheinungsbild.
*Anmerkung:* Bei Problemen durch Substanzmißbrauch sollten die beträchtlichen Unterschiede zwischen Ländern und Kulturen berücksichtigt werden. Der Arzt kann auch ohne Zustimmung des Patienten einen Fall als „chronischen Alkoholmißbrauch" klassifizieren, also auch ohne die Bereitschaft des Patienten, therapeutischen Maßnahmen zuzustimmen.

## P16 Akuter Alkoholmißbrauch                              *F10.0*

*einschl.:* Trunkenheit
*Kriterien:* Eine Störung, die auf Alkoholgenuß mit akuter Intoxikation zurückzuführen ist, mit oder ohne Vorgeschichte von chronischem Alkoholmißbrauch →

*Anmerkung:* Der Arzt kann auch ohne Zustimmung des Patienten einen Fall als „akuten Alkoholmißbrauch" klassifizieren, also auch ohne die Bereitschaft des Patienten, therapeutischen Maßnahmen zuzustimmen.

## P17 Tabakmißbrauch                                              *F17*

*einschl.:* Übermäßiges Rauchen
*Kriterien:* Eine Störung, die auf Tabakgenuß zurückzuführen ist und zu mindestens einer der folgenden Erscheinungen führt: akute Intoxikation; übermäßiger Gebrauch mit klinisch signifikanter Schädigung der Gesundheit; Abhängigkeitssyndrom; oder Entzugserscheinungen
*Siehe auch:* Risikofaktoren NNB A23
*Anmerkung:* Bei Problemen durch Substanzmißbrauch sollten die beträchtlichen Unterschiede zwischen Ländern und Kulturen berücksichtigt werden. Ein alkoholabhängiger oder heroinsüchtiger Patient braucht sicher medizinische Betreuung, aber für „Tabakmißbrauch" gibt es keine allgemein anerkannte Definition. In solchen Fällen kann der Arzt auch ohne Zustimmung des Patienten den Fall als „Tabakmißbrauch" klassifizieren, also auch ohne seine Bereitschaft, therapeutischen Maßnahmen zuzustimmen.

## P18 Medikamentenmißbrauch                          *F13, F19, F55*

*einschl.:* durch verschriebene Medikamente
*Anmerkung:* Bei Problemen durch Substanzmißbrauch sollten die beträchtlichen Unterschiede zwischen Ländern und Kulturen berücksichtigt werden. Ein alkoholabhängiger oder heroinsüchtiger Patient braucht sicher medizinische Betreuung, aber manche Patienten verlangen und verwenden Beruhigungsmittel, Schlaftabletten, Appetitzügler oder Abführmittel in unangemessener Weise oder zu lange. In solchen Fällen kann der Arzt auch ohne Zustimmung des Patienten den Fall als „Medikamentenmißbrauch" klassifizieren, also auch ohne seine Bereitschaft, therapeutischen Maßnahmen zuzustimmen

## P19 Drogenmißbrauch                          *F11 bis F16, F18, F19*

*einschl.:* Drogensucht, Entzugserscheinungen von Drogen
*Kriterien:* Eine Störung, die auf die Einnahme einer abhängig machenden psychoaktiven Substanz zurückzuführen ist und zu mindestens einem der folgenden Zustände führt: akute Intoxikation; übermäßiger Gebrauch mit klinisch signifikanter Schädigung der Gesundheit; Abhängigkeitssyndrom; Entziehungserscheinungen; oder psychotisches Erscheinungsbild
*Anmerkung:* Bei Problemen durch Substanzmißbrauch sollten die beträchtlichen Unterschiede zwischen Ländern und Kulturen berücksichtigt werden. Ein alkoholabhängiger oder heroinsüchtiger Patient braucht sicher medizinische Betreuung, aber es gibt z.B. keine allgemein anerkannte Definition für „Haschischmißbrauch". Der Arzt kann auch ohne Zustimmung des Patienten einen Fall als „Drogenmißbrauch" klassifizieren, also auch ohne die Bereitschaft des Patienten, therapeutischen Maßnahmen zuzustimmen

118

## P20 Gedächtnisstörung  *R41*

*einschl.:* Amnesie; Konzentrationsstörung; Desorientiertheit

## P22 Verhaltensstörungen bei Kindern
*F91 bis F94, F98,8, F98.9, R62.0*

*einschl.:* verzögerte Entwicklungsphasen; Eifersucht; Hyperaktivtität; verzögerte Sprachentwicklung; Wutanfälle
*ausschl.:* in der Adoleszenz P23; bei Erwachsenen P80; Besorgnis über die körperliche Entwicklung T10; Wachstumsverzögerung T10

## P23 Verhaltensstörungen in der Adoleszenz
*F91, F92, F94, F98.8, F98.9*

*einschl.:* Jugendkriminalität
*ausschl.:* bei Kindern P22, P81; bei Erwachsenen P80

## P24 Spezifische Lernprobleme  *F80 bis F83, R84*

*einschl.:* Legasthenie
*ausschl.:* Störung durch mangelnde Aufmerksamkeit P81; Intelligenzminderung P85
*Kriterien:* Spezifische Probleme im Bereich des Sprechens, des Spracherwerbs oder des Lernens, die im Kindesalter erstmals auftreten, zusammen mit einer Beeinträchtigung von Funktionen, die mit biologischen Reifungsprozessen im Zentralnervensystem zusammenhängen, wobei die Probleme über längere Zeit bestehen bleiben, ohne spontane Remissionen oder Rückfälle, auch wenn die Mängel mit dem Heranwachsen des Kindes abnehmen

## P25 Lebensphasenprobleme bei Erwachsenen  *Z60.0*

*einschl.:* Syndrom des leeren Nests; Midlife-crisis; Pensionsschock
*ausschl.:* Senilität; Gefühl des Altseins P05; Klimakterium X11

## P27 Angst vor Geisteskrankheit  *Z71.1*

*einschl.:* Besorgnis wegen Geisteskrankheit, Angst vor Selbstmordversuch
*ausschl.:* Wenn der Patient die Krankheit hat, ist die Krankheit zu codieren
*Kriterien:* Angst oder Besorgnis vor einer Geisteskrankheit bei einem Patienten, der die Krankheit nicht hat oder bei dem die Diagnose noch nicht erwiesen ist

## P28 Eingeschränkte/gestörte Funktion: psychisch  *Z73.6*

*einschl.:* Eingeschränkte/gestörte Funktion als Resultat psychischer Störungen; mangelndes Selbstwertgefühl →

*Anmerkung:* Zur Ermittlung des funktionellen Zustandes eines Patienten eignen sich die COOP/WONCA Tafeln (s. Kapitel 8)

### P29 Psychische Symptome/Beschwerden, sonstige
*F50.8, F50.9, F98.8, F98.9, R44, R45.7, R45.8, R46, Z64.2, Z64.3, Z73.0, Z73.1*

*einschl.:* Wahnvorstellungen, Eßstörungen NNB, Halluzinationen, multiple Persönlichkeitsstörungen, mangelnde Hygiene, eigenartiges Verhalten, Mißtrauen
*ausschl.:* Spannungskopfschmerz N95

## Komponente 7 – Diagnosen/Erkrankungen

*Anmerkung:* Eine Geisteskrankheit ist ein klinisch signifikantes psychisches Syndrom oder Verhaltensmuster, das mit externen Auslösern (wie z.B. einer Behinderung, erhöhtem Risiko oder einem bedeutenden Verlust) verknüpft sein kann aber nicht muß, und das nicht als vorhersehbare Reaktion auf ein bestimmtes Ereignis betrachtet werden kann, sondern als Manifestation einer verhaltensmäßigen, psychischen oder biologischen Fehlfunktion gedeutet werden muß

### P70 Demenz                                                    *F01 bis F03, G30*

*einschl.:* Alzheimer-Krankheit, senile Demenz
*Kriterien:* Ein Syndrom, das auf eine Erkrankung des Gehirns zurückzuführen ist, gewöhnlich von chronischer und/oder fortschreitender Art, mit klinisch signifikanter Störung mehrerer höherer Kortexfunktionen (Gedächtnis, Denken, Orientierung, Verständnis), bei intaktem Bewußtsein
*Siehe auch:* Senilität P05; sonstige psychische Symptome P29

### P71 Organische Psychosen, sonstige                         *F04 bis F07, F09*

*einschl.:* Delirium
*ausschl.:* durch Alkoholgenuß P51; nicht spezifizierte Psychose P98
*Kriterien:* Die Diagnose einer organisch verursachten Störung der Psyche erfordert das Vorhandensein von psychischen Syndromen, Mustern oder Verhaltensweisen als Folge einer organischen Erkrankung

### P72 Schizophrenie                              *F20 bis F22, F24, F25, F28, F29*

*einschl.:* alle Arten der Schizophrenie, Paranoia
*ausschl.:* vorübergehende akute psychotische Störung P98
*Kriterien:* Grundlegende und charakteristische Verzerrungen des Denkens, der Wahrnehmung und der Affekte, die unangemessen oder verzerrt sind (z.B. Gedankenlautwerden, Gedankeneingebung, Gedankenentzug), Wahnwahrnehmungen, kommentierende Stimmen, Kontrollwahn, bei klarem Bewußtsein und ohne Einschränkung der intellektuellen Fähigkeiten.
*Siehe auch:* Psychosen NNB P98

## P73 Affektive Psychosen                    *F30, F31, F34.0*

*einschl.:* bipolare affektive Störung, Hypomanie, Manie, manisch-depressives Irresein
*ausschl.:* Depression P76
*Kriterien:* Eine grundlegende Störung im Bereich der Affekte und Stimmungen, mit
Wechsel zwischen euphorischen und deprimierten Zuständen (mit oder ohne Angstgefühle). Bei einer manischen Störung sind Stimmung, Energie und Aktivität zugleich
erhöht. Bei einer bipolaren Störung treten zumindest zwei Perioden von Stimmungs-
störungen auf, mit Wechsel von hoch zu niedrig
*Siehe auch:* Psychose NNB P98

## P74 Angststörung/Beklemmungszustand *F41.0, F41.1, F41.3 bis F41.9*

*einschl.:* Angstneurose, Panikattacken
*ausschl.:* Beklemmung mit Depression P76, Beklemmung NNB P01
*Kriterien:* Ein klinisch signifikantes Beklemmungsgefühl, das nicht auf eine
bestimmte Umweltsituation beschränkt ist. Es manifestiert sich als Panikattacken
(wiederholte Anfälle von schwerer Ängstlichkeit, die nicht auf eine bestimmte Situation beschränkt ist, mit oder ohne körperliche Symptome), oder als Störung, bei der
eine generalisierte und andauernde Beklemmung, die nicht auf eine bestimmte Situation beschränkt ist, zusammen mit veränderlichen körperlichen Symptomen auftritt
*Siehe auch:* Gefühl der Beklemmung, Unruhe, Spannung P01

## P75 Konversions-/Somatisierungsstörung                    *F44, F45*

*einschl.:* Umwandlung verdrängter Affekte in körperliche Symptome, Hypochondrie,
Hysterie [histrionische Störung], Scheinschwangerschaft
*Kriterien:* Konversionsstörungen sind charakterisiert durch ständige Besorgnis über
und wiederholte Darstellung durch den Patienten von körperlichen Symptomen und
Beschwerden, verbunden mit dem ständigen Wunsch nach medizinischen Untersuchungen trotz wiederholter negativer Befunde und beruhigender Versicherungen der
Ärzte. Um diese Diagnose zu stellen, ist die vom Patienten vorgebrachte Darstellung
von mehrfachen, immer wieder auftretenden und häufig wechselnden körperlichen
Symptomen gegenüber dem Hausarzt über einen Zeitraum von mindestens einem Jahr
erforderlich. Hypochondrie setzt eine andauernde Beunruhigung voraus, die sich
entweder auf die äußere Erscheinung oder auf die Möglichkeit, eine ernste Krankheit
zu haben, bezieht, verbunden mit ständigen somatischen Beschwerden über einen
Zeitraum von mindestens einem Jahr, trotz wiederholter negativer Befunde und beruhigender Versicherungen der Ärzte.

*Anmerkung:* Somatisierung/Konversionsstörung/dissoziative Störung ist das wiederholte Vorbringen körperlicher Symptome und Beschwerden, die auf körperliche Störungen schließen lassen, für die keine nachweisbaren organischen Befunde vorliegen
oder physiologischen Mechanismen erkennbar sind, wobei es positive Hinweise darauf gibt, daß sie mit psychischen Faktoren zusammenhängen, während der Patient
nicht das Gefühl hat, beim Umgang mit diesen psychischen Faktoren die Hervorbrin-
gung der Symptome zu kontrollieren. →

Psychische Symptome und Beschwerden einschließlich Schmerzen, die vom Patienten als Folge einer körperlichen Störung eines Systems bzw. Organs unter Kontrolle des autonomen Nervensystems dargestellt werden, oder aus andauernden, schweren/quälenden Schmerzen bestehen, die nicht als Folge eines physiologischen Vorgangs bzw. einer physiologischen Störung erklärt werden können, sind unter dem Symptom/der Beschwerde zu codieren, die den körperlichen Aspekt repräsentiert, und – wenn möglich – mit einem Code, der das emotionelle oder psychische Problem darstellt, mit dem sie verbunden sind.

Die Definition der Konversionsstörung in der ICD-10 (mindestens zwei Jahre) ist zu streng für den Gebrauch in der hausärztlichen Praxis.

## P76 Depression, depressive Episode

*F32, F33, F34.1, F34.8, F34.9, F38, F39, F41.2, F53.0*

*einschl.:* depressive Reaktion; psychogene Depression; depressive Episode mit psychotischen Symptomen; Dysthymie; postnatale/Wochenbett-Depression
*ausschl.:* akute Reaktion auf Streß P02
*Kriterien:* Eine grundlegende Störung in Affekt und Stimmung in Richtung Depression. Stimmung, Energie und Aktivität sind zugleich herabgesetzt, dazu kommt eine Einschränkung der Fähigkeit, Freude, Interesse und Konzentration aufzubringen. Gewöhnlich treten Schlaf- und Appetitstörungen auf, Selbstwertgefühl und Selbstsicherheit sind herabgesetzt.
*Siehe auch:* Gefühl der Deprimiertheit P03

## P77 Selbstmord/Selbstmordversuch                                    *F99*

*einschl.:* parasuizidale Handlung (suicide gesture), erfolgreicher Versuch (mit A96 doppelt codieren)
*ausschl.:* Angst vor Selbstmord P27

## P78 Neurasthenie                                                    *F48.0*

*Kriterien:* Erhöhte Ermüdungsanfälligkeit mit unangenehmen Empfindungen, Konzentrationsschwäche und einem ständigen Abnehmen der Leistungsfähigkeit und der Lebenstüchtigkeit; ein Gefühl der körperlichen Schwäche und Erschöpfung nach geistiger Anstrengung oder nach geringer körperlicher Anstrengung, das oft von Muskelschmerzen und der Unfähigkeit zu entspannen begleitet ist
*Siehe auch:* Mattigkeit/postvirales Ermüdungssyndrom A04

## P79 Phobische Störung, Zwangsstörung

*F40, F42, F48.1, F48.8, F48.9*

*Kriterien:* Phobie als Diagnose erfordert das Vorhandensein deutlicher Angstgefühle, die nur in genau definierten Situationen entstehen, die gewöhnlich nicht als gefährlich eingestuft werden; der Patient versucht diese Situationen zu vermeiden oder durchlebt sie mit Angstgefühlen. →

Die Diagnose Zwangsstörung erfordert das Vorhandensein von quälenden und ständig wiederkehrenden Zwangsgedanken oder Zwangshandlungen, die vom Patienten/von der Patientin als von ihm/ihr selbst stammend erkannt werden; stereotype Zwangs- handlungen werden ständig wiederholt, um ein objektiv unwahrscheinliches Ereignis zu verhindern, obwohl sie vom Patienten als sinn- und wirkungslos erkannt werden

## P80 Persönlichkeitsstörung *F60 bis F63, F68, F69, Z76.5*

*einschl.:* dissoziale Persönlichkeitsstörung, ängstliche, vermeidende, paranoide, schi- zoide Persönlichkeitsstörung, Münchhausen-Syndrom/Hospital-hopper-Syndrom, Verhaltensstörung beim Erwachsenen
*Kriterien:* Anhaltende und klinisch bedeutsame Zustände und Verhaltensmuster im persönlichen Lebensstil bzw. in den Beziehungen zu anderen, die signifikante oder extreme Abweichungen von dem anzeigen, was in einem bestimmten Kulturkreis als Norm für Wahrnehmung, Gefühle und Verhalten eines durchschnittlichen Indivi- duums gilt. Diese Muster sind tief verwurzelt und dauerhaft.

## P81 Hyperkinetische Störungen *F90*

*einschl.:* mangelnde Aufmerksamkeit, Hyperaktivität
*ausschl.:* in der Adoleszenz P23, Lernstörungen P24
*Kriterien:* Frühes Auftreten eines Mangels an Ausdauer in Aktivitäten, die kognitive Beteiligung erfordern, mit der Tendenz, von einer Aktivität zur nächsten zu wechseln, ohne eine davon zu vollenden, mit unorganisiertem und schlecht geregeltem Verhal- ten und übermäßiger Aktivität
*Siehe auch:* hyperaktive Kinder P22

## P82 Posttraumatische Belastungsreaktion *F43.1*

*einschl.:* posttraumatische Anpassungsstörung
*Kriterien:* Ein Streß verursachendes Ereignis, dem ein bedeutender Zustand von Unruhe und Erregung folgt, mit verzögerten oder verlängerten Reaktionen, Nachhall- erinnerungen, Alpträumen, emotionaler Stumpfheit und Anhedonie, die sich störend auf die sozialen Beziehungen und die Leistungsfähigkeit auswirken und mit dauer- haften Depressionen, Beklemmungen, Besorgnis und dem Gefühl, mit der Umwelt nicht zurechtzukommen, verbunden sind.
*Siehe auch:* akute Streßreaktion P02; Gefühl der Ängstlichkeit P01; Gefühl der Deprimiertheit P03

## P85 Intelligenzminderung/Mental retardation *F70 bis F79*

*ausschl.:* infolge angeborener Anomalien A90
*Kriterien:* Mangelnde oder unvollständige Entfaltung der geistigen Fähigkeiten mit Beeinträchtigung der Fertigkeiten während der Entwicklungsphase und ein niedriges allgemeines Intelligenzniveau, mit oder ohne Beeinträchtigung der Fertigkeiten.

## P86 Anorexia nervosa, Bulimia nervosa

*F50.0 bis F50.2, F50.3, F50.4*

*Kriterien:* Anorexia nervosa: Vom Patienten bewußt herbeigeführter und aufrecht erhaltener Gewichtsverlust, verbunden mit intensiver und überbewerteter Furcht vor dem Dicksein sowie vor Körperschemastörung.
Bulimie: Wiederholte Anfälle von übermäßigem Essen und übertriebene Sorge um das Körpergewicht, die zu einem Verhaltensmuster führen, bei dem auf das Überessen ein absichtlich herbeigeführtes Erbrechen oder die Anwendung von Abführmitteln folgt.
*Siehe auch:* Eßstörungen, Nahrungsverweigerung P11, P29; Probleme beim Füttern T04, T05

## P98 Psychotische Störungen NNB, sonstige    *F23, F53.1*

*einschl.:* vorübergehende akute psychotische Störung, reaktive Psychose, Wochenbettpsychose

## P99 Psychische Störungen, sonstige

*F53.8, F53.9, F54, F59, F84, F88, F89, F99*

*einschl.:* Autismus, nicht spezifizierte Geisteskrankheit, Neurose NNB

## R Atemwege

## Komponente 1 – Symptome und Beschwerden

## R01 Schmerzen in den Atemwegen    *R07.1*

*einschl.:* Schmerzhaftes Durchatmen, pleuraler Schmerz, Pleurodynie
*ausschl.:* Präkordialschmerz A11; Brustkorbschmerzen im Bewegungsapparat L04; Nasenschmerzen R08; Sinusschmerzen R09; Hals/Rachenschmerzen R21; Pleuritis R82; Beklemmung im Brustkorb R29

## R02 Kurzatmigkeit, Dyspnoe    *R06.0*

*einschl.:* Orthopnoe
*ausschl.:* Keuchen R03; Stridor R04; Hyperventilation R98

## R03 Giemen/Bronchospasmus    *R06.2*

*einschl.:* pfeifende oder brummende Atemgeräusche
*ausschl.:* Dyspnoe R02; Stridor R04; Hyperventilation R98

## R04 Atemprobleme, sonstige                   *R06.1, R06.3, R06.5, R06.8*

*einschl.:* Abnormes Atmen, Apnoe, Atempausen,   Respiratory-Distress-Syndrom,
Schnarchen, Stridor, Tachypnoe
*ausschl.:* Schlafapnoe P06; schmerzhaftes Durchatmen R01; Dyspnoe R02; Keuchen
R03; Husten R05; Hyperventilationssyndrom R98

## R05 Husten                                                        *R05*

*einschl.:* Husten (trocken oder feucht)
*ausschl.:* Abnormer Auswurf oder Schleim R25

## R06 Nasenbluten/Epistaxis                                         *R04.0*

## R07 Niesen/Nasenverstopfung                                       *R06.7*

*einschl.:* verstopfte Nase, Rhinorrhoe, rinnende Nase

## R08 Symptome/Beschwerden: Nase, sonstige                          *J34.8*

*einschl.:* Schmerzen in der Nase, post-nasal drip,  geschwollene Nase, rote Nase
*ausschl.:* Anosmie N16; Epistaxis R06; verstopfte Nase R07; Niesen R07; Nasen-
nebenhöhlenbeschwerden R09; Rhinophym [Knollennase] S99

## R09 Symptome/Beschwerden: Nasennebenhöhlen, sonstige     *J34.8*

*einschl.:* blockierte NNH, verstopfte NNH, Schmerz- oder Druckgefühl in einer NNH
*ausschl.:* Kopfschmerzen N01; Gesichtsschmerzen N03; Nasenverstopfung R07

## R21 Symptome/Beschwerden: Hals-/Rachen                   *R07.0, R09.8*

*einschl.:* trockener Rachen, entzündeter Rachen, vergrößerte Mandeln, Globusgefühl,
geröteter Rachen; Hals/Rachenschmerzen, Mandelschmerzen
*ausschl.:* Stimmbeschwerden R23; Hypertrophie der Mandeln R90

## R23 Symptome/Beschwerden: Stimme                                  *R49*

*einschl.:* Stimmverlust, Aphonie, Heiserkeit
*ausschl.:* Neurologische Sprachstörungen N19; Stammeln/Stottern/Tics P10; Halsentzündung R21

## R24 Hämoptyse                                                     *R04.2*

*einschl.:* Bluthusten

## R25 Abnormes Sputum/abnormerAuswurf    *R09.3*

*ausschl.:* Hämoptyse R24

## R26 Angst vor Krebserkrankung der Atemwege    *Z71.1*

*ausschl.:* Wenn der Patient die Krankheit hat, ist die Krankheit zu codieren
*Kriterien:* Angst vor Krebs der Atemwege bei einem Patienten, der die Krankheit nicht hat oder bei dem die Diagnose noch nicht erwiesen ist

## R27 Angst vor Erkrankung der Atemwege, sonstige    *Z71.1*

*ausschl.:* Wenn der Patient die Krankheit hat, ist die Krankheit zu codieren
*Kriterien:* Angst vor anderen Erkrankungen der Atemwege bei einem Patienten, der die Krankheit nicht hat oder bei dem die Diagnose noch nicht erwiesen ist

## R28 Eingeschränkte/gestörte Funktion: Atemwege

*Z73.6, Z93.0, Z99.1*

*einschl.:* Behinderung als Folge von Hypoxie, Hyperkapnie, eingeschränkter Lungenfunktion, Erkrankungen der Atemwege oder als Folge von Erkrankungen der Nase, des Kehlkopfs oder des Rachens
*ausschl.:* Dyspnoe R02; Keuchen R03
*Anmerkung:* Zur Ermittlung des funktionellen Zustandes eines Patienten eignen sich die COOP/WONCA Tafeln (s. Kapitel 8)

## R29 Symptome/Beschwerden: Atemwege, sonstige

*R04.1, R04.8, R04.9, R09.0, R09.2, R09.8*

*einschl.:* Beklemmung im Brustkorb, Flüssigkeit in der Lunge, Schluckauf, Lungenstauung

# Komponente 7 – Diagnosen/Erkrankungen

## R71 Keuchhusten    *A37*

*einschl.:* Parapertussis, Pertussis-Syndrom
*ausschl.:* Krupp R77
*Kriterien:* Infektion der Atemwege mit einem charakteristischen paroxysmalen Staccato-Husten, der mit einem hohen „Ziehen" beim Einatmen endet; oder eine Infektion der Atemwege mit mindesten drei Wochen anhaltendem Husten in zeitlichem Zusammenhang mit nachgewiesenem Keuchhusten; oder Nachweis von *Bordetella pertussis* oder *parapertussis*
*Siehe auch:* Husten R05; Infektion der oberen Atemwege R74

## R72 Streptokokken-Infektion des Rachenraums          *J02.0, J03.0*

*einschl.:* nachgewiesene Streptokokken-Pharyngitis oder -Tonsillitis
*ausschl.:* Scharlach A78; Erysipel, Streptokokken-Hautinfektion S76
*Kriterien:* Akute Entzündung im Rachenraum, plus Nachweis von beta-hämolytischen Streptokokken
*Siehe auch:* Tonsillitis [Mandelentzündung]

## R73 Furunkel/Abszeß im Nasenbereich          *J34.0*

*einschl.:* lokalisierte Naseninfektion
*ausschl.:* akute Sinusitis R75

## R74 Infektion der oberen Atemwege, akute
*B00.2, B08.5, J00, J02.8, J02.9, J06*

*einschl.:* akute Rhinitis, Coryza, Nasopharyngitis, Pharyngitis, Infektion der oberen Atemwege
*ausschl.:* Masern A71; infektiöse Mononukleose A75; virale Pharyngokonjunktivitis F70; Sinusitis R75; Tonsillitis R76; Peritonsillarabszess R76; Laryngitis R77; Krupp R77; Influenza R80; allergische Rhinitis R97; chronische Pharyngitis R83
*Kriterien:* Hinweise auf eine akute Entzündung der Nasen- oder Rachenschleimhaut bei Fehlen der Kriterien für spezifische akute Infektionen der Atemwege, die in diesem Abschnitt klassifiziert sind

## R75 Sinusitis akut/chronisch          *J01, J32*

*einschl.:* Sinusitis, die eine Nasenebenhöhle betrifft
*Kriterien:* Nasaler oder postnasaler eitriger Ausfluß, oder vorhergegangene ärztlich behandelte Fälle von Sinusitis, plus Druckempfindlichkeit in einer oder mehreren Nasennebenhöhlen, oder ein tiefsitzender Gesichtsschmerz, der sich beim Senken des Kopfes verstärkt, oder Verschattungen bei Durchleuchtung; oder Nachweis einer Sinusitis im bildgebenden Verfahren; oder eitrige Absonderungen aus Nasennebenhöhlen
*Siehe auch:* Kopfschmerz N01; Gesichtsschmerz N03; Infektion der oberen Atemwege R74

## R76 Akute Tonsillitis [Mandelentzündung]          *J03.8, J03.9, J36*

*einschl.:* Peritonsillarabszess
*ausschl.:* infektiöse Mononukleose A75; Halsinfektion durch Streptokokken R72; Diphtherie R83; Hypertrophie oder chronische Entzündung der Mandeln R90
*Kriterien:* Halsentzündung oder Fieber mit stärkerer Rötung an den Tonsillen als an der hinteren Rachenwand, und entweder Eiter auf den geschwollenen Tonsillen oder vergrößerte, druckempfindliche regionale Lymphknoten
*Siehe auch:* akute Infektion der oberen Atemwege R74

## R77 Akute Laryngitis/Tracheitis [Kehlkopf-/Luftröhrenentzündung] J04, J05.0

*einschl.:* Krupp
*ausschl.:* Laryngotracheobronchitis R78, Epiglottitis R83
*Kriterien:* Heiserkeit oder Stridor mit oder ohne Atemnot, oder tiefer, trockener, schmerzhafter Husten (bei Kindern bellend) sowie kein krankhafter Befund an der Lunge
*Siehe auch:* akute Infektion der oberen Atemwege R74

## R78 Akute Bronchitis/Bronchiolitis J20 bis J22, J40

*einschl.:* akute Infektion der unteren Atemwege NNB; Bronchitis NNB; Entzündung im Brustraum NNB; Laryngotracheobronchitis; Tracheobronchitis [Luftröhren- und Bronchialkatarrh]
*ausschl.:* Influenza R80; chronische Bronchitis R79; allergische Bronchitis R96
*Kriterien:* Bei Kindern und Erwachsenen Husten und Fieber mit lokalen oder generalisierten Befunden an der Lunge wie z.B. pfeifendes Atmen, heisere Rasselgeräusche, pfeifende oder feuchte Rasselgeräusche. Bei Kindern (Bronchiolitis): Dyspnoe und obstruktives Emphysem
*Siehe auch:* Keuchen R03; Husten R05; Infektion der oberen Atemwege R74

## R79 Chronische Bronchitis J41, J42

*ausschl.:* Emphysem, chronisch obstruktive Lungenerkrankungen R95; Bronchiektase R99
*Kriterien:* Während mindestens zwei Jahren ein mindestens drei Monate pro Jahr andauernder, an den meisten Tagen auftretender Husten mit eitrigem Auswurf; und vereinzelte Rasselgeräusche oder Giemen bei Auskultation des Brustkorbs während dieser Perioden
*Siehe auch:* Husten R05; abnormes Sputum/abnormer Auswurf R25; Bronchitis NNB R78

## R80 Influenza J10.1, J10.8, J11.1, J11.8

*einschl.:* grippeähnliche Erkrankungen, Para-Influenza
*ausschl.:* viraler Magen-Darm-Infekt D70; Grippepneumonie R81
*Kriterien:* Muskelschmerzen und Husten ohne besondere somatische Anzeichen außer Rötung der Nasenschleimhäute und des Rachens, plus drei oder mehr der folgenden Punkte: plötzliches Auftreten (innerhalb von 12 Stunden), Schüttelfrost, Frösteln, oder Fieber, Erschöpfung und Abgeschlagenheit, Influenza bei direkten Kontaktpersonen oder Grippeepidemie; oder Viruskultur oder serologische Hinweise auf eine Influenza-Virusinfektion
*Siehe auch:* Fieber A03; Virusinfektion NNB A77; Infektion der oberen Atemwege R74

## R81 Pneumonie [Lungenentzündung]

*A48.1, J10.0, J11.0, J12 bis J16, J18*

*einschl.:* bakterielle und virale Pneumonie; Bronchopneumonie; Grippepneumonie; Legionärskrankheit; Pneumonitis (Morbus Wegener)
*ausschl.:* Aspirations-Pneumonie R99
*Kriterien:* Hinweis auf Infiltrat
*Siehe auch:* Husten R05; Bronchitis NNB R78

## R82 Pleuritis/Pleuraerguß

*J90, J94, R09.1*

*einschl.:* entzündliches Exsudat, trockene/feuchte Pleuritis
*ausschl.:* Tuberkulose A70; Lungenentzündung R81; bösartiger Erguß ist nach dem Ursprung zu codieren
*Kriterien:* Klinisch oder radiologisch nachgewiesener pleuraler Erguß; oder Pleuraschmerz, begleitet von pleuralem Reiben; oder zytologischer bzw. bakteriologischer Nachweis einer Entzündung in der Pleuraflüssigkeit
*Siehe auch:* Pleuraschmerz R01

## R83 Infektion der Atemwege, sonstige

*A36, B37.1, B44, B58.3, J05.1, J31, J37, J85, J86*

*einschl.:* chronische Nasopharyngitis; chronische Pharyngitis; chronische Rhinitis NNB; Pilzinfektionen der Atemwege; Protozoen-Infektionen (ohne Pneumonie); Lungenabszeß; Diphtherie; Epiglottitis; Empyem
*ausschl.:* zystische Fibrose T99

## R84 Bösartige Neubildung an Bronchien/Lunge

*C33, C34*

*einschl.:* Bösartige Neubildungen an Luftröhre, Bronchien oder Lunge
*ausschl.:* unbekannter Lokalisation A79; sekundäre bösartige Neubildung von bekanntem Ursprung (nach dem Ursprungsort codieren)
*Kriterien:* Charakteristisches histologisches Erscheinungsbild
*Siehe auch:* Neubildung ungeklärter Natur R92

## R85 Bösartige Neubildung an den Atemwegen, sonstige

*C09 bis C13, C14.0, C14.2, C30.0, C31, C32, C38.4, C39, C45.0*

*einschl.:* Bösartige Neubildungen an Kehlkopf, Mediastinum, Nase, Rachen, Brustfell, Nebenhöhlen; Mesotheliom
*ausschl.:* Morbus Hodgkin B72; Bösartige Neubildung an Luftröhre, Bronchien, Lunge R84
*Kriterien:* Charakteristisches histologisches Erscheinungsbild
*Siehe auch:* Neubildungen ungeklärter Natur R92

## R86 Gutartige Neubildung an den Atemwegen $\qquad$ *D14, D19*

*einschl.:* Gutartige Neubildung an den Luftwegen
*ausschl.:* Neubildungen ungeklärter Natur R92, Nasenpolypen R99
*Kriterien:* Charakteristisches klinisches oder histologisches Erscheinungsbild
*Siehe auch:* ungeklärte Neubildungen R92

## R87 Fremdkörper in Nase/Kehlkopf/Bronchien $\qquad$ *T17*

*ausschl.:* Ertrinken A88; Fremdkörper, der in der Speiseröhre festsitzt D79; Fremd-
körper im Ohr H76; Aspirations-Pneumonie R99
*Kriterien:* Visuelle Wahrnehmung eines Fremdkörpers durch direkte Beobachtung,
Endoskopie oder bildgebendes Verfahren
*Siehe auch:* sonstige Beschwerden der Atemwege R29

## R88 Verletzung der Atemwege, sonstige $\quad$ *S00.3, S03.1, S27, T27, T70.1*

*einschl.:* Alle Verletzungen und Traumata an Nase (ausgenommen Fraktur) und
Atemwegen
*ausschl.:* Ertrinken A88; Fraktur der Nase L76; Fremdkörper in den Atemwegen R87

## R89 Angeborene Anomalien der Atemwege $\qquad$ *Q30 bis Q34*

*einschl.:* angeborene Anomalien von Nase, Rachen, Luftröhre, Kehlkopf, Bronchien,
Lungen oder Brustfell
*ausschl.:* Lippen- oder Gaumenspalte D81; zystische Fibrose T99

## R90 Hypertrophie der Gaumen-/Rachenmandeln $\qquad$ *J35*

*einschl.:* chronische Tonsillitis
*ausschl.:* akute Tonsillitis R76; allergische Rhinitis R97

## R92 Ungeklärte Neubildungen an den Atemwegen $\qquad$ *D02, D38*

*einschl.:* unklar, ob gut- oder bösartig
*ausschl.:* sekundäre Neubildungen unbekannter Lokalisation A79; bösartige Neubildungen R84, R85; gutartige Neubildungen R86

## R95 Chronisch obstruktive Lungenerkrankung $\qquad$ *J43, J44*

*einschl.:* Emphysem; chronisch obstruktive Erkrankung der Luftwege, der Lunge;
chronic airways limitation (CAL)
*ausschl.:* chronische Bronchitis R79; Asthma R96; Bronchiektase R99; zystische
Fibrose T99
*Kriterien:* Objektive Hinweise auf eine Verlegung der Atemwege, die durch Broncho-
dilatatoren nicht oder nur teilweise behoben werden kann
*Siehe auch:* sonstige Atmungsprobleme R04

## R96 Asthma                                                    *J45, J46*

*einschl.:* Spastische Bronchitis, reaktive Erkrankung der Luftwege
*ausschl.:* Bronchiolitis R78; chronische Bronchitis R79; Emphysem R95
*Kriterien:* Wiederholte Episoden von reversibler akuter Bronchialobstruktion mit
pfeifender Atmung und/oder trockenem Husten; oder diagnostische Tests, die die
derzeit geltenden Kriterien für Asthma erfüllen
*Siehe auch:* keuchender Atem R03; Husten R05

## R97 Allergische Rhinitis                                       *J30*

*einschl.:* Heuschnupfen; Rhinitis allergica; vasomotorische Rhinitis
*ausschl.:* Infektion der oberen Atemwege R74; chronische Rhinitis R83

## R98 Hyperventilations-Syndrom                                  *R06.4*

*Kriterien:* Symptome, die auf Hyperventilation zurückzuführen sind und durch das
erneute Einatmen von ausgeatmeter Luft gebessert werden
*Siehe auch:* Atemprobleme R04

## R99 Erkrankungen der Atemwege, sonstige
*J33, J34.1 bis J34.3, J34.8, J38, J39, J47, J60 bis J70, J80 bis J82, J84,*
*J92, J93, J96, J98, Z90.2, Z94.2, Z94.3*

*einschl.:* Aspirations-Pneumonie; Bronchiektase; Verkrümmung der Nasenscheide-
wand; Komplikationen in der Lunge als Folge anderer Erkrankungen; Erkrankungen
des Mediastinums; Nasenpolypen; sonstige Kehlkopferkrankungen; Pneumokoniose;
Pneumothorax; durch Allergie, chemische Substanzen, Staub, Dämpfe oder Schimmel
hervorgerufene Pneumonitis; Atelektase; Atemstillstand; sonstige Erkrankungen der
Atemwege NNB

## S Haut

## Komponente 1 – Symptome und Beschwerden

## S01 Schmerzen/Druckempfindlichkeit der Haut        *R20.8, R52*

*einschl.:* Brennen, schmerzhafte Läsion oder Ausschlag
*ausschl.:* Kribbeln, Empfindungsstörungen N05, N06

## S02 Pruritus [Juckreiz]                                        *L29.8, L29.9*

*einschl.:* Hautreizung →

*ausschl.:* im Anus/Genitalbereich D05; Dermatitis artefacta S99; vulvae X16; der Brustwarzen X20

## S03 Warzen                                                        *B07*

*einschl.:* Verrucae
*ausschl.:* Molluscum contagiosum S95; im Genitalbereich X91, Y76

## S04 Knoten/Schwellung, lokal                                      *R22*

*einschl.:* Papel
*ausschl.:* Insektenstich S12; Brustknoten X19, Y16

## S05 Knoten/Schwellung, generalisiert                              *R21*

*einschl.:* Papeln, Beulen oder Schwellungen an mehreren Stellen
*ausschl.:* geschwollene Knöchel/Ödem K07

## S06 Exanthem [Ausschlag], lokal                          *L53.9, R21*

*einschl.:* Flecken, Erythem, Rötung
*ausschl.:* lokale Knoten/Schwellungen S04

## S07 Exanthem [Ausschlag], generalisiert                 *L53.9, R21*

*einschl.:* Flecken, Erythem, Rötung an mehreren Stellen
*ausschl.:* sonstige Virus-Exantheme A76; generalisierte Knoten/Schwellungen der Haut S05

## S08 Veränderung der Hautfarbe
*L81.0, L81.1, L81.2, L81.3, R23.0, R23.1, R23.2*
*einschl.:* „Augenringe", Zyanose, Erröten, Sommersprossen, Blässe, Pigmentstörung
*ausschl.:* Kontusion/Hämatom S16; Vitiligo S99

## S09 Infektion eines Fingers/einer Zehe                           *L03.0*

*einschl.:* Paronychie
*ausschl.:* posttraumatisch S11; Tinea S74; Monilia-, Candida-Erkrankungen S75

## S10 Furunkel/Karbunkel                                           *L02*

*einschl.:* Abszeß, Furunkel, Follikulitis
*ausschl.:* Lymphadenitis B70; perianal D95; im äußeren Gehörgang H70; Nasenabszeß R73; Infektion an Finger/Zehe S09; Wundinfektion S11; Erysipel S76; pilonidaler Abszeß S85; Hidrosadenitis [Schweißdrüsenentzündung] S92; an den äußeren weiblichen Genitalien X99; an den äußeren männlichen Genitalien Y99

## S11 Hautinfektion, posttraumatische                    T79.3

*einschl.:* posttraumatische Wund- oder Bißinfektion
*ausschl.:* operative Wundinfektion A87; Erysipel S76; Pyodermie S76; Impetigo S84

## S12 Insektenbiß/-stich                                 T14.0

*ausschl.:* toxische Wirkungen A86; Bißinfektion S11; Krätze [Skabies] S72; Lausbefall [Pedikulosis] S73

## S13 Biß von Tier/Mensch                                T14.1

*ausschl.:* toxische Wirkungen A86; Bißinfektion S11

## S14 Verbrennungen/Verbrühungen         T20 bis T25, T30, T31, T32

*einschl.:* alle Grade; äußere chemische Verbrennungen
*ausschl.:* Sonnenbrand S80

## S15 Fremdkörper in der Haut                        T14.0, T14.1

*einschl.:* Fremdkörper unter den Nägeln

## S16 Quetschung/Prellung

$$S00.0, S00.7 \text{ bis } S00.9, S10, S20,$$
$$S30.0, S30.1, S40, S50, S60, S70, S80, S90, T41.0$$

*einschl.:* Hämatom, Ekchymose
*ausschl.:* mit Hautriß S17
*Kriterien:* intakte Hautoberfläche

## S17 Abschürfung/Kratzer/traumatische Blasenbildung

$$S00.0, S00.7 \text{ bis } S00.9, S10,$$
$$S20, S30.7 \text{ bis } S30.9, S40, S50, S60, S70, S80, S90, T14.0$$

*einschl.:* Quetschung mit Hautriß; Schürfwunde/Schramme

## S18 Rißquetsch-/Schnittwunde

$$S00.0, S00.7 \text{ bis } S00.9, S01.0, S01.2, S01.4, S01.7 \text{ bis } S01.9, S11, S21,$$
$$S31.0, S31.1, S31.8, S41, S51, S61, S71, S81, S91, T14.1$$

*einschl.:* der Haut, des subkutanen Gewebes
*ausschl.:* Bißwunde S13

## S19 Hautverletzung, sonstige

*S00.0, S00.7 bis S00.9, S10, S20, S30.7 bis S30.9, S40, S50, S60, S70, S80, S90, T14.0*

*einschl.:* Nagelausriß, Nadelstich, Einstich
*ausschl.:* Bißwunde S13

## S20 Hühneraugen/Schwielen                                    *L84*

*ausschl.:* Hyperkeratose S80

## S21 Symptome/Beschwerden: Haut                               *R23.4*

*einschl.:* trockene Haut, Epidermolyse, Hautschuppenbildung, Runzeln
*ausschl.:* Schweißprobleme A09; Beschwerden der Kopfhaut S24; Erkrankungen der
Schweißdrüsen S92; Ichthyosis S83; Beschwerden der Vulva X10

## S22 Symptome/Beschwerden: Fingernägel

*L60.1, L60.4, L60.5, L60.9, R86.3*

*einschl.:* „Uhrglasnägel"
*ausschl.:* Paronychie S09; eingewachsener Fingernagel S94

## S23 Haarausfall/Kahlheit                                     *L63 bis L66*

*einschl.:* Alopezie

## S24 Symptome/Beschwerden: Haare/Kopfhaut                     *L67, L68*

*einschl.:* trockene Kopfhaut, Hirsutismus
*ausschl.:* Trichotillomanie P29; Follikulitis S10; Haarausfall/Kahlheit S23; Schuppen
S86

## S26 Angst vor Hautkrebserkrankung                            *Z71.1*

*ausschl.:* Wenn der Patient die Krankheit hat, ist die Krankheit zu codieren
*Kriterien:* Besorgnis oder Angst vor Hautkrebs bei einem Patienten, der die Krankheit
nicht hat oder bei dem die Diagnose noch nicht erwiesen ist

## S27 Angst vor sonstiger Hauterkrankung                       *Z71.1*

*ausschl.:* Wenn der Patient die Krankheit hat, ist die Krankheit zu codieren
*Kriterien:* Besorgnis oder Angst vor einer anderen Hauterkrankung bei einem Patienten, der die Krankheit nicht hat oder bei dem die Diagnose noch nicht erwiesen ist

## S28 Eingeschränkte/gestörte Funktion: Haut                    *Z73.6*

*einschl.:* Behinderung infolge einer Hauterkrankung
*Anmerkung:* Zur Ermittlung des funktionellen Zustandes eines Patienten eignen sich
die COOP/WONCA Tafeln (s. Kapitel 8)

## S29 Symptome/Beschwerden: Hautbereich, sonstige     *R23.3, R23.8*

*einschl.:* Hautblutung, Cellulitis, Petechien, Nabelprobleme, Hautverletzung, wunde
Stelle(n)
*ausschl.:* Narbe S99

# Komponente 7 – Diagnosen/Erkrankungen

## S70 Zoster [Gürtelrose]                                      *B02*

*einschl.:* Zoster ophthalmicus, Post-Zoster-Neuralgie
*Kriterien:* Gruppierte Bläschen mit halbseitiger Ausbreitung über den Bereich eines
einzelnen Dermatoms
*Siehe auch:* Hautschmerzen S01; Ausschlag S06

## S71 Herpes simplex                     *B00.0, B00.1, B00.8, B00.9*

*einschl.:* Herpes labialis, Fieberblase
*ausschl.:* Herpes simplex des Auges ohne Ulcus corneae F73; Infektionen im Geni-
talbereich X90, Y72
*Kriterien:* Lokalisierte Bläschen mit geröteter Basis; plus Vorgeschichte ähnlicher
Läsionen, oder virologische bzw. serologische Hinweise
*Siehe auch:* Ausschlag S06

## S72 Krätze [Skabies]/andere Milbenerkrankungen

*B86, B88.0, B88.2*

*Kriterien:* Intensiv juckende Hautläsionen plus Milbengänge an den Seiten der Hand-
flächen, der Finger, des Penis oder in Hautfalten; oder Nachweis von Parasiten oder
Eiern in den Läsionen
*Siehe auch:* Jucken S02

## S73 Lausbefall [Pedikulosis]/sonstiger Parasitenbefall der Haut

*B85, B87, B88.1, B88.3, B88.8, B88.9*

*einschl.:* Flöhe, Läuse, Milben, Zecken
*ausschl.:* Insektenstich S12; Infektionen durch Insektenstich S11
*Kriterien:* Nachweis von Nissen an den Haarschäften bzw. von Ungeziefer auf Haut
oder Kleidern
*Siehe auch:* Jucken S02; Ausschlag S06

## S74 Dermatophytose                                    *B35, B36*

*einschl.:* Pilzinfektion der Haut, Onychomykose, Pityriasis versicolor, Tinea
*ausschl.:* Monilia-, Candida-Erkrankung S75
*Kriterien:* Eitrige, schuppige Läsionen mit freier Mitte und kleinen Bläschen am
Rand; oder Nachweis von Pilzbefall

## S75 Moniliose/Candidiose im Hautbereich                *B37.2*

*einschl.:* Soormykose im Bereich Fingernägel, perianale Region, Haut; Monilia-
Intertrigo
*ausschl.:* Soor/Mundfäule D83, Infektionen des Genitalbereichs X72, Y75

## S76 Hautinfektionen, sonstige
                    *A32.0, A46, A66, A67, L03.1 bis L03.3, L03.8, L03.9, L08, L98.0*

*einschl.:* Cellulitis, Erysipelas, Pyodermie, akute Lymphangitis, Streptokokken-
Hautinfektion
*ausschl.:* Furunkel, Karbunkel, sonstige lokale Hautinfektion S10; Impetigo S84;
Molluscum contagiosum S95, Akne S96

## S77 Bösartige Neubildung der Haut          *C43, C44, C46.0, C46.1*

*einschl.:* Basalzellkarzinom, malignes Melanom, Ulcus rodens, Spinalzellkarzinom
der Haut
*ausschl.:* Präkanzerosen S79
*Kriterien:* Charakteristisches histologisches Erscheinungsbild
*Siehe auch:* sonstige bösartige Neubildungen der Haut (bei ungeklärter Primärlokalisation) A79; gutartige/ungeklärte Neubildung der Haut (wenn kein histologischer
Befund vorliegt) S79

## S78 Lipom                                                  *D17*

## S79 Neubildung im Hautbereich, gutartig/ungeklärt
                                            *D03, D04, D23, D48.5*

*einschl.:* Morbus Bowen, Dermoid-Zyste, Präkanzerosen
*ausschl.:* Mariske K96; Hyperkeratosen S99; Strahlungskeratosen S80; Hämangiom
S81; Naevus S82; pigmentierter Naevus S82; Keloid S99; seborrhoische oder senile
Warzen S99

## S80 Strahlungskeratose/Sonnenbrand              *L55 bis L59*

*einschl.:* Photosensibilität; Strahlungsschäden an der Haut, polymorpher Lichtaus-
schlag →

*ausschl.:* Hautschaden infolge künstlicher Strahlung A87 oder A88; Hyperkeratose NNB S99

## S81 Hämangiom/Lymphangiom                                    *D18*

*einschl.:* Naevus flammeus, Feuermal, „Storchenbiß"
*Kriterien:* vaskulärer oder lymphatischer Tumor, der sich über die Haut erhebt und sich auf Druck entleert
*Siehe auch:* lokale Schwellung S04

## S82 Naevus/Muttermal                                        *D22*

## S83 Angeborene Hautanomalien, sonstige          *Q80 bis Q82, Q84*

*einschl.:* Geburtsmal, Ichthyosis
*ausschl.:* Hämangiom, Lymphangiom S81

## S84 Impetigo                                             *L00, L01*

*einschl.:* Impetigo als Folge anderer Hautkrankheiten
*Kriterien:* Sich ausbreitende Hautläsion aus Maculae, Vesiculae, Pusteln oder einer Kruste auf gerötetem Grund
*Siehe auch:* sonstige lokale Hautinfektionen S11

## S85 Pilonidalzyste/Fistel                                    *L05*

*einschl.:* pilonidaler Abszeß
*ausschl.:* Dermoidzyste S79

## S86 Dermatitis, seborrhoische                                *L21*

*einschl.:* Kopfschorf/Milchschorf, Schuppen
*ausschl.:* seborrhoische Warzen S99
*Kriterien:* Fettige, schuppige Läsionen auf gerötetem Grund in einem oder mehreren der folgenden Bereiche: Kopfhaut, Gesicht, Brustbein, zwischen den Schulterblättern, Nabelgegend und in Körperfalten, sofern die Läsionen nicht auf andere Hauterkrankungen zurückzuführen sind

## S87 Dermatitis, atopisches Ekzem                             *L20*

*einschl.:* Eczema infantum, Dermatitis der Beugeseiten
*ausschl.:* wenn nur äußerer Gehörgang betroffen H70; allergische Dermatitis S88; Windelekzem S89
*Kriterien:* Eitrige exsudative Läsionen mit oder ohne Lichenifizierung in den Bereichen Gesicht und Hals, Handgelenke und Hände, Brust, Knie- und Armbeugen
*Siehe auch:* Ausschlag S06, S07; Jucken S02

## S88 Kontaktdermatitis/allergische Dermatitis
### *L23 bis L25, L27.2, L27.8, L27.9, L30.0, L30.3, L30.4, L30.8, L30.9*

*einschl.:* allergische Dermatitis, chemische Dermatitis; Dermatitis NNB, Ekzem NNB, Intertrigo, durch Kontakt mit Pflanzen, Hautallergie
*ausschl.:* nicht spezifizierte Allergie, nicht spezifizierte allergische Reaktion A92; Kontakt- und sonstige Dermatitis des Augenlids F71; des äußeren Gehörgangs H70; atopisches Ekzem S87; Windelekzem S89; Dermatitis artefacta S99; Nesselsucht S98; Neurodermitis S99
*Kriterien:* Eitrige erythematöse Läsionen, die auf Kontakt mit chemischen Substanzen zurückzuführen sind
*Siehe auch:* Jucken S02; Ausschlag S06, S07

## S89 Windelekzem/Windeldermatitis                    *L22*

*einschl.:* andere Lokalisationen
*Kriterien:* Dermatitis, besonders im Windelbereich, wobei Hautvertiefungen ausgespart bleiben

## S90 Pityriasis rosea                                 *L42*

*Kriterien:* Ovale, schuppige Läsionen im Verlauf der Hautspalten des Oberkörpers, mit einer einzelnen Läsion, die dem akuten Ausschlag vorausging, in der Anamnese
*Siehe auch:* Ausschlag S06, S07

## S91 Psoriasis [Schuppenflechte]                      *L40*

*Kriterien:* Plättchen aus silbrigen Schuppen an Knien, Ellenbogen oder Kopfhaut und/oder Tüpfelnägel
*Anmerkung:* Psoriatische Arthritis ist mit L99 doppelt zu codieren

## S92 Schweißdrüsenerkrankung               *L30.1, L73.2, L74, L75*

*einschl.:* Dyshidrosis, Hitzeausschlag, Hidradenitis, Milien, „prickly heat", Schweißausschlag
*ausschl.:* Hyperhidrosis A09

## S93 Atherom                                          *L72.1*

*einschl.:* Talgdrüsencyste

## S94 Unguis incarnatus                                *L60.0*

*ausschl.:* Paronychie S09

## S95 Molluscum contagiosum                            *B08.1*

## S96 Akne                                     *L70*

*einschl.:* Comedonen [Mitesser], Pickel
*ausschl.:* durch Medikamente verursacht A85

## S97 Chronisches Hautulkus          *I83.0, I83.2, L89, L97, L98.4*

*einschl.:* Wundliegen, Druckstelle, Ulcus varicosum, Dekubitalgeschwür
*ausschl.:* Gangrän K92

## S98 Urticaria [Nesselsucht]                  *L50*

*einschl.:* Nesselausschlag, Quaddeln
*ausschl.:* Medikamentenallergie A85; angioneurotisches Ödem, allergisches Ödem
A92

## S99 Hauterkrankungen, sonstige

*L10 bis L13, L26, L28, L30.2, L30.5, L41, L43 bis L44, L51, L52,
L53.0 bis L53.3, L53.8, L60.2, L60.3, L60.8, L71, L72.0, L72.2,
L72.8, L72.9, L73.0, L73.1, L73.8, L73.9, L80, L81.4 bisL81.9, L82, L83,
L85, L87, L88, L90 bis L95, L98.1 bis L98.3, L98.5 bis L98.9, Z94.5*

*einschl.:* Dermatitis artefacta, Lupus erythematodes discoides, Erythema multiforme,
Erythema nodosum, Granulom, Granuloma anulare, Hyperkeratosis NNB, Keloid,
Kerato-Akanthom; Lichen planus, Neurodermitis, Onychogryposis, Rosacea,
Rhinophyma, Narben, seborrhoische oder senile Warzen, Striae atrophicae, Vitiligo,
sonstige Hauterkrankungen NNB

## T Endokrine Drüsen, Stoffwechsel, Ernährung

## Komponente 1 – Symptome und Beschwerden

## T01 Übermäßiger Durst                        *R63.1*

*einschl.:* Polydipsie

## T02 Übermäßiger Appetit                       *R63.2*

*einschl.:* Übermäßige Nahrungsaufnahme, Polyphagie
*ausschl.:* Bulimie P86

## T03 Appetitmangel                             *R63.0*

*einschl.:* Anorexia
*ausschl.:* Anorexia nervosa P86

## T04 Ernährungsprobleme beim Kleinkind/Kind    *R63.3*

*einschl.:* Probleme, was und wie gegessen/verabreicht werden soll
*ausschl.:* Nahrungsmittelallergie A92; aus psychologischen Gründen P11; Eßstörungen P11; Nahrungsmittelintoleranz D99

## T05 Ernährungsprobleme beim Erwachsenen    *R63.3*

*einschl.:* Probleme, was und wie gegessen/verabreicht werden soll
*ausschl.:* Nahrungsmittelallergie A92; Dysphagie D21; psychisch bedingte Eßstörungen, Nahrungsverweigerung P29; Anorexia/Bulimia nervosa P86; Appetitmangel T03; Nahrungsmittelintoleranz D99

## T07 Gewichtszunahme    *R63.5*

*ausschl.:* Fettleibigkeit T82; Übergewicht T83

## T08 Gewichtsverlust    *R63.4, R64*

*einschl.:* Kachexie
*ausschl.:* Anorexia nervosa P86

## T10 Wachstumsstörung    *E34.3, R62.8, R62.9*

*einschl.:* Gedeihstörung, physiologisch bedingte Wachstumsstörung
*ausschl.:* verzögerte Entwicklungsphasen; Lernstörungen P24; geistige Retardiertheit P85; Verzögerung der Pubertät T99

## T11 Dehydratation    *E86*

*einschl.:* Wassermangel/Austrocknung
*ausschl.:* Salzmangel T99; Elektrolytstörung T99

## T26 Angst vor Krebserkrankung des endokrinen Systems    *Z71.1*

*ausschl.:* Wenn der Patient die Krankheit hat, ist die Krankheit zu codieren
*Kriterien:* Besorgnis oder Angst vor Krebs des endokrinen Systems bei einem Patienten, der die Krankheit nicht hat oder bei dem die Diagnose noch nicht erwiesen ist

## T27 Angst vor sonstigen Erkrankungen des endokrinen/ Stoffwechsel-Systems    *Z71.1*

*ausschl.:* Wenn der Patient die Krankheit hat, ist die Krankheit zu codieren →

*Kriterien:* Besorgnis oder Angst vor einer sonstigen Erkrankung im Bereich endokrine Drüsen, Stoffwechsel oder Ernährung bei einem Patienten, der die Krankheit nicht hat oder bei dem die Diagnose noch nicht erwiesen ist

## T28 Eingeschränkte/gestörte Funktion: endokrine Drüsen/ Stoffwechsel                                             Z73.6

*einschl.:* Eingeschränkte/gestörte Funktion, die mit dem endokrinen System bzw. mit Stoffwechsel- oder Ernährungsfaktoren in Zusammenhang steht
*Anmerkung:* Zur Ermittlung des funktionellen Zustandes eines Patienten eignen sich die COOP/WONCA Tafeln (s. Kapitel 8)

## T29 Symptome/Beschwerden: endokrine Drüsen/Stoffwechsel/ Ernährung, sonstige                                        R63.8

*einschl.:* Heißhunger auf spezifische Nahrungsmittel, Untergewicht
*ausschl.:* Hyperglykämie A91; Flüssigkeitsretention K07

## Komponente 7 – Diagnosen/Erkrankungen

### T70 Endokrine Infektion                                             E06.0

*ausschl.:* Thyreoidits T99

### T71 Bösartige Neubildung an der Schilddrüse                          C73

*Kriterien:* Charakteristisches histologisches Erscheinungsbild
*Siehe auch:* Kropf T81; nicht spezifizierte Neubildung T73

### T72 Gutartige Neubildung an der Schilddrüse                          D34

*ausschl.:* Kropf T81; nicht spezifizierte Neubildung T73

### T73 Neubildung im endokrinen System sonstige/ungeklärte
                                        C74, C75, D09.3, D35, D44

### T78 Persistierender Ductus thyreoglossus/Zyste                       Q89.2

*ausschl.:* Kropf T81

### T80 Angeborene Anomalie im endokrinen/Stoffwechsel-Bereich
                                        E00, Q98.1, Q98.2

*einschl.:* Zwergwuchs, Kretinismus
*ausschl.:* Persistierender Ductus thyreoglossus T78

# T81 Kropf                                                     *E04*

*einschl.:* Schilddrüsenknoten, nichttoxischer Kropf
*ausschl.:* Neubildung an der Schilddrüse T71, T72; Persistierender Ductus thyreoglossus T78; toxischer Kropf T85; Hypothyreose T86

## T82 Fettleibigkeit                                            *E66*

*ausschl.:* Übergewicht T83
*Kriterien:* Ein Body Mass Index über 30

## T83 Übergewicht                                               *E66*

*ausschl.:* Fettleibigkeit T82
*Kriterien:* Ein Body Mass Index über 25, aber unter 30

## T85 Überfunktion der Schilddrüse [Hyperthyreose]/Thyreotoxikose
*E05*

*einschl.:* Basedow'sche Krankheit, toxischer Kropf
*ausschl.:* nichttoxischer Kropf T81
*Kriterien:* Labornachweis einer übermäßigen Schilddrüsenhormonproduktion; oder Schilddrüsenknoten oder Struma plus Tremor, Gewichtsverlust und schneller Puls (über 100/min in Ruhe) oder Augenzeichen (Exophthalmus, Graefe-Zeichen oder Augenmuskellähmung)

## T86 Unterfunktion der Schilddrüse [Hypothyreose]/Myxödem
*E01 bis E03*

*ausschl.:* Kretinismus T80
*Kriterien:* Labornachweis einer verminderten Schilddrüsenhormonfunktion und übermäßig vieler schilddrüsenstimulierender Hormone; oder mindestens vier der folgenden Symptome: Schwäche, Müdigkeit; geistige Veränderungen: Apathie, schlechtes Gedächtnis, Verlangsamung; Stimmveränderungen: rauheres, tieferes, langsameres Sprechen; übermäßige Kälteempfindlichkeit; Verstopfung; grobe, aufgedunsene Gesichtszüge; kalte, trockene, blasse Haut, vermindertes Schwitzen; peripheres Ödem

## T87 Hypoglykämie                                              *E15, E16*

*einschl.:* Hyperinsulinismus
*Kriterien:* Nachweis von Hypoglykämie durch biochemische Tests; oder charakteristische Symptome bei einem Diabetes-Patienten, die durch Einnahme oder Injektion von Zucker gelindert werden

## T89 Diabetes, insulinabhängiger                                        *E10*

*einschl.:* Diabetes, der in der Jugend einsetzt, Typ 1-Diabetes
*ausschl.:* durch Drogen/Medikamente verursachte Hyperglykämie A85; Hyperglykämie als vereinzelter Befund A91; nicht insulinabhängiger Diabetes T90; Diabetes in der Schwangerschaft W85
*Kriterien:* Der Patient bedarf der regelmäßigen, fortwährenden Behandlung mit Insulin, nachdem die Diagnose durch einen der folgenden Punkte erwiesen worden ist:

(a) Die klassischen Diabetes-Symptome wie Polyurie, Polydipsie und rascher Gewichtsverlust in Verbindung mit einer eindeutigen Erhöhung der Blutzuckerwerte
(b) Blutzucker-Nüchternwerte von mindestens 140 mg/dl bei mindestens zwei Gelegenheiten
(c) Blutzuckerwerte von mindestens 200 mg/dl bei mindestens zwei beliebigen Messungen
(d) Ein oraler Glukose-Toleranztest mit einem Blutzuckerwert von mindestens 200 mg/dl nach 1 bis 2 Stunden und einem Blutzuckerwert von mindestens 200 mg/dl nach 2 Stunden
*Anmerkung:* Diese WHO-Kriterien können sich im Lauf der Zeit ändern; außerdem kann es Unterschiede in den Kriterien verschiedener Gesundheitssysteme geben.
*Siehe auch:* Hyperglykämie als vereinzelter Befund A91; nicht insulinabhängiger Diabetes T90
*Anmerkung:* 1. Komplikationen wie z.B. Retinopathie F83 oder Nephropathie U88 sind doppelt zu codieren.
2. Diabetes in der Schwangerschaft ist mit W84 doppelt zu codieren.

## T90 Diabetes, nicht insulinabhängiger                             *E11 bis E14*

*einschl.:* Diabetes NNB, Diabetes, der im Alter einsetzt, Typ 2-Diabetes
*ausschl.:* durch Medikamente verursachte Hyperglykämie A85; Diabetes in der Schwangerschaft W85; Hyperglykämie als vereinzelter Befund A91; insulinabhängiger Diabetes T89
*Kriterien:* Der Patient bedarf keiner regelmäßigen, fortwährenden Behandlung mit Insulin, nachdem die Diagnose durch einen der folgenden Punkte erwiesen worden ist:

(a) Die klassischen Diabetes-Symptome wie Polyurie, Polydipsie und rascher Gewichtsverlust in Verbindung mit einer eindeutigen Erhöhung der Blutzuckerwerte
(b) Blutzucker-Nüchternwerte von mindestens 140 mg/dl bei mindestens zwei Gelegenheiten
(c) Blutzuckerwerte von mindestens 200 mg/dl bei mindestens zwei beliebigen Messungen
(d) Ein oraler Glukose-Toleranztest mit einem Blutzuckerwert von mindestens 200 mg/dl nach 1 bis 2 Stunden und einem Blutzuckerwert von mindestens 200 mg/dl nach 2 Stunden
*Anmerkung:* Diese WHO-Kriterien können sich im Lauf der Zeit ändern; außerdem kann es Unterschiede in den Kriterien verschiedener Gesundheitssysteme geben. →

*Siehe auch:* Hyperglykämie als vereinzelter Befund A91; insulinabhängiger Diabetes T89

*Anmerkung:* 1. Komplikationen wie z.b. Retinopathie F83 oder Nephropathie U88 sind doppelt zu codieren.
2. Diabetes in der Schwangerschaft ist mit W84 doppelt zu codieren.

## T91 Vitamin-/Ernährungsmangel

*E40 bis E46, E50, E51.1, E51.8, E51.9, E52 bis E56, E58 bis E61, E63, E64*

*einschl.:* Beri-Beri, ernährungsbedingter Mineralmangel, Eisenmangel ohne Anämie, Unterernährung, Marasmus, Skorbut
*ausschl.:* Eisenmangel mit Anämie B80; perniziöse Anämie B81; Malabsorptionssyndrom, Sprue D99

## T92 Gicht                                                                *M10*

*ausschl.:* durch Medikamente verursacht A85; erhöhte Harnsäure A91; Pseudogicht und andere durch Kristalle induzierte Arthropathien T99

## T93 Fettstoffwechselstörungen                                            *E78*

*einschl.:* Hyperlipidämie; Anomalien der Lipoproteinwerte; erhöhte Cholesterin- und Triglyzeridwerte; Xanthom

## T99 Erkrankungen im endokrinen/Stoffwechsel-/Ernährungs- bereich, sonstige

*E06.1 bis E06.5, E06.9, E07, E20 bis E32, E34.0 bis E34.2, E34.4 bis E34.9, E65, E67, E68, E70 bis E77, E79, E80, E84, E85, E87 bis E88, M11, M83*

*einschl.:* Akromegalie, Amyloidose, Kristallarthropathien, Cushing-Syndrom, zystische Fibrose, Diabetes insipidus, Gilbert-Syndrom, Conn-Syndrom, Osteomalazie, Funktionsstörung der Nebennieren, Eierstöcke, Hypophyse, Nebenschilddrüse, Hoden oder anderer endokriner Drüsen; Porphyrie; verfrühte oder verzögerte Pubertät; Pseudogicht; renale Glykosurie; Thyreoiditis
*ausschl.:* Nahrungsmittelallergie A92; Nahrungsmittelintoleranz D99; Osteoporose L95

## U Urologisch/Harnorgane

## Komponente 1 – Symptome und Beschwerden

## U01 Dysurie/Schmerz beim Harnlassen                                      *R30*

*einschl.:* Brennen beim Harnlassen →

*ausschl.*: häufiges Harnlassen/Harndrang U02; Urethritis U72

## U02 Häufiges Harnlassen/Harndrang $\quad$ R35

*einschl.*: nächtliches Harnlassen, Polyurie

## U04 Harninkontinenz $\quad$ N39.3, N39.4, R32

*einschl.*: Enuresis [Bettnässen] organischen Ursprungs, unwillkürliches Harnlassen, Streßinkontinenz
*ausschl.*: psychischen Ursprungs P12

## U05 Probleme beim Harnlassen, sonstige $\quad$ R34, R39.1

*einschl.*: Anurie, Oligurie, Harnträufeln
*ausschl.*: Harnverhaltung U08

## U06 Hämaturie [Blutharnen] $\quad$ N02, R31

*einschl.*: Blut im Harn, makroskopischer oder mikroskopischer Befund oder positiver chemischer Test

## U07 Harnbeschwerden/-symptome, sonstige $\quad$ R39.8

*einschl.*: schlecht riechender Harn, dunkler Harn
*ausschl.*: abnormer Befund beim Urintest U98

## U08 Harnverhaltung $\quad$ R33

## U13 Symptome/Beschwerden: Blase, sonstige $\quad$ R39.0, R39.8

*einschl.*: Reizblase, Blasenschmerzen

## U14 Symptome/Beschwerden: Niere $\quad$ N23

*einschl.*: Nierenschmerzen, Nierenprobleme, Nierenkolik
*ausschl.*: Lenden-/Flankenschmerzen L05

## U26 Angst vor Krebserkrankung der Harnorgane $\quad$ Z71.1

*ausschl.*: Wenn der Patient die Krankheit hat, ist die Krankheit zu codieren
*Kriterien*: Besorgnis oder Angst vor Krebs der Harnorgane bei einem Patienten, der die Krankheit nicht hat oder bei dem die Diagnose noch nicht erwiesen ist

## U27 Angst vor einer anderen Erkrankung der Harnorgane    *Z71.1*

*ausschl.*: Besorgnis oder Angst vor Krebserkrankung der Harnorgane U26; Wenn der Patient die Krankheit hat, ist die Krankheit zu codieren
*Kriterien*: Besorgnis oder Angst vor einer anderen Erkrankung der Harnorgane bei einem Patienten, der die Krankheit nicht hat oder bei dem die Diagnose noch nicht erwiesen ist

## U28 Eingeschränkte/gestörte Funktion: Harnorgane
*Z93.5, Z93.6, Z99.2*

*einschl.*: transplantierte Niere
*ausschl.*: Harninkontinenz U04
*Anmerkung*: Zur Ermittlung des funktionellen Zustandes eines Patienten eignen sich die COOP/WONCA Tafeln (s. Kapitel 8)

## U29 Symptome/Beschwerden: Harnorgane, sonstige    *R39.8*

*ausschl.*: reizbare Blase, Blasenschmerzen U13; Nierenprobleme U14

## Komponente 7 – Diagnosen/Erkrankungen

## U70 Pyelonephritis/Pyelitis    *N10 bis N12, N15.1, N15.9*

*einschl.*: Niereninfektion, Nierenabszeß, perinephritischer Abszeß
*Kriterien*: Zwei der folgenden Symptome: Schmerzen in der Lendengegend, oder Druckempfindlichkeit der Nierenlager, oder Untersuchungshinweis auf chronische Nierenschädigung; plus klinischer oder Laborhinweis auf eine Infektion der Harnorgane
*Siehe auch*: Zystitis [Blasenkatarrh] /sonstige Infektion der Harnorgane U71

## U71 Zystitis/sonstige Infektion der Harnorgane    *N30, N39.0*

*einschl.*: asymptomatische Bakteriurie, akute und chronische Zystitis (nicht venerisch), Infektion der unteren Harnorgane, Infektion der Harnorgane NNB
*ausschl.*: Pyelonephritis U70, Urethritis U72, Vaginitis X84, Balanitis Y75
*Anmerkung*: In der Schwangerschaft auch W84 codieren.

## U72 Urethritis    *B37.4, N34*

*einschl.*: Urethritis durch Chlamydien, nicht spezifizierte Urethritis, Urethral-Syndrom, Meatitis
*ausschl.*: Gonokokken-Urethritis, weiblich X71; Urethritis durch Trichomonaden, weiblich X73; Gonokokken-Urethritis, männlich Y71 →

*Kriterien:* Ausfluß aus der Harnröhre mit häufigem, brennendem, schmerzhaftem Harnlassen oder Harndrang ohne Nachweis von Bakteriurie durch Mikroskopie oder Kultur; oder Entzündung an der äußeren Harnröhrenöffnung
*Siehe auch:* schmerzhaftes Harnlassen U01; häufiges Harnlassen/Harndrang U02; Reizblase U13; Ausfluß aus der Harnröhre X29, Y03

## U75 Bösartige Neubildung an der Niere — C64, C65

*Kriterien:* Charakteristisches histologisches Erscheinungsbild
*Siehe auch:* Neubildung an den Harnorganen NNB U79 (wenn kein histologischer Befund verfügbar ist)

## U76 Bösartige Neubildung an der Blase — C67

*Kriterien:* Charakteristisches histologisches Erscheinungsbild
*Siehe auch:* Neubildung an den Harnorganen NNB U79 (wenn kein histologischer Befund verfügbar ist)

## U77 Bösartige Neubildung an den Harnorganen, sonstige — C66, C68

*einschl.:* Bösartige Neubildung an Harnleiter, Harnröhre
*ausschl.:* Bösartige Neubildung an der Prostata Y77
*Kriterien:* Charakteristisches histologisches Erscheinungsbild
*Siehe auch:* Neubildung an den Harnorganen NNB U79 (wenn kein histologischer Befund verfügbar ist)

## U78 Gutartige Neubildung an den Harnorganen — D30

*einschl.:* Blasenpapillom, Polyp der Harnwege
*ausschl.:* Prostata-Hypertrophie Y85
*Kriterien:* Charakteristisches histologisches Erscheinungsbild
*Siehe auch:* Neubildung an den Harnorganen NNB U79 (wenn kein histologischer Befund verfügbar ist)

## U79 Neubildung an den Harnorganen NNB — D09.0, D09.1, D41

*einschl.:* Neubildung an Blase/Niere/Harnleiter/Harnröhre NNB
*ausschl.:* Durch histologischen Befund erwiesene Neubildung an den Harnorganen U75 bis U78

## U80 Verletzungen der Harnorgane
*S37.0 bis S37.3, T19.0, T19.1, T26.3, T28.8*

*einschl.:* Nierenquetschung, Fremdkörper in den Harnorganen

## U85 Angeborene Anomalie der Harnorgane $\qquad$ *Q60 bis Q64*

*einschl.*: Doppelniere/Doppelureter; Zystenniere (angeboren)

## U88 Glomerulonephritis/Nephrose
*N00, N01, N03, N04, N05, N07, N14, N15.0, N15.8*

*einschl.*: akute Glomerulonephritis, Analgetikanephropathie, chronische Glomerulonephritis, Nephritis, Nephropathie, nephrotisches Syndrom
*ausschl.*: Niereninsuffizienz U99
*Kriterien*: Mindestens drei der folgenden Symptome: Hämaturie, Proteinurie, Salz- und Wasserretention in den Nieren, verminderte Nierenfunktion, anhaltende Anomalien des Harnsediments; oder Bestätigung durch Nierenbiopsie
*Siehe auch*: Abnormer Urintest U98; Nierenbeschwerden U14

## U90 Orthostatische/lordotische Albuminurie/Proteinurie $\qquad$ *N39.2*

*einschl.*: lagebedingte Proteinurie
*Kriterien*: Albuminurie nach Gehen, keine Albuminurie nach nächtlichem Liegen und kein Hinweis auf eine Nierenerkrankung
*Siehe auch*: Proteinurie NNB U98

## U95 Harnsteinkrankheit $\qquad$ *N20, N21*

*einschl.*: Steine oder Sand in Blase, Niere, Harnleiter; Urolithiasis
*Kriterien*: Kolikartige Schmerzen und entweder Hämaturie oder Vorgeschichte von Harnsteinen in der Anamnese; oder Abgehen von Harnsteinen; oder Nachweis von Harnsteinen im bildgebenden Verfahren
*Siehe auch*: Blut im Harn U06; Nierenkolik U14; andere Nierensymptome U29; Abnormer Urintest U98

## U98 Abnormer Urintest NNB $\qquad$ *N39.1, R80 bis R82*

*einschl.*: Glykosurie, Proteinurie, Leukozyturie, Pyurie
*ausschl.*: Hämaturie/Blut im Harn U06; orthostatische Albuminurie/Proteinurie U90

## U99 Erkrankungen der Harnorgane, sonstige
*N06, N13, N17 bis N19, N25 bis N28, N31, N32, N35 bis N36, N39.8, N39.9, R39.2, T19.8, T19.9, Z90.5, Z90.6, Z94.0*

*einschl.*: Blasendivertikel, Hydronephrose, Nierenhypertrophie, Blasenhalsobstruktion; Niereninsuffizienz; Karbunkel an der Harnröhre, Harnröhrenstriktur; Ureteralreflux, Urämie; sonstige Erkrankungen der Harnorgane NNB

## W Schwangerschaft, Geburt, Familienplanung

## Komponente 1 – Symptome und Beschwerden

### W01 Fragliche Schwangerschaft $\quad$ Z32.0

*einschl.*: Ausbleiben der Menstruation oder Symptome, die auf eine Schwangerschaft hinweisen
*ausschl.*: Angst vor Schwangerschaft W02; bestätigte Schwangerschaft W78, W79

### W02 Angst vor einer Schwangerschaft $\quad$ Z71.1

*einschl.*: Besorgnis über die Möglichkeit einer unerwünschten Schwangerschaft
*ausschl.*: Besorgnis oder Angst vor einer bestätigten Schwangerschaft W79

### W03 Blutabgänge/Blutung in der Schwangerschaft $\quad$ O20, O46

*einschl.*: Vaginale Blutung in der Schwangerschaft

### W05 Übelkeit/Erbrechen während der Schwangerschaft $\quad$ O21

*einschl.*: Hyperemesis, Morgenübelkeit bei bestätigter Schwangerschaft

### W10 Empfängnisverhütung, post-koital $\quad$ Z30.3

*einschl.*: Pille danach

### W11 Empfängnisverhütung, oral $\quad$ Z30.4

*einschl.*: Familienplanung mittels oraler Hormontherapie

### W12 Empfängnisverhütung, intrauterin $\quad$ T83, Z30.1, Z30.5

*einschl.*: Familienplanung mittels Intrauterinpessar/Spirale

### W13 Sterilisierung $\quad$ Z30.2

*einschl.*: Familienplanung durch Sterilisierung der Frau

### W14 Empfängnisverhütung, sonstige $\quad$ Z30.0, Z30.8, Z30.9

*einschl.*: Empfängnisverhütung NNB, Familienplanung NNB
*ausschl.*: genetische Beratung A98, orale Empfängnisverhütung W11, intrauterin W12, Sterilisierung W13

## W15 Sterilität/reduzierte Fruchtbarkeit          *N97, Z31*

*einschl.*: Sterilität, primär und sekundär
*Kriterien:* Keine Empfängnis trotz zweijährigem ungeschütztem Verkehr
*Siehe auch*: Symptome/Beschwerden bezüglich Schwangerschaft W29

## W17 Postpartale Blutung          *O72*

*Kriterien*: Starke Blutungen bei oder innerhalb von 6 Wochen nach der Entbindung
*Siehe auch*: Beschwerden nach der Geburt W18

## W18 Symptome/Beschwerden: nach der Geburt, sonstige          *O90.9*

*ausschl.*: Wochenbettdepression P76; postpartale Blutung W17; Stillschwierigkeiten W19; Komplikationen W96
*Kriterien:* Beschwerden, die bei oder innerhalb von 6 Wochen nach der Entbindung auftreten

## W19 Symptome/Beschwerden: beim Stillen          *O92.5 bis O92.7*

*einschl.*: Galaktorrhoe, Abstillen, Probleme bei der Entwöhnung
*ausschl.*: Mastitis puerperalis W94; Brustwarzenrhagaden W95

## W21 Besorgnis wegen der äußeren Erscheinung während der Schwangerschaft          *R46.8*

## W27 Angst vor Komplikationen während der Schwangerschaft *Z71.1*

*einschl.*: Angst vor Mißbildungen beim Neugeborenen
*ausschl.*: Wenn die Patientin die Komplikation hat, ist die Komplikation zu codieren
*Kriterien:* Besorgnis oder Angst vor Komplikationen bei einer Patientin, die die Komplikationen nicht hat oder bei der die Diagnose noch nicht erwiesen ist

## W28 Eingeschränkte/gestörte Funktion: Schwangerschaft          *Z73.6*

*einschl.*: Behinderung als Folge oder in Zusammenhang mit einer Schwangerschaft, instabiles Becken
*Anmerkung*: Zur Ermittlung des funktionellen Zustandes einer Patientin eignen sich die COOP/WONCA Tafeln (s. Kapitel 8)

## W29 Symptome/Beschwerden: während der Schwangerschaft, sonstige          *R68.8*

*einschl.*: Symptome/Beschwerden im Bereich Familienplanung

## Komponente 7 – Diagnosen/Erkrankungen

### W70 Puerperalinfektion/-sepsis $\quad\quad\quad\quad$ *O85, O86.1 O86.3*

*ausschl.*: Neugeborenentetanus N72
*Kriterien*: Infektion des Geburtskanals oder der Fortpflanzungsorgane innerhalb von 6 Wochen nach der Entbindung

### W71 Komplikation der Schwangerschaft durch Infektion
*O23, O41.1, O75.2, O75.3, O86.2, O86.4, O86.8, O98*

*ausschl.*: Puerperalinfektion W70; puerperale Mastitis W94

### W72 Bösartige Neubildung im Zusammenhang mit einer Schwangerschaft $\quad\quad\quad\quad$ *C58*

*einschl.*: Chorionepitheliom, Chorionkarzinom

### W73 Gutartige/ungeklärte Neubildung im Zusammenhang mit einer Schwangerschaft $\quad\quad\quad\quad$ *O01*

*einschl.*: Blasenmole/Hydatidenmole

### W75 Komplikation der Schwangerschaft durch Verletzung $\quad$ *T14.9*

*einschl.*: Folgen einer Verletzung, die eine Schwangerschaft komplizieren
*ausschl.*: neue Verletzung infolge Geburt W92, W93

### W76 Komplikation der Schwangerschaft durch angeborene Anomalie $\quad\quad\quad\quad$ *O99.8*

*einschl.*: Anomalien im Mutterleib, die Schwangerschaft oder Geburt beeinträchtigen könnten

### W78 Schwangerschaft $\quad\quad\quad\quad$ *Z32.1, Z33, Z34*

*einschl.*: bestätigte Schwangerschaft
*ausschl.*: unerwünschte Schwangerschaft W79, ektopische Schwangerschaft W80, Risiko-Schwangerschaft W84

### W79 Unerwünschte Schwangerschaft $\quad\quad\quad\quad$ *Z32.1*

### W80 Ektopische Schwangerschaft $\quad\quad\quad\quad$ *O00*

*Kriterien*: Bestätigung durch Palpation, Ultraschall, Laparoskopie, Kuldoskopie oder chirurgischen Eingriff →

*Siehe auch*: Blutung/Blutabgänge in der Schwangerschaft W03; sonstige Symptome in der Schwangerschaft W29

## W81 Schwangerschaftstoxikose                              *O10 bis O16*

*einschl.*: Eklampsie, Hypertonie, Ödem, Proteinurie in der Schwangerschaft; Präeklampsie
*Siehe auch*: sonstige Symptome oder Beschwerden in der Schwangerschaft W29

## W82 Abortus, spontaner                              *O02, O03, O05, O06*

*einschl.*: Fehlgeburt; drohender, kompletter, inkompletter, habitueller Abortus; „missed abortion"
*ausschl.*: eingeleiteter Abortus W83; Blutungen vor der Geburt W03; vorzeitige Kontraktionen nach der 22. Woche der Schwangerschaft W92; Tod des Fötus, Totgeburt nach der 22. Woche der Schwangerschaft W93

## W83 Abortus, eingeleiteter                              *O04, Z30.3*

*einschl.*: Schwangerschaftsabbruch, alle Komplikationen

## W84 Risikoschwangerschaft
*O24.0 bis O24.3, O24.9, O25, O30 bis O36, O40, O43, O44, O99, Z35*

*einschl.*: Erstgeburt im fortgeschrittenen Alter; Anämie in der Schwangerschaft; Diabetes oder andere bereits bestehende chronische Erkrankung, die die Schwangerschaft beeinträchtigen könnte (s. Anmerkung); enges Becken; Hydramnion; anomale Kindslage; Mehrlings-Schwangerschaft; Placenta praevia; früherer Kaiserschnitt; zu kleiner Fötus für sein Entwicklungsstadium (small for date fetus)
*ausschl.*: Komplikation der Schwangerschaft durch Infektion W71; ektopische Schwangerschaft W80; Schwangerschaftstoxikose W81; Schwangerschaftsdiabetes W85
*Anmerkung*: Doppelt codieren mit Diabetes (T89 oder T90) oder anderer bestehender chronischer Erkrankung

## W85 Diabetes in der Schwangerschaft                              *O24.4*

*einschl.*: Diabetes, der während der Schwangerschaft auftritt
*ausschl.*: bereits bestehender Diabetes T89 oder T90
*Kriterien*: Blutzucker-Nüchternwerte über 5,5 mmol/l (100 mg/dl) und/oder Blutzuckerwerte über 10,0 mmol/l (180 mg/dl) - bei Verwendung von venösem Vollblut - nach zwei Stunden bei einem Oralen Glukose-Toleranztest (75g) (Daten 1999)

## W90 Komplikationsfreie Entbindung/Lebendgeburt
*O80, Z37.0, Z37.9, Z38*

## W91 Komplikationsfreie Entbindung/Totgeburt     *Z37.1, Z37.9*

## W92 Komplizierte Entbindung/Lebendgeburt
*O42, O45, O60 bis O71, O73, O75.0, O75.1, O75.4 bis O75.9,*
*O81 bis O84, Z37.2, Z37.5, Z37.9, Z38*

*einschl.*: manuelle oder apparativ unterstützte Geburt; Geburt aus Beckenendlage; Sectio caeasarea [Kaiserschnitt]; Asphyxie; Weheneinleitung; Geburtsverletzung; Placenta praevia; innere Wendung
*ausschl.*: Hämorrhagie W17; Eklampsie W81

## W93 Komplizierte Entbindung/Totgeburt
*O42, O45, O60 bis O71, O73, O75.0, O75.1, O75.4 bis O75.9,*
*O81 bis O84, Z37.1, Z37.3, Z37.4, Z37.6, Z37.7, Z37.9*

*einschl.*: manuelle oder apparativ unterstützte Geburt; Geburt aus Beckenendlage; Sectio caesarea [Kaiserschnitt]; Asphyxie; Weheneinleitung; Geburtsverletzung; Placenta praevia; innere Wendung
*ausschl.*: Hämorrhagie W17; Eklampsie W81

## W94 Puerperale Mastitis     *O91*

*einschl.*: Brustabszeß
*Kriterien*: Schmerzen in der/Entzündung der Brust beim Stillen innerhalb von 6 Wochen nach der Entbindung
*Siehe auch*: Stillbeschwerden W19

## W95 Brustbeschwerden in der Schwangerschaft/im Wochenbett, sonstige     *O92.0 bis O92.4*

*einschl.*: Brustbeschwerden im Wochenbett, Brustwarzenrhagaden
*ausschl.*: Stillbeschwerden W19; Mastitis W94; Brustbeschwerden, die nicht mit Schwangerschaft bzw. Stillen zusammenhängen X21

## W96 Komplikationen im Wochenbett, sonstige
*O87, O90.4, O90.5, O90.8, O90.9*

*ausschl.*: Wochenbettdepression P76; Wochenbettpsychose P98; Puerperalinfektion W70; Schwangerschaftstoxikose W81; Brustbeschwerden während der Schwangerschaft W95

## W99 Störungen bei Schwangerschaft/Entbindung, sonstige
*O07, O08, O22, O26, O28, O41.0, O41.8, O41.9, O47, O48, O88, O95 bis O97*

*ausschl.*: Scheinschwangerschaft P75

**X Weibliche Genitalien (inkl. Brust)**

## Komponente 1 – Symptome und Beschwerden

### X01 Schmerzen im weiblichen Genitalbereich    *R52*

*einschl.*: Schmerzen im Becken, in der Vulva
*ausschl.*: Menstruationsschmerz X02, Dyspareunie X04, Brustschmerz X18

### X02 Menstruationsschmerz    *N94.4 bis N94.6*

*einschl.*: Dysmenorrhoe

### X03 Schmerzen zur Monatsmitte    *N94.0*

*einschl.*: Mittelschmerz, Ovulationsschmerz

### X04 Schmerzhafter Geschlechtsverkehr bei der Frau    *N94.1, N94.2*

*einschl.*: Dyspareunie, Vaginismus NNB
*ausschl.*: psychisch bedingte Sexualprobleme P07, P08

### X05 Ausbleibende/zu seltene Menstruation    *N91*

*einschl.*: Amenorrhoe, verzögerte oder verspätete Regelblutung, Oligomenorrhoe
*ausschl.*: fragliche Schwangerschaft W01, Angst vor Schwangerschaft W02

### X06 Übermäßige Menstruation    *N92.0, N92.2, N92.4*

*einschl.*: Menorrhagie, auch in der Pubertät

### X07 Unregelmäßige/zu häufige Menstruation    *N92.1, N92.5, N92.6*

*einschl.*: Polymenorrhoe
*ausschl.*: Menorrhagie, Pubertätsblutung X06

### X08 Blutungen, nicht während der Menstruation
*N92.3, N93.8, N93.9*

*einschl.*: Durchbruchblutung, dysfunktionelle Gebärmutterblutung, Metrorrhagie, Ovulationsblutung, „spotting"
*ausschl.*: Blutung in der Postmenopause X12, postkoitale Blutung X13

### X09 Prämenstruelle Symptome/Beschwerden N94.9

*einschl.*: Alle Symptome, die mit der prämenstruellen Periode zusammenhängen
*ausschl.*: prämenstruelles Spannungs-Syndrom X89

### X10 Hinausschieben der Menstruation Z30.9

*Kriterien*: Hinausschieben der erwarteten regelmäßigen Menstruation durch Hormonbehandlung

### X11 Symptome/Beschwerden in Zusammenhang mit dem Klimakterium
N95.1 bis N95.3, N95.8, N95.9

*einschl.*: Symptome, die sich aus dem Klimakterium ergeben; atrophische Colpitis, senile Colpitis
*ausschl.*: Blutung nach der Menopause X12

### X12 Blutung nach der Menopause N95.0

*Kriterien*: Vaginale Blutung entweder nach einer mindestens 6 Monate andauernden Amenorrhoe oder nach Nachweis der Menopause durch entsprechende Labortests
*Siehe auch:* unregelmäßige Menstruation X07

### X13 Postkoitale Blutung N93.0

*einschl.*: Blutung bei Verkehr

### X14 Ausfluß aus der Vagina N89.8

*einschl.*: Fluor vaginalis, Leukorrhoe
*ausschl.*: Blutungen X06-X08; atrophische Colpitis X11; Gonorrhoe [Tripper] X71; urogenitale Candidiasis X72; urogenitale Trichomoniasis X73; Chlamydien-Infektion X92

### X15 Symptome/Beschwerden: Vagina, sonstige N89.9

*einschl.*: Trockenheit
*ausschl.*: Schmerzen in den Genitalien X01; organischer Vaginismus X04; atrophische Colpitis X11

### X16 Symptome/Beschwerden: Vulva L29.2, N90.9

*einschl.*: Jucken an der Vulva, Trockenheit der Vulva
*ausschl.*: Schmerzen in der Vulva X01, Abszeß an der Vulva X99

## X17 Symptome/Beschwerden: weibliches Becken  *N94.9*

*ausschl.*: Genitalschmerz X01

## X18 Brustschmerzen bei der Frau  *N64.4*

*einschl.*: Mastodynie
*ausschl.*: in der Schwangerschaft oder beim Stillen W19

## X19 Knoten/Gewebsmasse an der weiblichen Brust  *N63*

*einschl.*: zystische Mastopathie

## X20 Symptome/Beschwerden: weibliche Brustwarzen  *N64.0, N64.5*

*einschl.*: Ausfluß aus den Brustwarzen, Rissigkeit, Schmerz, Jucken, Retraktion
*ausschl.*: in der Schwangerschaft oder beim Stillen W19

## X21 Symptome/Beschwerden: weibliche Brust, sonstige
*N61, N62, N64.3, N64.5, N64.9*

*einschl.*: Mastitis (nicht beim Stillen), einfache Mastopathie, Galaktorrhoe
*ausschl.*: Mastitis (beim Stillen) W94

## X22 Besorgnis über Aussehen der weiblichen Brust  *R46.8*

## X23 Angst vor Geschlechtskrankheit bei der Frau  *Z71.1*

*ausschl.*: Angst vor HIV/AIDS; Wenn die Patientin die Krankheit hat, ist die Krankheit zu codieren
*Kriterien*: Besorgnis oder Angst vor einer Geschlechtskrankheit bei einer Patientin, die die Krankheit nicht hat oder bei der die Diagnose noch nicht erwiesen ist

## X24 Angst vor sexueller Funktionsstörung bei der Frau  *Z70, Z71.1*

*ausschl.*: Wenn die Patientin eine Funktionsstörung hat, ist die Störung zu codieren
*Kriterien*: Besorgnis oder Angst vor einer sexuellen Funktionsstörung bei einer Patientin, die die Störung nicht hat oder bei der die Diagnose noch nicht erwiesen ist

## X25 Angst vor Krebserkrankung im weiblichen Genitalbereich
*Z71.1*

*ausschl.*: Wenn die Patientin die Krankheit hat, ist die Krankheit zu codieren
*Kriterien*: Besorgnis oder Angst vor Krebs im Genitalbereich bei einer Patientin, die die Krankheit nicht hat oder bei der die Diagnose noch nicht erwiesen ist

## X26 Angst vor Brustkrebs bei der Frau                    Z71.1

*ausschl.*: Wenn die Patientin die Krankheit hat, ist die Krankheit zu codieren
*Kriterien*: Besorgnis oder Angst vor Brustkrebs bei einer Patientin, die die Krankheit nicht hat oder bei der die Diagnose noch nicht erwiesen ist

## X27 Angst vor sonstiger Erkrankung des weiblichen Genitalbereichs/der weiblichen Brust                    Z71.1

*ausschl.*: Angst vor Krebs im weiblichen Genitalbereich X25; Angst vor Brustkrebs bei der Frau X26; Wenn die Patientin die Krankheit hat, ist die Krankheit zu codieren
*Kriterien*: Besorgnis oder Angst vor einer anderen Erkrankung der Genitalien/Brust bei einer Patientin, die die Krankheit nicht hat oder bei der die Diagnose noch nicht erwiesen ist

## X28 Eingeschränkte/gestörte Funktion: weibliche Genitalien
Z73.6, Z90.7

*ausschl.*: sexuelle Funktionsstörung P07, P08; Schmerzen beim Geschlechtsverkehr X04; Vaginismus X04
*Anmerkung*: Zur Ermittlung des funktionellen Zustandes einer Patientin eignen sich die COOP/WONCA Tafeln (s. Kapitel 8)

## X29 Symptome/Beschwerden: weiblicher Genitalbereich, sonstige
N94.9, R36

*einschl.*: Ausfluß aus der Harnröhre bei der Frau

## Komponente 7 – Diagnosen/Erkrankungen

## X70 Syphilis bei der Frau                    A50 bis A53, A65

*einschl.*: Syphilis (alle Lokalisationen)
*Kriterien*: Nachweis von Treponema pallidum durch mikroskopische Untersuchung, oder positiver serologischer Test auf Syphilis

## X71 Gonorrhoe bei der Frau                    A54

*einschl.*: Gonorrhoe (alle Lokalisationen)
*Kriterien*: Eitriger Ausfluß aus Urethra oder Vagina bei einer Patientin nach Kontakt mit einem bekannten Fall; oder Nachweis von gramnegativen, intrazellulären Diplococcen im Ausfluß; oder Kultur von *Neisseria gonorrhoeae*
*Siehe auch*: Urethritis U72; Ausfluß aus der Harnröhre X29

# X72 Candidiasis (Candida-Mykose) im weiblichen Genitalbereich

*B37.3, B37.4*

*einschl.*: Monilia-Infektion der Vagina oder der Cervix; Soormykose
*Kriterien*: Entzündung der Schleimhäute oder der Haut im Urogenitalbereich mit charakteristischem weißem Belag oder Nachweis von Candida
*Siehe auch*: Ausfluß aus der Vagina X14; Colpitis X84

# X73 Trichomoniasis im weiblichen Genitalbereich

*A59.0*

*Kriterien*: Charakteristischer übelriechender Ausfluß oder Nachweis von Trichomonaden durch mikroskopische Untersuchung
*Siehe auch*: Ausfluß aus der Vagina X14; Colpitis X84

# X74 Entzündliche Erkrankungen des weiblichen Beckens

*N70, N71, N73*

*einschl.*: Endometritis, Oophoritis, Salpingitis
*ausschl.*: Geschlechtskrankheiten der Frau X70 bis X73; Chlamydia-Infektion X92
*Kriterien*: Schmerzen im Unterbauch mit starker Druckempfindlichkeit des Uterus oder der Adnexe bei Palpation, plus weitere Hinweise auf Entzündung
*Siehe auch*: Pelvipathie X99

# X75 Bösartige Neubildung an der Cervix Uteri

*C53, D06*

*einschl.*: Carcinoma in situ, CIN (cervikale intraepitheliale Neoplasie) grade 3
*ausschl.*: abnormer Papanicolaou-Abstrich, CIN grade 1 und 2 X86
*Kriterien*: Charakteristisches histologisches Erscheinungsbild

# X76 Bösartige Neubildung an der weiblichen Brust

*C50*

*einschl.*: Carcinoma in situ, intraductales Karzinom
*Kriterien*: Charakteristisches histologisches Erscheinungsbild
*Siehe auch*: Schwellung/Knoten in der Brust X19

# X77 Bösartige Neubildung im weiblichen Genitalbereich, sonstige

*C51, C52, C54 bis C57*

*einschl.*: Bösartige Neubildungen an Adnexen, Ovarien, Uterus, Vagina, Vulva
*ausschl.*: Carcinoma in situ X81
*Kriterien*: Charakteristisches histologisches Erscheinungsbild
*Siehe auch*: sonstige/ungeklärte Neubildungen im weiblichen Genitalbereich X81

## X78 Fibromyom des Uterus                                           *D25*

*einschl.*: fibroider Uterus, Fibromyom der Cervix, Myom
*Kriterien*: Vergrößerung des Uterus, die nicht auf Schwangerschaft oder bösartige
Neubildung zurückzuführen ist, mit einem oder mehreren Tumor(en) am Uterus

## X79 Gutartige Neubildung an der weiblichen Brust              *D24*

*einschl.*: Fibroadenom der weiblichen Brust
*ausschl.*: Zystenerkrankung der Brust X88
*Kriterien*: Charakteristisches histologisches Erscheinungsbild
*Siehe auch*: Knoten in der Brust X19

## X80 Gutartige Neubildung an den weiblichen Genitalien

*D26 bis D28*

*ausschl.*: Polyp an der Cervix X85; physiologische Zyste an Eierstock X99

## X81 Neubildungen im weiblichen Genitalbereich, sonstige/ungeklärte

*D05, D06, D07.0 bis D07.3, D39, D48.9*

*einschl.*: sonstiges Carcinoma in situ; durch Biopsie nachgewiesene CIN (cervical
intraepithelial neoplasia) grade 3
*ausschl.*: Carcinoma in situ der Cervix X75; Polyp des Endometriums X99

## X82 Verletzung im weiblichen Genitalbereich

*S30.2, S31.4, S31.5, S37.4 bis S37.6, S38.0, S38.2,*
*T19.2, T19.3, T28.3, T28.8*

*einschl.*: Fremdkörper in der Vagina, Beschneidung der Frau
*ausschl.*: als Folge einer Geburt W92, W93

## X83 Angeborene Anomalie der weiblichen Genitalien

*Q50 bis Q52, Q56, Q83*

*einschl.*: Hermaphroditismus, Hymen imperforatum
*ausschl.*: andere genetische Syndrome A90

## X84 Colpitis/Vulvitis NNB                                          *N76*

*einschl.*: Gardnerella-Infektion der Vagina (Amincolpitis)
*ausschl.*: Candidiasis im Genitalbereich X72; Trichomoniasis im Genitalbereich X73;
atrophische Vaginitis X11

## X85 Erkrankung der Cervix NNB          *N72, N84.1, N86 bis N88*

*einschl.*: Erosion der Portio, cervikale Leukoplakie; Cervizitis; Polyp an der Cervix-schleimhaut; alte Lazeration der Cervix
*ausschl.*: Anomalien der Cervix in Schwangerschaft/Geburt/Wochenbett W77; abnormer Papanicolaou-Abstrich X86

## X86 Abnormer Papanicolaou-Abstrich          *R87*

*einschl.*: CIN (cervikale intraepitheliale Neoplasie) grade 1 und grade 2; cervikale Dysplasie
*ausschl.*: Dysplasie, die durch Biopsie nachgewiesen ist X85; CIN grade 3 X81; durch Biopsie nachgewiesenes Carcinoma in situ X81

## X87 Uterovaginaler Vorfall          *N81*

*einschl.*: Zystozele, Rektozele, Procidentia
*ausschl.*: Streßinkontinenz U04

## X88 Fibrozystische Erkrankung der Brust          *N60*

*einschl.*: chronische zystische Erkrankung der Brust, zystische Fibroadenose der Brust, Dysplasie der Brust, vereinzelte Zyste an der Brust

## X89 Prämenstruelles Syndrom          *N94.3*

*Kriterien*: Periodisches Auftreten während des Menstruationszyklus von mindestens zwei der folgenden Symptome: Ödem; Druckempfindlichkeit oder Anschwellen der Brust; Kopfschmerzen; Reizbarkeit; Stimmungsschwankungen
*Siehe auch*: prämenstruelle Beschwerden X09

## X90 Herpes der weiblichen Genitalien          *A60*

*einschl.*: anogenitaler Herpes simplex
*Kriterien*: Kleine Bläschen mit typischem Erscheinungsbild und typischer Lokalisie-rung, die sich zu schmerzhaften Geschwüren und Schorf entwickeln

## X91 Condylomata acuminata bei der Frau          *A63.0*

*einschl.*: venerische Warzen, Papillom(a)-Virusinfektion beim Menschen
*Kriterien*: Charakteristisches Erscheinungsbild der Läsionen, oder charakteristisches histologisches Erscheinungsbild

## X92 Chlamydien-Infektion im weiblichen Genitalbereich          *A56*

*Kriterien*: Nachgewiesene Chlamydien-Infektion

## X99 Erkrankungen im weiblichen Genitalbereich, sonstige

*A55, A57, A58, A63.8, N61, N64.1, N64.2, N64.8, N75, N80, N82,
N83, N84.0, N84.2, N84.2, N84.4, N84.9, N85, N89.0 bis N89.7,
N90.0 bis N90.8, N94.8, N94.9, N96, N98, Z90.1, Z90.7*

*einschl.*: Bartholini-Zyste oder Abszeß; Polyp am Endometrium, Endometriose; Fistel
im Genitalbereich; Pelvipathie, physiologische Ovarialzyste
*ausschl.*: durch Geschlechtsverkehr übertragene Erkrankung NNB A78

## Y Männliche Genitalien (inkl. Brust)

## Komponente 1 – Symptome und Beschwerden

### Y01 Schmerzen im Penis                              *N48.9, R52*

*ausschl.*: Priapismus, schmerzhafte Erektion Y08

### Y02 Schmerzen in den Hoden/im Scrotum         *R10.2, N50.9, R52*

*einschl.*: Perineum, Becken

### Y03 Ausfluß aus der Urethra                        *R36*

### Y04 Symptome/Beschwerden: Penis, sonstige          *N48.9*

*einschl.*: Symptome/Beschwerden der Vorhaut
*ausschl.*: Schmerzen im Penis Y01; Priapismus Y08

### Y05 Symptome/Beschwerden: Hoden/Scrotum, sonstige

*L29.1, N50.9*

*einschl.*: Tumoröse Veränderung an den Hoden
*ausschl.*: Schmerzen in den Hoden/im Scrotum Y02

### Y06 Symptome/Beschwerden: Prostata                *N40, N42.9*

*einschl.*: Prostatahypertrophie
*ausschl.*: Häufiges Harnlassen/Harndrang U02; Harnverhaltung U08

### Y07 Impotenz NNB                                    *N48.4*

*einschl.*: Impotenz organischen Ursprungs
*ausschl.*: vermindertes sexuelles Verlangen P07; verminderte sexuelle Erfüllung P08;
psychogene Impotenz P08

## Y08 Symptome/Beschwerden: männliche Sexualfunktionen, sonstige
*N48.3, N48.9*

*einschl.*: schmerzhafte Erektion, Priapismus
*ausschl.*: vermindertes sexuelles Verlangen P07; verminderte sexuelle Erfüllung P08, psychogene Impotenz P08

## Y10 Sterilität/reduzierte Fruchtbarkeit beim Mann
*N46*

*Kriterien:* Keine Empfängnis trotz zweijährigem Bemühen

## Y13 Sterilisierung beim Mann
*Z30.2*

*einschl.*: Familienplanung durch Sterilisierung des Mannes, Vasektomie

## Y14 Familienplanung beim Mann, andere Methoden
*Z30.0, Z30.8, Z30.9*

*einschl.*: Empfängnisverhütung NNB, Familienplanung NNB
*ausschl.*: genetische Beratung A98

## Y16 Symptome/Beschwerden: männliche Brust
*N62, N63*

*einschl.*: Knoten in der männlichen Brust, Gynäkomastie
*ausschl.*: Erkrankung der männlichen Brust Y99

## Y24 Angst vor sexueller Funktionsstörung beim Mann
*Z71.1*

*ausschl.*: Wenn der Patient die Krankheit hat, ist die Krankheit zu codieren
*Kriterien*: Besorgnis oder Angst vor einer sexuellen Funktionsstörung bei einem Patienten, der die Störung nicht hat

## Y25 Angst vor Geschlechtskrankheit beim Mann
*Z71.1*

*ausschl.*: Furcht vor HIV oder AIDS B25; Wenn der Patient die Krankheit hat, ist die Krankheit zu codieren
*Kriterien*: Besorgnis oder Angst vor einer Geschlechtskrankheit bei einem Patienten, der die Krankheit nicht hat oder bei dem die Diagnose noch nicht erwiesen ist

## Y26 Angst vor Krebserkrankung der männlichen Genitalien
*Z71.1*

*ausschl.*: Wenn der Patient die Krankheit hat, ist die Krankheit zu codieren
*Kriterien*: Besorgnis oder Angst vor Krebs der Genitalien bei einem Patienten, der die Krankheit nicht hat oder bei dem die Diagnose noch nicht erwiesen ist

## Y27 Angst vor sonstiger Erkrankung der männlichen Genitalien

*Z71.1*

*ausschl.*: Wenn der Patient die Krankheit hat, ist die Krankheit zu codieren
*Kriterien*: Besorgnis oder Angst vor einer sonstigen Erkrankung der Genitalien bei einem Patienten, der die Krankheit nicht hat oder bei dem die Diagnose noch nicht erwiesen ist

## Y28 Eingeschränkte/gestörte Funktion: männliche Genitalien

*Z73.6, Z90.7*

*ausschl.*: Sexuelle Funktionsstörung P07, P08; Impotenz NNB Y07
*Anmerkung*: Zur Ermittlung des funktionellen Zustandes eines Patienten eignen sich die COOP/WONCA Tafeln (s. Kapitel 8)

## Y29 Symptome/Beschwerden: männliche Genitalien, sonstige *N50.9*

## Komponente 7 – Diagnosen/Erkrankungen

## Y70 Syphilis beim Mann *A50 bis A53, A56*

*einschl.*: Syphilis (alle Lokalisationen)
*Kriterien*: Nachweis von *Treponema pallidum* durch mikroskopische Untersuchung oder positiver serologischer Test auf Syphilis

## Y71 Gonorrhoe beim Mann *A54*

*einschl.*: Gonorrhoe (alle Lokalisationen)
*Kriterien*: Ausfluß aus Urethra oder Vagina mit Nachweis von gramnegativen, intrazellulären Diplococcen bei einem Patienten nach einem Kontakt mit einem erwiesenen Fall, oder Kultur von *Neisseria gonorrhoeae*
*Siehe auch*: Urethritis U72; Ausfluß aus der Harnröhre Y03

## Y72 Genitaler Herpes beim Mann *A60*

*einschl.*: anogenitaler Herpes; Herpes genitalis beim Mann
*Kriterien*: Kleine Bläschen von charakteristischer Erscheinung und Lokalisation, die sich zu schmerzhaften Geschwüren und Krusten entwickeln

## Y73 Entzündung der Prostata/der Samenblase *A59.0, N41, N49.0*

*Kriterien*: Druckempfindlichkeit der Prostata oder der Samenblasen bei Palpation und Anzeichen für Entzündung im Harntest

## Y74 Orchitis/Epididymitis                    *N45*

*ausschl.*: Mumps-Orchitis D71; Tuberkulose A70; durch Gonokokken-Infektion Y71; Hodentorsion Y99
*Kriterien*: Sowohl Schwellung als auch Druckempfindlichkeit der Hoden oder Nebenhoden bei Fehlen einer spezifischen Ätiologie (Mumps, Gonokokken-Infektion, Tuberkulose, Trauma oder Torsion)
*Siehe auch*: Hodenbeschwerden Y05

## Y75 Balanitis                                *B37.4, N48.1*

*einschl.*: Candidiasis des glans penis
*ausschl.*: Syphilis Y70; Gonorrhoe Y71; Herpes Y72; Skabies S72
*Kriterien:* Anzeichen für Entzündung der Vorhaut oder der Glans penis

## Y76 Condylomata acuminata beim Mann          *A63.0*

*einschl.*: Feigwarzen, Papilloma-Virusinfektion beim Menschen
*Kriterien*: Charakteristische Läsionen, oder charakteristisches histologisches Erscheinungsbild

## Y77 Bösartige Neubildung an der Prostata      *C61*

*Kriterien*: Charakteristisches histologisches Erscheinungsbild
*Siehe auch*: gutartige/ungeklärte Neubildungen (wenn kein histologischer Befund vorliegt) Y79

## Y78 Bösartige Neubildung an den männlichen Genitalien, sonstige
*C50, C60, C62, C63*

*einschl.*: an den Hoden, Seminom, Karzinom der männlichen Brust
*Kriterien*: Charakteristisches histologisches Erscheinungsbild
*Siehe auch*: gutartige/ungeklärte Neubildungen (wenn kein histologischer Befund vorliegt) Y79

## Y79 Gutartige/ungeklärte Neubildung an den männlichen Genitalien
*D07.4 bis D07.6, D24, D29, D40, D48.6*

*einschl.*: an der männlichen Brust
*ausschl.*: Hypertrophie der Prostata Y85

## Y80 Verletzung der männlichen Genitalien
*S30.2, S31.2, S31.3, S31.5, S38.0, S38.2, T28.3, T28.8*

*einschl.*: Beschneidung

## Y81 Phimose/rüsselförmiges Präputium                    *N47*

*einschl.*: Paraphimose
*Kriterien*: Für rüsselförmiges Präputium: Übermäßig lange Vorhaut, die nicht über die Glans penis zurückgezogen werden kann; für Phimose: Die Enge der Vorhaut verhindert ein Zurückziehen über die Glans penis

## Y82 Hypospadie                                          *Q54*

## Y83 Hodenhochstand [Hodenretention]                     *Q53*

*einschl.*: Kryptorchismus
*ausschl.*: retraktiler Hoden Y84
*Kriterien*: Der Hoden ist noch nie im Hodensack beobachtet worden und läßt sich auch nicht in den Hodensack transferieren

## Y84 Angeborene Anomalien der männlichen Genitalien, sonstige
*Q55, Q56, Q83*

*einschl.*: Hermaphroditismus, retraktiler Hoden

## Y85 Gutartige Prostatahypertrophie                      *N40*

*einschl.*: Fibrom(a), Hyperplasie, Mittellappen-Syndrom, Unwegsamkeit der Prostata, Prostatomegalie
*Kriterien*: Vergrößerte, glatte, pralle Prostata, nachgewiesen durch Palpation, Zystoskopie oder bildgebendes Verfahren, ohne Hinweis auf Prostatakarzinom
*Siehe auch*: Symptome/Beschwerden beim Harnlassen U01-U05; Harnverhaltung U08

## Y86 Hydrozele                                  *N43.0 bis N43.3*

*Kriterien*: Nicht schmerzhafte, fluktuierende Schwellung im Bereich der Hoden oder des Samenstranges mit Nachweis der Schwellung durch Diaphanoskopie oder im bildgebenden Verfahren
*Siehe auch*: Symptome/Beschwerden der Hoden/des Hodensacks Y05

## Y99 Erkrankungen der männlichen Genitalien, sonstige
*A55, A57, A58, A63.8, N42.0 bis N42.2, N42.8, N42.9, N43.4, N44,*
*N48.0, N48.2, N48.5, N48.6, N48.8, N49.1, N49.2, N49.8, N49.9,*
*N50.0, N50.1, N50.8, N50.9, N64.8, Z90.7*

*einschl.*: Erkrankung der männlichen Brust, Epididymalzyste, Spermatozele, Hodentorsion, sonstige Erkrankungen der männlichen Genitalien NNB
*ausschl.*: durch Geschlechtsverkehr übertragene Erkrankung NNB A78; Gynäkomastie Y16; Karzinom der männlichen Brust Y78

## Z Soziale Probleme

# Komponente 1 – Symptome und Beschwerden

## Z01 Armut/finanzielle Probleme          *Z59.5, Z59.6, Z59.7 bis Z59.9*

*Anmerkung*: Probleme, die die Lebensbedingungen betreffen, setzen voraus, daß der Patient sich besorgt darüber geäußert hat, die Existenz des Problems anerkennt und Hilfe wünscht. Unabhängig von den objektiv vorhandenen Bedingungen kann ein Patient seine Situation als problematisch beurteilen. Eine korrekte Klassifizierung dieser Probleme erfordert sowohl die Anerkennung absoluter Unterschiede in bezug auf die Lebensbedingungen als auch die Beachtung der Perspektive der Einzelperson.

## Z02 Probleme mit Nahrung/Wasser          *Z58.6, Z59.4*

*Anmerkung*: Probleme, die die Lebensbedingungen betreffen, setzen voraus, daß der Patient sich besorgt darüber geäußert hat, die Existenz des Problems anerkennt und Hilfe wünscht. Unabhängig von den objektiv vorhandenen Bedingungen kann ein Patient seine Situation als problematisch beurteilen. Eine korrekte Klassifizierung dieser Probleme erfordert sowohl die Anerkennung absoluter Unterschiede in bezug auf die Lebensbedingungen als auch die Beachtung der Perspektive der Einzelperson.

## Z03 Probleme mit Unterkunft/Nachbarschaft
*Z59.0 bis Z59.3, Z59.8, Z59.9*

*Anmerkung*: Probleme, die die Lebensbedingungen betreffen, setzen voraus, daß der Patient sich besorgt darüber geäußert hat, die Existenz des Problems anerkennt und Hilfe wünscht. Unabhängig von den objektiv vorhandenen Bedingungen kann ein Patient seine Situation als problematisch beurteilen. Eine korrekte Klassifizierung dieser Probleme erfordert sowohl die Anerkennung absoluter Unterschiede in bezug auf die Lebensbedingungen als auch die Beachtung der Perspektive der Einzelperson.

## Z04 Kulturell bedingte Sozialprobleme          *Z60.1 bis Z60.9*

*einschl.*: außereheliche Schwangerschaft
*ausschl.*: unerwünschte Schwangerschaft W79
*Anmerkung*: Probleme, die die Lebensbedingungen betreffen, setzen voraus, daß der Patient sich besorgt darüber geäußert hat, die Existenz des Problems anerkennt und Hilfe wünscht. Unabhängig von den objektiv vorhandenen Bedingungen kann ein Patient seine Situation als problematisch beurteilen. Eine korrekte Klassifizierung dieser Probleme erfordert sowohl die Anerkennung absoluter Unterschiede in bezug auf die Lebensbedingungen als auch die Beachtung der Perspektive der Einzelperson.

## Z05 Arbeitsprobleme $\qquad$ *Z56.1 bis Z56.7, Z57*

*Anmerkung*: Probleme, die die Arbeitsbedingungen betreffen, setzen voraus, daß der Patient sich besorgt darüber geäußert hat, die Existenz des Problems anerkennt und Hilfe wünscht. Unabhängig von den objektiv vorhandenen Bedingungen kann ein Patient seine Situation als problematisch beurteilen. Eine korrekte Klassifizierung dieser Probleme erfordert sowohl die Anerkennung absoluter Unterschiede in bezug auf die Arbeitsbedingungen als auch die Beachtung der Perspektive der Einzelperson.

## Z06 Probleme durch Arbeitslosigkeit $\qquad$ *Z56.0*

*ausschl.*: Probleme durch Pensionierung P25
*Anmerkung*: Probleme, die Arbeitslosigkeit betreffen, setzen voraus, daß der Patient sich besorgt darüber geäußert hat, die Existenz des Problems anerkennt und Hilfe wünscht. Unabhängig von den objektiv vorhandenen Bedingungen kann ein Patient seine Situation als problematisch beurteilen. Eine korrekte Klassifizierung dieser Probleme erfordert sowohl die Anerkennung absoluter Unterschiede in bezug auf Arbeitslosigkeit als auch die Beachtung der Perspektive der Einzelperson.

## Z07 Bildungsprobleme $\qquad$ *Z55*

*einschl.*: Analphabetismus
*Anmerkung*: Probleme, die das Bildungsniveau betreffen, setzen voraus, daß der Patient sich besorgt darüber geäußert hat, die Existenz des Problems anerkennt und Hilfe wünscht. Unabhängig von den objektiv vorhandenen Bedingungen kann ein Patient seine Situation als problematisch beurteilen. Eine korrekte Klassifizierung dieser Probleme erfordert sowohl die Anerkennung absoluter Unterschiede in bezug auf das Bildungsniveau als auch die Beachtung der Perspektive der Einzelperson.

## Z08 Probleme mit der sozialen Fürsorge $\qquad$ *Z59.7*

*Anmerkung*: Probleme, die die soziale Fürsorge betreffen, setzen voraus, daß der Patient sich besorgt darüber geäußert hat, die Existenz des Problems anerkennt und Hilfe wünscht. Unabhängig von den objektiv vorhandenen Bedingungen kann ein Patient seine Situation als problematisch beurteilen. Eine korrekte Klassifizierung dieser Probleme erfordert sowohl die Anerkennung absoluter Unterschiede in bezug auf die sozialen Verhältnisse als auch die Beachtung der Perspektive der Einzelperson.

## Z09 Rechtsprobleme $\qquad$ *Z65.0 bis Z65.3*

*Anmerkung*: Probleme, die Rechtsfragen betreffen, setzen voraus, daß der Patient sich besorgt darüber geäußert hat, die Existenz des Problems anerkennt und Hilfe wünscht. Unabhängig von den objektiv vorhandenen Bedingungen kann ein Patient seine Situation als problematisch beurteilen. Eine korrekte Klassifizierung dieser Probleme erfordert sowohl die Anerkennung absoluter Unterschiede in bezug auf rechtliche Verhältnisse als auch die Beachtung der Perspektive der Einzelperson.

## Z10 Probleme mit dem Gesundheitssystem          *Z64.4, Z75*

*Anmerkung*: Probleme, die das Gesundheitssystem betreffen, setzen voraus, daß der Patient sich besorgt darüber geäußert hat, die Existenz des Problems anerkennt und Hilfe wünscht. Unabhängig von den objektiv vorhandenen Bedingungen kann ein Patient seine Situation als problematisch beurteilen. Eine korrekte Klassifizierung dieser Probleme erfordert sowohl die Anerkennung absoluter Unterschiede in bezug auf das Gesundheitssystem als auch die Beachtung der Perspektive der Einzelperson.

## Z11 Probleme durch Krankheit/durch Befolgung ärztlicher Vorschriften          *Z75*

*einschl.*: mangelnde Befolgung ärztlicher Vorschriften
*Anmerkung*: Die Diagnose von sozialen Problemen, die durch Erkrankung entstehen, setzt voraus, daß der Patient die Existenz des Problems anerkennt und Hilfe wünscht.

## Z12 Beziehungsprobleme mit dem Partner/der Partnerin
*T74.0, T74.3, Z63.0*

*einschl.*: emotionelle Mißhandlung
*ausschl.*: körperliche Mißhandlung Z25
*Anmerkung*: Die Diagnose von Problemen in einer Beziehung zwischen Lebenspartnern setzt voraus, daß der Patient die Existenz des Problems anerkennt und Hilfe wünscht.

## Z13 Verhaltensproblem des Partners/der Partnerin          *Z63.0*

*einschl.*: Untreue, körperliche Mißhandlung
*Anmerkung*: Die Diagnose von Problemen, die durch das Verhalten eines Lebenspartners entstehen, setzt voraus, daß der Patient die Existenz des Problems anerkennt und Hilfe wünscht.

## Z14 Probleme durch Erkrankung des Partners          *Z63.6*

*Anmerkung*: Die Diagnose von Problemen, die durch Erkrankung eines Lebenspartners oder beider Lebenspartner entstehen, setzt voraus, daß der Patient die Existenz des Problems anerkennt und Hilfe wünscht.

## Z15 Verlust oder Tod des Partners          *Z63.4, Z63.5*

*einschl.*: Trauerprozeß, Scheidung, Trennung →

*Anmerkung*: Die Diagnose von Problemen, die durch den Verlust oder den Tod eines Partners entstehen, setzt voraus, daß der Patient die Existenz des Problems anerkennt und Hilfe wünscht.

## Z16 Beziehungsprobleme mit Kindern    *T74.0, T74.3, Z61, Z62, Z63.8*

*einschl.*: emotionelle Kindesmißhandlung
*ausschl.*: körperliche Mißhandlung Z25
*Anmerkung*: Die Diagnose von Problemen in einer Beziehung zwischen Erwachsenen und Kindern oder zwischen Kindern setzt voraus, daß der Patient die Existenz des Problems anerkennt und Hilfe wünscht.

## Z18 Probleme durch Erkrankung eines Kindes    *Z63.6*

*Anmerkung*: Die Diagnose von Problemen, die durch die Erkrankung eines Kindes entstehen, setzt voraus, daß der Patient die Existenz des Problems anerkennt und Hilfe wünscht.

## Z19 Verlust oder Tod eines Kindes    *Z63.4*

*Anmerkung*: Die Diagnose von Problemen, die durch den Verlust oder den Tod eines Kindes entstehen, setzt voraus, daß der Patient die Existenz des Problems anerkennt und Hilfe wünscht.

## Z20 Beziehungsprobleme mit Eltern/Familienmitgliedern
*T74.0, Z63.1, Z63.8*

*einschl.*: mit Eltern, erwachsenen Geschwistern, anderen Familienmitgliedern
*ausschl.*: mit Partner Z12, Kind Z16, Freund(in) Z24
*Anmerkung*: Die Diagnose von Problemen in der Beziehung zwischen Familienmitgliedern setzt voraus, daß der Patient die Existenz des Problems anerkennt und Hilfe wünscht.

## Z21 Probleme durch Verhalten von Eltern/Familienmitgliedern
*Z63.1, Z63.9*

*ausschl.*: Verhalten von Kindern P22, Halbwüchsigen P23, Lebenspartnern Z13
*Anmerkung*: Die Diagnose von Problemen, die durch das Verhalten eines Familienmitglieds entstehen, setzt voraus, daß der Patient die Existenz des Problems anerkennt und Hilfe wünscht.

## Z22 Probleme durch Erkrankung der Eltern/eines Familienmitglieds    *Z63.6, Z63.7*

*ausschl.*: Erkrankung des Partners Z14 →

*Anmerkung*: Die Diagnose von Problemen, die durch Erkrankung eines Familienmitglieds entstehen, setzt voraus, daß der Patient die Existenz des Problems anerkennt und Hilfe wünscht.

## Z23 Verlust/Tod eines Elternteils/Familienmitglieds                Z63.4

*ausschl.*: Verlust eines Kindes Z19, des Partners Z15
*Anmerkung*: Die Diagnose von Problemen, die durch den Verlust oder den Tod eines Familienmitglieds entstehen, setzt voraus, daß der Patient die Existenz des Problems anerkennt und Hilfe wünscht.

## Z24 Beziehungsprobleme mit Freunden                Z63.9

*ausschl.*: mit Familienmitgliedern Z20
*Anmerkung*: Die Diagnose von Problemen in einer Freundschaftsbeziehung setzt voraus, daß der Patient die Existenz des Problems anerkennt und Hilfe wünscht.

## Z25 Tätlicher Angriff/Zufügung körperlichen Schadens
                        *T74.1, T74.2, T74.8, T74.9, Z65.4, Z65.5*

*einschl.*: Opfer einer körperlicher Mißhandlung, einer Vergewaltigung, eines sexuellen Übergriff
*ausschl.*: zu körperlichen Problemen siehe die entsprechenden Rubriken in anderen Kapiteln; zu psychologischen Problemen siehe Kapitel P
*Anmerkung*: Die Diagnose von sozialen Problemen, die durch einen tätlichen Angriff oder andere schädigende Handlungen entstehen, setzt voraus, daß der Patient die Existenz des Problems anerkennt und Hilfe wünscht.

## Z27 Angst vor einem sozialen Problem                Z71.1

*einschl.*: Besorgnis über das Bestehen eines sozialen Problems
*ausschl.*: Wenn der Patient ein soziales Problem hat, ist das Problem zu codieren
*Kriterien*: Besorgnis oder Angst vor einem sozialen Problem bei einem Patienten, der das Problem nicht hat oder bei dem es noch nicht bestätigt ist

## Z28 Soziale Benachteiligung                Z73.4, Z73.6

*einschl.*: soziale Isolation, Alleinleben
*Kriterien*: Eingeschränkte/gestörte Funktion, die durch soziale Probleme verursacht wird, einschließlich Isolation/Alleinleben/Einsamkeit

## Z29 Soziale Probleme NNB
        *Z58.0 bis Z58.5, Z58.8, Z58.9, Z63.2, Z63.3, Z63.7, Z63.8, Z63.9, Z64.0,*
*Z64.1, Z65.8, Z65.9, Z72.6, Z72.8, Z72.9, Z73.2, Z73.5, Z73.8, Z73.9, Z76.1*
*einschl.*: Probleme mit der Umwelt, Umweltverschmutzung, Simulantentum

# 11   Umwandlungstabelle ICD-10 zu ICPC-2

Die Beziehungen zwischen ICPC und ICD-10 sind komplexer Natur. Es gibt in beiden Systemen Konzepte, die im jeweils anderen keine genaue Entsprechung haben. Dennoch ist für die meisten Rubriken in einer der beiden Klassifikationen eine Zuordnung zu einer oder mehreren Rubriken aus der anderen möglich. Diese Art der Zuordnung ist in diesem Buch in beide Richtungen erfolgt.

In Anbetracht der Komplexität dieser Beziehungen kann es vorkommen, daß die Umwandlung eines Codes von einer Klassifikation in die andere und die Rückumwandlung des neuen Codes nicht unbedingt zum ursprünglichen Code zurückführt, weil die Umwandlungen in beide Richtungen mehrdeutig sind. Eine exakte Auswahl kann nur dann getroffen werden, wenn die Begriffsbezeichnung durch Benutzung eines Thesaurus abgesichert wird. Die Angabe der Code-Zuordnungen in diesem Buch hat daher nur den Zweck, jene Bereiche zu kennzeichnen, in denen sich die beiden Systeme überlappen.

## ICPC-2 nach ICD-10

In der tabellarischen Auflistung der ICPC-2-Rubriken (Kapitel 10) sind für jede Rubrik alle jene ICD-10-Rubriken angegeben, die dazu in Beziehung stehen. Dort, wo eine Beziehung zum gesamten dreistelligen ICD-10-Code besteht, wird dieser angegeben; wo nur ein Teil des dreistelligen ICD-10-Codes betroffen ist, werden alle zugehörigen vierstelligen ICD-10-Codes angegeben. Das bedeutet jedoch nicht, daß die angegeben ICD-10-Codes sich nur auf diese eine ICPC-2-Rubrik beziehen, da manche ICD-10-Rubriken mehreren ICPC-2-Rubriken entsprechen, wie ein Blick auf die Umwandlungstabelle in diesem Kapitel zeigt.

## ICD-10 nach ICPC-2

In diesem Kapitel werden die Code-Umwandlungen für alle dreistelligen ICD-10-Codes gegeben. Wo nicht der gesamte dreistellige Code auf den gleichen ICPC-2-Code abgebildet werden kann, werden die Code-Umwandlungen für alle vierstelligen ICD-10-Codes gegeben. Rubriken, die in ICD-10 mit einem Sternchen versehen sind, um Manifestationen anderer Erkrankungen zu bezeichnen, sind nicht in die Liste aufgenommen worden, weil sie niemals für die Hauptdiagnose verwendet werden. Nicht aufgenommen wurden auch die Rubriken im Kapitel XX der ICD-10, Externe Ursachen für Morbidität und Mortalität, da die ICPC im allgemeinen nicht auf Grundlage der Ätiologie codiert. Die Ausschließung dieser ICD-10-Rubriken vermeidet Verwirrungen und betont den Umstand, daß diese Umwandlungen eher ungefähre Hinweise als exakte oder vollständige Zuordnungen geben.

Ein * bedeutet, daß keine genaue Umwandlung vorgenommen werden kann.

| ICD-10 | ICPC-2 | ICD-10 | ICPC-2 | ICD-10 | ICPC-2 | ICD-10 | ICPC-2 |
|--------|--------|--------|--------|--------|--------|--------|--------|
| A08 | D70 | A48.8 | A78 | A77 | A78 | B08.2 | A76 |
| A09 | D73 | A49 | A78 | A78 | A78 | B08.3 | A76 |
| A15 | A70 | A50 | X70 | A79 | A78 | B08.4 | A76 |
| A16 | A70 | A50 | Y70 | A80 | N70 | B08.5 | R74 |
| A17 | A70 | A51 | X70 | A81 | N73 | B08.8 | A76 |
| A18 | A70 | A51 | Y70 | A82 | A77 | B09 | A76 |
| A19 | A70 | A52 | X70 | A83 | N71 | B09 | D72 |
| A20 | A78 | A52 | Y70 | A84 | N71 | B15 | D72 |
| A21 | A78 | A53 | X70 | A85.0 | N70 | B16 | D72 |
| A22 | A78 | A53 | Y70 | A85.1 | N71 | B17 | D72 |
| A23 | A78 | A54 | X71 | A85.2 | N71 | B18 | D72 |
| A24 | A78 | A54 | Y71 | A85.8 | N71 | B19 | D72 |
| A25 | A78 | A55 | X99 | A86 | N71 | B20 | B90 |
| A26 | A78 | A55 | Y99 | A87 | N71 | B21 | B90 |
| A27 | A78 | A56 | X92 | A88.0 | A76 | B22 | B90 |
| A28 | A78 | A57 | X99 | A88.1 | H82 | B23 | B90 |
| A30 | A78 | A57 | Y99 | A88.8 | N73 | B24 | B90 |
| A31 | A78 | A58 | X99 | A89 | N73 | B25 | A77 |
| A32.1 | N71 | A58 | Y99 | A90 | A77 | B26 | D71 |
| A32.0 | S76 | A59.0 | X73 | A91 | A77 | B27 | A75 |
| A32.7 | A78 | A59.0 | Y73 | A92 | A77 | B30 | F70 |
| A32.8 | A78 | A59.8 | A78 | A93 | A77 | B33.0 | A77 |
| A32.9 | A78 | A59.9 | A78 | A94 | A77 | B33.1 | A77 |
| A33 | N72 | A60 | X90 | A95 | A77 | B33.2 | K70 |
| A34 | N72 | A60 | Y72 | A96 | A77 | B33.3 | A77 |
| A35 | N72 | A63.0 | X91 | A98 | A77 | B33.8 | A77 |
| A36 | R83 | A63.0 | Y76 | A99 | A77 | B34 | A77 |
| A37 | R71 | A63.8 | X99 | B00.0 | S71 | B35 | S74 |
| A38 | A78 | A63.8 | Y99 | B00.1 | S71 | B36 | S74 |
| A39.0 | N71 | A64 | A78 | B00.2 | D83 | B37.0 | D83 |
| A39.1 | A78 | A65 | X70 | B00.2 | R74 | B37.1 | R83 |
| A39.2 | A78 | A65 | Y70 | B00.3 | N71 | B37.2 | S75 |
| A39.3 | A78 | A66 | S76 | B00.4 | N71 | B37.3 | X72 |
| A39.8 | A78 | A67 | S76 | B00.5 | F73 | B37.4 | U72 |
| A39.9 | A78 | A68 | A78 | B00.7 | A77 | B37.4 | X72 |
| A40 | A78 | A69.0 | D83 | B00.8 | S71 | B37.4 | Y75 |
| A41 | A78 | A69.1 | D83 | B00.9 | S71 | B37.5 | N71 |
| A42 | A78 | A69.2 | A78 | B01 | A72 | B37.6 | K70 |
| A43 | A78 | A69.8 | A78 | B02 | S70 | B37.7 | A78 |
| A44 | A78 | A69.9 | A78 | B03 | A76 | B37.8 | A78 |
| A46 | S76 | A70 | A78 | B04 | A76 | B37.9 | A78 |
| A48.0 | A78 | A71 | F86 | B05 | A71 | B38 | A78 |
| A48.1 | R81 | A74.0 | F70 | B06 | A74 | B39 | A78 |
| A48.2 | A78 | A74.8 | A78 | B07 | S03 | B40 | A78 |
| A48.3 | A78 | A74.9 | A78 | B08.0 | A76 | B41 | A78 |
| A48.4 | A78 | A75 | A78 | B08.1 | S95 | B42 | A78 |

| | | | | | | | |
|---|---|---|---|---|---|---|---|
| *B43* | A78 | *B88.1* | S73 | *C26* | D77 | *C63* | Y78 |
| *B44* | R83 | *B88.2* | S72 | *C30.0* | R85 | *C64* | U75 |
| *B45* | A78 | *B88.3* | S73 | *C30.1* | H75 | *C65* | U75 |
| *B46* | A78 | *B88.8* | S73 | *C31* | R85 | *C66* | U77 |
| *B47* | A78 | *B88.9* | S73 | *C32* | R85 | *C67* | U76 |
| *B48* | A78 | *B89* | A78 | *C33* | R84 | *C68* | U77 |
| *B49* | A78 | *B90* | A70 | *C34* | R84 | *C69* | F74 |
| *B50* | A73 | *B91* | N70 | *C37* | B74 | *C70* | N74 |
| *B51* | A73 | *B92* | A78 | *C38.0* | K72 | *C71* | N74 |
| *B52* | A73 | *B94.0* | F86 | *C38.1* | A79 | *C72* | N74 |
| *B53* | A73 | *B94.1* | N71 | *C38.2* | A79 | *C73* | T71 |
| *B54* | A73 | *B94.2* | D97 | *C38.3* | A79 | *C74* | T73 |
| *B55* | A78 | *B94.8* | A78 | *C38.4* | R85 | *C75* | T73 |
| *B56* | A78 | *B94.9* | A78 | *C38.8* | A79 | *C76* | A79 |
| *B57* | A78 | *B95* | A78 | *C39* | R85 | *C77* | B74 |
| *B58.0* | F73 | *B96* | A78 | *C40* | L71 | *C78* | A79 |
| *B58.1* | D97 | *B97* | A77 | *C41* | L71 | *C79* | A79 |
| *B58.2* | N71 | *B99* | A78 | *C43* | S77 | *C80* | A79 |
| *B58.3* | R83 | *C00* | D77 | *C44* | S77 | *C81* | B72 |
| *B58.8* | A78 | *C01* | D77 | *C45.0* | R85 | *C82* | B72 |
| *B58.9* | A78 | *C02* | D77 | *C45.1* | D77 | *C83* | B72 |
| *B59* | A78 | *C03* | D77 | *C45.2* | K72 | *C84* | B72 |
| *B60* | A78 | *C04* | D77 | *C45.7* | A79 | *C85* | B72 |
| *B64* | A78 | *C05* | D77 | *C45.9* | A79 | *C88* | B74 |
| *B65* | D96 | *C06* | D77 | *C46.0* | S77 | *C90* | B74 |
| *B66* | D96 | *C07* | D77 | *C46.1* | S77 | *C91* | B73 |
| *B67* | D96 | *C08* | D77 | *C46.2* | D77 | *C92* | B73 |
| *B68* | D96 | *C09* | R85 | *C46.3* | B74 | *C93* | B73 |
| *B69* | D96 | *C10* | R85 | *C46.7* | A79 | *C94* | B73 |
| *B70* | D96 | *C11* | R85 | *C46.8* | A79 | *C95* | B73 |
| *B71* | D96 | *C12* | R85 | *C46.9* | A79 | *C96* | B74 |
| *B72* | D96 | *C13* | R85 | *C47* | N74 | *C97* | A79 |
| *B73* | D96 | *C14.0* | R85 | *C48* | D77 | *D00* | D78 |
| *B74* | D96 | *C14.1* | R85 | *C49* | L71 | *D01* | D78 |
| *B75* | D96 | *C14.2* | R85 | *C50* | X76 | *D02* | R92 |
| *B76* | D96 | *C14.8* | D77 | *C50* | Y78 | *D03* | S79 |
| *B77* | D96 | *C15* | D77 | *C51* | X77 | *D04* | S79 |
| *B78* | D96 | *C16* | D74 | *C52* | X77 | *D05* | X81 |
| *B79* | D96 | *C17* | D77 | *C53* | X75 | *D06* | X75 |
| *B80* | D96 | *C18* | D75 | *C54* | X77 | *D07.0* | X81 |
| *B81* | D96 | *C19* | D75 | *C55* | X77 | *D07.1* | X81 |
| *B82* | D96 | *C20* | D75 | *C56* | X77 | *D07.2* | X81 |
| *B83* | D96 | *C21* | D75 | *C57* | X77 | *D07.3* | X81 |
| *B85* | S73 | *C22* | D77 | *C58* | W72 | *D07.4* | Y79 |
| *B86* | S72 | *C23* | D77 | *C60* | Y78 | *D07.5* | Y79 |
| *B87* | S73 | *C24* | D77 | *C61* | Y77 | *D07.6* | Y79 |
| *B88.0* | S72 | *C25* | D76 | *C62* | Y78 | *D09.0* | U79 |

| | | | | | | | |
|---|---|---|---|---|---|---|---|
| D09.1 | U79 | D44 | T73 | D71 | B84 | E34.0 | T99 |
| D09.2 | F74 | D45 | B75 | D72 | B84 | E34.1 | T99 |
| D09.3 | T73 | D46 | B82 | D73 | B99 | E34.2 | T99 |
| D09.7 | A79 | D47 | B75 | D74 | B99 | E34.3 | T10 |
| D09.9 | A79 | D48.0 | L97 | D75 | B99 | E34.4 | T99 |
| D10 | D78 | D48.1 | L97 | D76 | B99 | E34.5 | T99 |
| D11 | D78 | D48.2 | N76 | D80 | B99 | E34.8 | T99 |
| D12 | D78 | D48.3 | D78 | D81 | B99 | E34.9 | T99 |
| D13 | D78 | D48.4 | D78 | D82 | B99 | E40 | T91 |
| D14 | R86 | D48.5 | S79 | D83 | B99 | E41 | T91 |
| D15.0 | B75 | D48.6 | X81 | D84 | B99 | E42 | T91 |
| D15.1 | K72 | D48.6 | Y79 | D86 | B99 | E43 | T91 |
| D15.2 | K72 | D48.7 | F74 | D89 | B99 | E44 | T91 |
| D15.7 | A99 | D48.7 | K72 | E00 | T80 | E45 | T91 |
| D15.9 | A99 | D48.8 | H75 | E01 | T86 | E46 | T91 |
| D16 | L97 | D48.9 | A99 | E02 | T86 | E50 | T91 |
| D17 | S78 | D50 | B80 | E03 | T86 | E51.1 | T91 |
| D18 | S81 | D51 | B81 | E04 | T81 | E51.2 | N99 |
| D19 | R86 | D52 | B81 | E05 | T85 | E51.8 | T91 |
| D20 | D78 | D53 | B82 | E06.0 | T70 | E51.9 | T91 |
| D21 | L97 | D55 | B82 | E06.1 | T99 | E52 | T91 |
| D22 | S82 | D56 | B78 | E06.2 | T99 | E53 | T91 |
| D23 | S79 | D57 | B78 | E06.3 | T99 | E54 | T91 |
| D24 | X79 | D58 | B78 | E06.4 | T99 | E55 | T91 |
| D24 | Y79 | D59 | B82 | E06.5 | T99 | E56 | T91 |
| D25 | X78 | D60 | B82 | E06.9 | T99 | E58 | T91 |
| D26 | X80 | D61.0 | B79 | E07 | T99 | E59 | T91 |
| D27 | X80 | D61.1 | A85 | E10 | T89 | E60 | T91 |
| D28 | X80 | D61.2 | A86 | E11 | T90 | E61 | T91 |
| D29 | Y79 | D61.3 | B82 | E12 | T90 | E63 | T91 |
| D30 | U78 | D61.8 | B82 | E13 | T90 | E64 | T91 |
| D31 | F74 | D61.9 | B82 | E14 | T90 | E65 | T99 |
| D32 | N75 | D62 | B82 | E15 | T87 | E66 | T82 |
| D33 | N75 | D64.0 | B79 | E16 | T87 | E66 | T83 |
| D34 | T72 | D64.1 | B82 | E20 | T99 | E67 | T99 |
| D35 | T73 | D64.2 | A85 | E21 | T99 | E68 | T99 |
| D36.0 | B75 | D64.2 | A86 | E22 | T99 | E70 | T99 |
| D36.1 | N75 | D64.3 | B82 | E23 | T99 | E71 | T99 |
| D36.7 | A99 | D64.4 | B79 | E24 | T99 | E72 | T99 |
| D36.9 | A99 | D64.8 | B82 | E25 | T99 | E73 | T99 |
| D37 | D78 | D64.9 | B82 | E26 | T99 | E74 | T99 |
| D38 | R92 | D65 | B83 | E27 | T99 | E75 | T99 |
| D39 | X81 | D66 | B83 | E28 | T99 | E76 | T99 |
| D40 | Y79 | D67 | B83 | E29 | T99 | E77 | T99 |
| D41 | U79 | D68 | B83 | E30 | T99 | E78 | T93 |
| D42 | N76 | D69 | B83 | E31 | T99 | E79 | T99 |
| D43 | N76 | D70 | B84 | E32 | T99 | E80 | T99 |

| | | | | | | | |
|---|---|---|---|---|---|---|---|
| E83 | A91 | F33 | P76 | F52.1 | P08 | F98.0 | P12 |
| E84 | T99 | F34.0 | P73 | F52.2 | P08 | F98.1 | P13 |
| E85 | T99 | F34.1 | P76 | F52.3 | P08 | F98.2 | P11 |
| E86 | T11 | F34.8 | P76 | F52.4 | P08 | F98.3 | P11 |
| E87 | T99 | F34.9 | P76 | F52.5 | P08 | F98.4 | P10 |
| E88 | T99 | F38 | P76 | F52.8 | P08 | F98.5 | P10 |
| E89 | A87 | F39 | P76 | F52.9 | P08 | F98.6 | P10 |
| F01 | P70 | F40 | P79 | F53.0 | P76 | F98.8 | P22 |
| F02 | P70 | F41.0 | P74 | F53.1 | P98 | F98.8 | P23 |
| F03 | P70 | F41.1 | P74 | F53.8 | P99 | F98.8 | P29 |
| F04 | P71 | F41.2 | P76 | F53.9 | P99 | F98.9 | P22 |
| F05 | P71 | F41.3 | P74 | F54 | P99 | F98.9 | P23 |
| F06 | P71 | F41.4 | P74 | F55 | P18 | F98.9 | P29 |
| F07 | P71 | F41.5 | P74 | F59 | P99 | F99 | P77 |
| F09 | P71 | F41.6 | P74 | F60 | P80 | F99 | P99 |
| F10.0 | P16 | F41.7 | P74 | F61 | P80 | G00 | N71 |
| F10.1 | P15 | F41.8 | P74 | F62 | P80 | G03 | N71 |
| F10.2 | P15 | F41.9 | P01 | F63 | P80 | G04 | N71 |
| F10.3 | P15 | F41.9 | P74 | F63.3 | P29 | G06 | N73 |
| F10.4 | P15 | F42 | P79 | F64 | P09 | G08 | N73 |
| F10.5 | P15 | F43.0 | P02 | F65 | P09 | G09 | N73 |
| F10.6 | P15 | F43.1 | P82 | F66 | P09 | G10 | N99 |
| F10.7 | P15 | F43.2 | P02 | F68 | P80 | G11 | N99 |
| F10.8 | P15 | F43.8 | P02 | F69 | P80 | G12 | N99 |
| F10.9 | P15 | F43.9 | P02 | F70 | P85 | G20 | N87 |
| F11 | P19 | F44 | P75 | F71 | P85 | G21 | N87 |
| F12 | P19 | F45.1 | P75 | F72 | P85 | G23 | N99 |
| F13 | P18 | F45.2 | P75 | F73 | P85 | G24 | N99 |
| F13 | P19 | F45.3 | * | F78 | P85 | G25.0 | N08 |
| F14 | P19 | F45.4 | * | F79 | P85 | G25.1 | N08 |
| F15 | P19 | F45.8 | * | F80 | P24 | G25.2 | N08 |
| F16 | P19 | F45.9 | * | F80.9 | P22 | G25.3 | N08 |
| F17 | P17 | F48.0 | P78 | F81 | P24 | G25.4 | N08 |
| F18 | P19 | F48.1 | P79 | F82 | P24 | G25.5 | N08 |
| F19 | P18 | F48.8 | P79 | F83 | P24 | G25.8 | N04 |
| F19 | P19 | F48.9 | P79 | F84 | P99 | G25.8 | N08 |
| F20 | P72 | F50.0 | P86 | F88 | P99 | G25.9 | N08 |
| F21 | P72 | F50.1 | P86 | F89 | P99 | G30 | P70 |
| F22 | P72 | F50.2 | P86 | F90 | P81 | G31.0 | N99 |
| F23 | P98 | F50.3 | P86 | F91 | P22 | G31.1 | N99 |
| F24 | P72 | F50.4 | P02 | F91 | P23 | G31.2 | P15 |
| F25 | P72 | F50.4 | P86 | F92 | P22 | G31.8 | N99 |
| F28 | P72 | F50.5 | D10 | F92 | P23 | G31.9 | N99 |
| F29 | P72 | F50.8 | P29 | F93 | P22 | G35 | N86 |
| F30 | P73 | F50.9 | P29 | F94 | P22 | G36 | N99 |
| F31 | P73 | F51 | P06 | F94 | P23 | G37 | N99 |
| F32 | P76 | F52.0 | P07 | F95 | P10 | G40 | N88 |

| | | | | | | | |
|---|---|---|---|---|---|---|---|
| G41 | N88 | G93.7 | N99 | H11.2 | F99 | H47 | F99 |
| G43 | N89 | G93.8 | N99 | H11.3 | F75 | H49 | F95 |
| G44.0 | N90 | G93.9 | N99 | H11.4 | F99 | H50 | F95 |
| G44.1 | N89 | G95 | N99 | H11.8 | F99 | H51 | F95 |
| G44.2 | N95 | G96 | N99 | H11.9 | F99 | H52 | F91 |
| G44.3 | N01 | G97 | A87 | H15 | F99 | H53.0 | F99 |
| G44.4 | A85 | G98 | N18 | H16.0 | F85 | H53.1 | F05 |
| G44.8 | N01 | G98 | N99 | H16.1 | F73 | H53.2 | F05 |
| G45 | K89 | H00 | F72 | H16.2 | F73 | H53.3 | F05 |
| G47 | P06 | H01 | F72 | H16.3 | F73 | H53.4 | F99 |
| G50.0 | N92 | H02.0 | F99 | H16.4 | F73 | H53.5 | F99 |
| G50.1 | N03 | H02.1 | F99 | H16.8 | F73 | H53.6 | F99 |
| G50.8 | N92 | H02.2 | F16 | H16.9 | F73 | H53.8 | F04 |
| G50.9 | N92 | H02.3 | F16 | H17 | F99 | H53.9 | F05 |
| G51 | N91 | H02.4 | F16 | H18 | F99 | H54.0 | F94 |
| G52 | N99 | H02.5 | F16 | H20 | F73 | H54.1 | F94 |
| G54 | N94 | H02.6 | F16 | H21 | F73 | H54.2 | F94 |
| G56.0 | N93 | H02.7 | F16 | H25 | F92 | H54.3 | F94 |
| G56.1 | N94 | H02.8 | F99 | H26 | F92 | H54.4 | F28 |
| G56.2 | N94 | H02.9 | F99 | H27 | F99 | H54.5 | F28 |
| G56.3 | N94 | H04.0 | F99 | H30 | F73 | H54.6 | F28 |
| G56.4 | N94 | H04.1 | F99 | H31 | F99 | H54.7 | F05 |
| G56.8 | N94 | H04.2 | F03 | H33 | F82 | H55 | F14 |
| G56.9 | N94 | H04.3 | F73 | H34 | F99 | H57.0 | F99 |
| G57 | N94 | H04.4 | F73 | H35.0 | F83 | H57.1 | F01 |
| G58 | N94 | H04.5 | F99 | H35.1 | F83 | H57.8 | F02 |
| G60 | N94 | H04.6 | F99 | H35.2 | F83 | H57.8 | F13 |
| G61 | N94 | H04.8 | F99 | H35.3 | F84 | H57.8 | F15 |
| G62 | N94 | H04.9 | F99 | H35.4 | F83 | H57.8 | F99 |
| G64 | N94 | H05.0 | F73 | H35.5 | F99 | H57.9 | F29 |
| G70 | N99 | H05.1 | F73 | H35.6 | F99 | H59 | F99 |
| G71 | N99 | H05.2 | F99 | H35.7 | F99 | H60 | H70 |
| G72 | N99 | H05.3 | F99 | H35.8 | F99 | H61.0 | H99 |
| G80 | N99 | H05.4 | F99 | H35.9 | F99 | H61.1 | H99 |
| G81 | N99 | H05.5 | F99 | H40 | F93 | H61.2 | H81 |
| G82 | N99 | H05.8 | F99 | H43 | F99 | H61.3 | H99 |
| G83 | N99 | H05.9 | F99 | H44.0 | F99 | H61.8 | H99 |
| G90 | N99 | H10.0 | F70 | H44.1 | F99 | H61.9 | H99 |
| G91 | N99 | H10.1 | F71 | H44.2 | F99 | H65 | H72 |
| G92 | N99 | H10.2 | F70 | H44.3 | F99 | H66.0 | H71 |
| G93.0 | N99 | H10.3 | F70 | H44.4 | F99 | H66.1 | H74 |
| G93.1 | N99 | H10.4 | F70 | H44.5 | F99 | H66.2 | H74 |
| G93.2 | N99 | H10.5 | F70 | H44.6 | F79 | H66.3 | H74 |
| G93.3 | A04 | H10.8 | F70 | H44.7 | F79 | H66.4 | H71 |
| G93.4 | N99 | H10.9 | F70 | H44.8 | F99 | H66.9 | H71 |
| G93.5 | N99 | H11.0 | F99 | H44.9 | F99 | H68 | H73 |
| G93.6 | N99 | H11.1 | F99 | H46 | F99 | H69 | H73 |

| | | | | | | | |
|---|---|---|---|---|---|---|---|
| H70 | H74 | I20 | K74 | I71 | K99 | J10.1 | R80 |
| H71 | H74 | I21 | K75 | I72 | K99 | J10.8 | R80 |
| H72 | H77 | I22 | K75 | I73 | K92 | J11.0 | R81 |
| H73.0 | H71 | I23 | K75 | I74 | K92 | J11.1 | R80 |
| H73.1 | H74 | I24 | K74 | I77 | K99 | J11.8 | R80 |
| H73.8 | H99 | I24 | K76 | I78.0 | K99 | J12 | R81 |
| H73.9 | H99 | I25 | K76 | I78.1 | K06 | J13 | R81 |
| H74 | H99 | I26 | K93 | I78.8 | K99 | J14 | R81 |
| H80 | H83 | I27 | K82 | I78.9 | K99 | J15 | R81 |
| H81 | H82 | I28 | K82 | I80 | K94 | J16 | R81 |
| H83.0 | H82 | I30 | K70 | I81 | K94 | J18 | R81 |
| H83.1 | H99 | I31 | K84 | I82 | K94 | J20 | R78 |
| H83.2 | H99 | I33 | K70 | I83.0 | S97 | J21 | R78 |
| H83.3 | H85 | I34 | K83 | I83.1 | K95 | J22 | R78 |
| H83.8 | H99 | I35 | K83 | I83.2 | S97 | J30 | R97 |
| H83.9 | H99 | I36 | K83 | I83.9 | K95 | J31 | R83 |
| H90 | H86 | I37 | K83 | I84 | K96 | J32 | R75 |
| H91.0 | H86 | I38 | K70 | I85 | K99 | J33 | R99 |
| H91.1 | H84 | I40 | K70 | I86 | K99 | J34.0 | R73 |
| H91.2 | H86 | I42 | K84 | I87.0 | K94 | J34.1 | R99 |
| H91.3 | H86 | I44 | K84 | I87.1 | K99 | J34.2 | R99 |
| H91.8 | H86 | I45 | K84 | I87.2 | K95 | J34.3 | R99 |
| H91.9 | H86 | I46 | K84 | I87.8 | K06 | J34.8 | R08 |
| H92.0 | H01 | I47 | K79 | I87.8 | K95 | J34.8 | R09 |
| H92.1 | H04 | I48 | K78 | I87.8 | K95 | J34.8 | R99 |
| H92.2 | H05 | I49 | K80 | I87.9 | K99 | J35 | R90 |
| H93.0 | H99 | I50 | K77 | I88 | B71 | J36 | R76 |
| H93.1 | H03 | I51 | K84 | I89 | B99 | J37 | R83 |
| H93.2 | H02 | I60 | K90 | I95.0 | K88 | J38 | R99 |
| H93.3 | H99 | I61 | K90 | I95.1 | K88 | J39 | R99 |
| H93.8 | H13 | I62 | K90 | I95.2 | A85 | J40 | R78 |
| H93.8 | H99 | I63 | K90 | I95.8 | K88 | J41 | R79 |
| H93.9 | H29 | I64 | K90 | I95.9 | K88 | J42 | R79 |
| H95 | A87 | I65 | K91 | I97 | A87 | J43 | R95 |
| I00 | K71 | I66 | K91 | I99 | K99 | J44 | R95 |
| I01 | K71 | I67.0 | K91 | J00 | R74 | J45 | R96 |
| I02 | K71 | I67.1 | K91 | J01 | R75 | J46 | R96 |
| I05 | K71 | I67.2 | K91 | J02.0 | R72 | J47 | R99 |
| I06 | K71 | I67.3 | K91 | J02.8 | R74 | J60 | R99 |
| I07 | K71 | I67.4 | K87 | J02.9 | R74 | J61 | R99 |
| I08 | K83 | I67.5 | K91 | J03.0 | R72 | J62 | R99 |
| I09 | K71 | I67.6 | K91 | J03.8 | R76 | J63 | R99 |
| I10 | K86 | I67.7 | K91 | J03.9 | R76 | J64 | R99 |
| I11 | K87 | I67.8 | K91 | J04 | R77 | J65 | R99 |
| I12 | K87 | I67.9 | K91 | J05.0 | R77 | J66 | R99 |
| I13 | K87 | I69 | K91 | J05.1 | R83 | J67 | R99 |
| I15 | K87 | I70 | K92 | J06 | R74 | J68 | R99 |
| | | | | J10.0 | R81 | | |

| | | | | | | | |
|---|---|---|---|---|---|---|---|
| *J69* | R99 | *K29* | D87 | *K62.5* | D16 | *L10* | S99 |
| *J70* | R99 | *K30* | D07 | *K62.6* | D99 | *L11* | S99 |
| *J80* | R99 | *K31* | D99 | *K62.7* | D99 | *L12* | S99 |
| *J81* | R99 | *K35* | D88 | *K62.8* | D99 | *L13* | S99 |
| *J82* | R99 | *K36* | D88 | *K62.9* | D99 | *L20* | S87 |
| *J84* | R99 | *K37* | D88 | *K63* | D99 | *L21* | S86 |
| *J85* | R83 | *K38* | D99 | *K65* | D99 | *L22* | S89 |
| *J86* | R83 | *K40* | D89 | *K66* | D99 | *L23* | S88 |
| *J90* | R82 | *K41* | D91 | *K70* | D97 | *L24* | S88 |
| *J92* | R99 | *K42* | D91 | *K71* | D97 | *L25* | S88 |
| *J93* | R99 | *K43* | D91 | *K72* | D97 | *L26* | S99 |
| *J94* | R82 | *K44* | D90 | *K73* | D97 | *L27.0* | A85 |
| *J95* | A87 | *K45* | D91 | *K74* | D97 | *L27.1* | A85 |
| *J96* | R99 | *K46* | D91 | *K75* | D97 | *L27.2* | S88 |
| *J98* | R99 | *K50* | D94 | *K76* | D97 | *L27.8* | S88 |
| *K00.0* | D82 | *K51* | D94 | *K80* | D98 | *L27.9* | S88 |
| *K00.1* | D82 | *K52.0* | D94 | *K81* | D98 | *L28* | S99 |
| *K00.2* | D82 | *K52.1* | D99 | *K82* | D98 | *L29.0* | D05 |
| *K00.3* | D82 | *K52.2* | D99 | *K83* | D98 | *L29.1* | Y05 |
| *K00.4* | D82 | *K52.8* | D99 | *K85* | D99 | *L29.2* | X16 |
| *K00.5* | D82 | *K52.9* | D11 | *K86* | D99 | *L29.3* | D05 |
| *K00.6* | D82 | *K52.9* | D99 | *K90* | D99 | *L29.8* | S02 |
| *K00.7* | D19 | *K55* | D99 | *K91.0* | A87 | *L29.9* | S02 |
| *K00.8* | D82 | *K56.0* | D99 | *K91.1* | D99 | *L30.0* | S88 |
| *K00.9* | D82 | *K56.1* | D99 | *K91.2* | D99 | *L30.1* | S92 |
| *K01* | D82 | *K56.2* | D99 | *K91.3* | A87 | *L30.2* | S99 |
| *K02* | D82 | *K56.3* | D99 | *K91.4* | A89 | *L30.3* | S88 |
| *K03* | D82 | *K56.4* | D12 | *K91.5* | D99 | *L30.4* | S88 |
| *K04* | D82 | *K56.5* | D99 | *K91.8* | D99 | *L30.5* | S99 |
| *K05* | D82 | *K56.6* | D99 | *K91.9* | D99 | *L30.8* | S88 |
| *K06* | D82 | *K56.7* | D99 | *K92.0* | D14 | *L30.9* | S88 |
| *K07* | D82 | *K57* | D92 | *K92.1* | D15 | *L40* | S91 |
| *K08* | D82 | *K58* | D93 | *K92.2* | D99 | *L41* | S99 |
| *K09* | D82 | *K59.0* | D12 | *K92.8* | D99 | *L42* | S90 |
| *K10* | D82 | *K59.1* | D11 | *K92.9* | D99 | *L43* | S99 |
| *K11* | D83 | *K59.2* | D99 | *L00* | S84 | *L44* | S99 |
| *K12* | D83 | *K59.3* | D99 | *L01* | S84 | *L50* | S98 |
| *K13* | D83 | *K59.4* | D04 | *L02* | S10 | *L51* | S99 |
| *K14* | D20 | *K59.8* | D99 | *L03.0* | S09 | *L52* | S99 |
| *K14* | D83 | *K59.9* | D99 | *L03.1* | S76 | *L53.0* | S99 |
| *K20* | D84 | *K60* | D95 | *L03.2* | S76 | *L53.1* | S99 |
| *K21* | D84 | *K61* | D95 | *L03.3* | S76 | *L53.2* | S99 |
| *K22* | D84 | *K62.0* | D78 | *L03.8* | S76 | *L53.3* | S99 |
| *K25* | D86 | *K62.1* | D78 | *L03.9* | S76 | *L53.8* | S99 |
| *K26* | D85 | *K62.2* | D99 | *L04* | B70 | *L53.9* | S06 |
| *K27* | D86 | *K62.3* | D99 | *L05* | S85 | *L53.9* | S07 |
| *K28* | D86 | *K62.4* | D99 | *L08* | S76 | *L55* | S80 |

| | | | | | | | |
|---|---|---|---|---|---|---|---|
| L56 | S80 | L87 | S99 | M25.2 | L99 | M43.3 | L83 |
| L57 | S80 | L88 | S99 | M25.3 | L99 | M43.4 | L83 |
| L58 | S80 | L89 | S97 | M25.4 | L08 | M43.5 | L84 |
| L59 | S80 | L90 | S99 | M25.4 | L10 | M43.6 | L83 |
| L60.0 | S94 | L91 | S99 | M25.4 | L11 | M43.8 | L85 |
| L60.1 | S22 | L92 | S99 | M25.4 | L12 | M43.9 | L85 |
| L60.2 | S99 | L93 | S99 | M25.4 | L13 | M45 | L88 |
| L60.3 | S99 | L94 | S99 | M25.4 | L15 | M46.0 | L84 |
| L60.4 | S22 | L95 | S99 | M25.4 | L16 | M46.1 | L84 |
| L60.5 | S22 | L97 | S97 | M25.4 | L17 | M46.2 | L70 |
| L60.8 | S99 | L98.0 | S76 | M25.4 | L20 | M46.3 | L70 |
| L60.9 | S22 | L98.1 | S99 | M25.5 | L07 | M46.4 | L70 |
| L63 | S23 | L98.2 | S99 | M25.5 | L08 | M46.5 | L70 |
| L64 | S23 | L98.3 | S99 | M25.5 | L10 | M46.8 | L84 |
| L65 | S23 | L98.4 | S97 | M25.5 | L11 | M46.9 | L84 |
| L66 | S23 | L98.5 | S99 | M25.5 | L12 | M47.0 | L84 |
| L67 | S24 | L98.6 | S99 | M25.5 | L13 | M47.1 | L86 |
| L68 | S24 | L98.7 | S99 | M25.5 | L15 | M47.2 | L86 |
| L70 | S96 | L98.8 | S99 | M25.5 | L16 | M47.8 | L83 |
| L71 | S99 | L98.9 | S99 | M25.5 | L17 | M47.8 | L84 |
| L72.0 | S99 | M00 | L70 | M25.5 | L20 | M47.9 | L83 |
| L72.1 | S93 | M02 | L99 | M25.6 | L08 | M47.9 | L84 |
| L72.2 | S99 | M05 | L88 | M25.6 | L10 | M48 | L83 |
| L72.8 | S99 | M06 | L88 | M25.6 | L11 | M48 | L84 |
| L72.9 | S99 | M08 | L88 | M25.6 | L12 | M50 | L83 |
| L73.0 | S99 | M10 | T92 | M25.6 | L13 | M51 | L84 |
| L73.1 | S99 | M11 | T99 | M25.6 | L15 | M51 | L86 |
| L73.2 | S92 | M12 | L99 | M25.6 | L16 | M53.0 | L83 |
| L73.8 | S99 | M13 | L91 | M25.6 | L17 | M53.1 | L83 |
| L73.9 | S99 | M15 | L91 | M25.6 | L20 | M53.2 | L84 |
| L74 | S92 | M16 | L89 | M25.7 | L99 | M53.3 | L03 |
| L75 | S92 | M17 | L90 | M25.8 | L20 | M53.3 | L84 |
| L80 | S99 | M18 | L91 | M25.8 | L99 | M53.8 | L84 |
| L81.0 | S08 | M19 | L91 | M25.9 | L20 | M53.9 | L84 |
| L81.1 | S08 | M20 | L98 | M25.9 | L99 | M54.0 | L01 |
| L81.2 | S08 | M21 | L98 | M30 | K99 | M54.0 | L02 |
| L81.3 | S08 | M22.0 | L80 | M31 | K99 | M54.0 | L03 |
| L81.4 | S99 | M22.1 | L80 | M32 | L99 | M54.1 | L99 |
| L81.5 | S99 | M22.2 | L99 | M33 | L99 | M54.2 | L01 |
| L81.6 | S99 | M22.3 | L99 | M34 | L99 | M54.3 | L86 |
| L81.7 | S99 | M22.4 | L99 | M35 | L99 | M54.4 | L86 |
| L81.8 | S99 | M22.8 | L99 | M40 | L85 | M54.5 | L03 |
| L81.9 | S99 | M22.9 | L99 | M41 | L85 | M54.6 | L02 |
| L82 | S99 | M23 | L99 | M42 | L94 | M54.8 | L02 |
| L83 | S99 | M24 | L99 | M43.0 | L84 | M54.9 | L02 |
| L84 | S20 | M25.0 | L99 | M43.1 | L84 | M60.0 | L70 |
| L85 | S99 | M25.1 | L99 | M43.2 | L99 | M60.1 | L18 |

| | | | | | | | |
|---|---|---|---|---|---|---|---|
| *M60.2* | L18 | *M77.9* | L87 | *N19* | U99 | *N48.9* | Y01 |
| *M60.8* | L18 | *M79.0* | L18 | *N20* | U95 | *N48.9* | Y04 |
| *M60.9* | L18 | *M79.1* | L18 | *N21* | U95 | *N48.9* | Y08 |
| *M61* | L99 | *M79.2* | N29 | *N23* | U14 | *N49.0* | Y73 |
| *M62.0* | L99 | *M79.2* | N99 | *N25* | U99 | *N49.1* | Y99 |
| *M62.1* | L99 | *M79.3* | L99 | *N26* | U99 | *N49.2* | Y99 |
| *M62.2* | L99 | *M79.4* | L99 | *N27* | U99 | *N49.8* | Y99 |
| *M62.3* | L99 | *M79.5* | L81 | *N28* | U99 | *N49.9* | Y99 |
| *M62.4* | L99 | *M79.6* | L09 | *N30* | U71 | *N50.0* | Y99 |
| *M62.5* | L19 | *M79.6* | L18 | *N31* | U99 | *N50.1* | Y99 |
| *M62.6* | L19 | *M79.8* | L99 | *N32* | U99 | *N50.8* | Y99 |
| *M62.8* | L99 | *M79.9* | L19 | *N34* | U72 | *N50.9* | Y02 |
| *M62.9* | L99 | *M80* | L95 | *N35* | U99 | *N50.9* | Y05 |
| *M65.0* | L70 | *M81* | L95 | *N36* | U99 | *N50.9* | Y29 |
| *M65.1* | L70 | *M83* | T99 | *N39.0* | U71 | *N50.9* | Y99 |
| *M65.2* | L87 | *M84* | L99 | *N39.1* | U98 | *N60* | X88 |
| *M65.3* | L87 | *M85* | L99 | *N39.2* | U90 | *N61* | X21 |
| *M65.4* | L87 | *M86* | L70 | *N39.3* | U04 | *N61* | X99 |
| *M65.8* | L87 | *M87* | L99 | *N39.4* | U04 | *N62* | X21 |
| *M65.9* | L87 | *M88* | L99 | *N39.8* | U99 | *N62* | Y16 |
| *M66* | L99 | *M89* | L99 | *N39.9* | U99 | *N63* | X19 |
| *M67.0* | L99 | *M91* | L94 | *N40* | Y06 | *N63* | Y16 |
| *M67.1* | L99 | *M92* | L94 | *N40* | Y85 | *N64.0* | X20 |
| *M67.2* | L99 | *M93* | L94 | *N41* | Y73 | *N64.1* | X99 |
| *M67.3* | L87 | *M94* | L99 | *N42.0* | Y99 | *N64.2* | X99 |
| *M67.4* | L87 | *M95* | L99 | *N42.1* | Y99 | *N64.3* | X21 |
| *M67.8* | L99 | *M96* | A87 | *N42.2* | Y99 | *N64.4* | X18 |
| *M67.9* | L99 | *M99* | L99 | *N42.8* | Y99 | *N64.5* | X20 |
| *M70* | L87 | *N00* | U88 | *N42.9* | Y06 | *N64.5* | X21 |
| *M71.0* | L70 | *N01* | U88 | *N42.9* | Y99 | *N64.8* | X99 |
| *M71.1* | L70 | *N02* | U06 | *N43.0* | Y86 | *N64.8* | Y99 |
| *M71.2* | L87 | *N03* | U88 | *N43.1* | Y86 | *N64.9* | X21 |
| *M71.3* | L87 | *N04* | U88 | *N43.2* | Y86 | *N70* | X74 |
| *M71.4* | L87 | *N05* | U88 | *N43.3* | Y86 | *N71* | X74 |
| *M71.5* | L87 | *N06* | U99 | *N43.4* | Y99 | *N72* | X85 |
| *M71.8* | L87 | *N07* | U88 | *N44* | Y99 | *N73* | X74 |
| *M71.9* | L87 | *N10* | U70 | *N45* | Y74 | *N75* | X99 |
| *M72* | L87 | *N11* | U70 | *N46* | Y10 | *N76* | X84 |
| *M75* | L92 | *N12* | U70 | *N47* | Y81 | *N80* | X99 |
| *M76* | L87 | *N13* | U99 | *N48.0* | Y99 | *N81* | X87 |
| *M77.0* | L87 | *N14* | U88 | *N48.1* | Y75 | *N82* | X99 |
| *M77.1* | L93 | *N15.0* | U88 | *N48.2* | Y99 | *N83* | X99 |
| *M77.2* | L87 | *N15.1* | U70 | *N48.3* | Y08 | *N84.0* | X99 |
| *M77.3* | L87 | *N15.8* | U88 | *N48.4* | Y07 | *N84.1* | X85 |
| *M77.4* | L17 | *N15.9* | U70 | *N48.5* | Y99 | *N84.2* | X99 |
| *M77.5* | L17 | *N17* | U99 | *N48.6* | Y99 | *N84.3* | X99 |
| *M77.8* | L87 | *N18* | U99 | *N48.8* | Y99 | *N84.8* | X99 |

| | | | | | | | |
|---|---|---|---|---|---|---|---|
| N84.9 | X99 | N94.9 | X99 | O36 | W84 | O75.1 | W93 |
| N85 | X99 | N95.0 | X12 | O40 | W84 | O75.2 | W71 |
| N86 | X85 | N95.1 | X11 | O41.0 | W99 | O75.3 | W71 |
| N87 | X85 | N95.2 | X11 | O41.1 | W71 | O75.4 | W92 |
| N88 | X85 | N95.3 | X11 | O41.8 | W99 | O75.4 | W93 |
| N89.0 | X99 | N95.8 | X11 | O41.9 | W99 | O75.5 | W92 |
| N89.1 | X99 | N95.9 | X11 | O42 | W92 | O75.5 | W93 |
| N89.2 | X99 | N96 | X99 | O42 | W93 | O75.6 | W92 |
| N89.3 | X99 | N97 | W15 | O43 | W84 | O75.6 | W93 |
| N89.4 | X99 | N98 | X99 | O44 | W84 | O75.7 | W92 |
| N89.5 | X99 | N99 | A87 | O45 | W92 | O75.7 | W93 |
| N89.6 | X99 | O00 | W80 | O45 | W93 | O75.8 | W92 |
| N89.7 | X99 | O01 | W73 | O46 | W03 | O75.8 | W93 |
| N89.8 | X14 | O02 | W82 | O47 | W99 | O75.9 | W92 |
| N89.9 | X15 | O03 | W82 | O48 | W99 | O75.9 | W93 |
| N90.0 | X99 | O04 | W83 | O60 | W92 | O80 | W90 |
| N90.1 | X99 | O05 | W82 | O60 | W93 | O81 | W92 |
| N90.2 | X99 | O06 | W82 | O61 | W92 | O81 | W93 |
| N90.3 | X99 | O07 | W99 | O61 | W93 | O82 | W92 |
| N90.4 | X99 | O08 | W99 | O62 | W92 | O82 | W93 |
| N90.5 | X99 | O10 | W81 | O62 | W93 | O83 | W92 |
| N90.6 | X99 | O11 | W81 | O63 | W92 | O83 | W93 |
| N90.7 | X99 | O12 | W81 | O63 | W93 | O84 | W92 |
| N90.8 | X99 | O13 | W81 | O64 | W92 | O84 | W93 |
| N90.9 | X16 | O14 | W81 | O64 | W93 | O85 | W70 |
| N91 | X05 | O15 | W81 | O65 | W92 | O86.0 | A87 |
| N92.0 | X06 | O16 | W81 | O65 | W93 | O86.1 | W70 |
| N92.1 | X07 | O20 | W03 | O66 | W92 | O86.2 | W71 |
| N92.2 | X06 | O21 | W05 | O66 | W93 | O86.3 | W70 |
| N92.3 | X08 | O22 | W99 | O67 | W92 | O86.4 | W71 |
| N92.4 | X06 | O23 | W71 | O67 | W93 | O86.8 | W71 |
| N92.5 | X07 | O24.0 | W84 | O68 | W92 | O87 | W96 |
| N92.6 | X07 | O24.1 | W84 | O68 | W93 | O88 | W99 |
| N93.0 | X13 | O24.2 | W84 | O69 | W92 | O89 | A87 |
| N93.8 | X08 | O24.3 | W84 | O69 | W93 | O90.0 | A87 |
| N93.9 | X08 | O24.4 | W85 | O70 | W92 | O90.1 | A87 |
| N94.0 | X03 | O24.9 | W84 | O70 | W93 | O90.2 | A87 |
| N94.1 | X04 | O25 | W84 | O71 | W92 | O90.3 | K84 |
| N94.2 | X04 | O26 | W99 | O71 | W93 | O90.4 | W96 |
| N94.3 | X89 | O28 | W99 | O72 | W17 | O90.5 | W99 |
| N94.4 | X02 | O29 | A87 | O73 | W92 | O90.8 | W96 |
| N94.5 | X02 | O30 | W84 | O73 | W93 | O90.9 | W18 |
| N94.6 | X02 | O31 | W84 | O74 | A87 | O90.9 | W96 |
| N94.8 | X99 | O32 | W84 | O75 | W92 | O91 | W94 |
| N94.9 | X09 | O33 | W84 | O75.0 | W92 | O92.0 | W95 |
| N94.9 | X17 | O34 | W84 | O75.0 | W93 | O92.1 | W95 |
| N94.9 | X29 | O35 | W84 | O75.1 | W92 | O92.2 | W95 |

| | | | | | | | |
|---|---|---|---|---|---|---|---|
| *O92.3* | W95 | *P56* | A94 | *O20* | K73 | *O74* | L82 |
| *O92.4* | W95 | *P57* | A94 | *O21* | K73 | *O75* | L82 |
| *O92.5* | W19 | *P58* | A94 | *O22* | K73 | *O76* | L82 |
| *O92.6* | W19 | *P59* | A94 | *O23* | K73 | *O77* | L82 |
| *O92.7* | W19 | *P60* | A94 | *O24* | K73 | *O78* | L82 |
| *O95* | W99 | *P61* | A94 | *O25* | K73 | *O79* | L82 |
| *O96* | W99 | *P70* | A94 | *O26* | K73 | *O80* | S83 |
| *O97* | W99 | *P71* | A94 | *O27* | K73 | *O81* | S83 |
| *O98* | W71 | *P72* | A94 | *O28* | K73 | *O82* | S83 |
| *O99* | W76 | *P74* | A94 | *O30* | R89 | *O83* | X83 |
| *O99* | W84 | *P76* | A94 | *O31* | R89 | *O83* | Y84 |
| *P00* | A94 | *P77* | A94 | *O32* | R89 | *O84* | S83 |
| *P01* | A94 | *P78* | A94 | *O33* | R89 | *O85* | A90 |
| *P02* | A94 | *P80* | A94 | *O34* | R89 | *O86* | A90 |
| *P03* | A94 | *P81* | A94 | *O35* | D81 | *O87* | A90 |
| *P04* | A94 | *P83* | A94 | *O36* | D81 | *O89.0* | B79 |
| *P05* | A94 | *P90* | A94 | *O37* | D81 | *O89.1* | T80 |
| *P07* | A93 | *P91* | A94 | *O38* | D81 | *O89.2* | T78 |
| *P08* | A94 | *P92* | A94 | *O39* | D81 | *O89.2* | T80 |
| *P10* | A94 | *P93* | A94 | *O40* | D81 | *O89.3* | A90 |
| *P11* | A94 | *P94* | A94 | *O41* | D81 | *O89.4* | A90 |
| *P12* | A94 | *P95* | A95 | *O42* | D81 | *O89.7* | A90 |
| *P13* | A94 | *P96* | A94 | *O43* | D81 | *O89.8* | B79 |
| *P14* | A94 | *O00* | N85 | *O44* | D81 | *O89.9* | A90 |
| *P15* | A94 | *O01* | N85 | *O45* | D81 | *O90* | A90 |
| *P20* | A94 | *O02* | N85 | *O50* | X83 | *O91* | A90 |
| *P21* | A94 | *O03* | N85 | *O51* | X83 | *O92* | A90 |
| *P22* | A94 | *O04* | N85 | *O52* | X83 | *O93* | A90 |
| *P23* | A94 | *O05* | N85 | *O53* | Y83 | *O95* | A90 |
| *P24* | A94 | *O06* | N85 | *O54* | Y82 | *O96* | A90 |
| *P25* | A94 | *O07* | N85 | *O55* | Y84 | *O97* | A90 |
| *P26* | A94 | *O10.0* | F81 | *O56* | X83 | *O98* | A90 |
| *P27* | A94 | *O10.1* | F81 | *O56* | Y84 | *O99* | A90 |
| *P28* | A94 | *O10.2* | F81 | *O60* | U85 | *R00.0* | K04 |
| *P29* | A94 | *O10.3* | F81 | *O61* | U85 | *R00.1* | K04 |
| *P35* | A74 | *O10.4* | F81 | *O62* | U85 | *R00.2* | K04 |
| *P35* | A94 | *O10.5* | F80 | *O63* | U85 | *R00.8* | K05 |
| *P36* | A94 | *O10.6* | F81 | *O64* | U85 | *R01* | K81 |
| *P37* | A94 | *O10.7* | F81 | *O65* | L82 | *R02* | K92 |
| *P38* | A94 | *O11* | F81 | *O66* | L82 | *R03.0* | K85 |
| *P39* | A94 | *O12* | F81 | *O67* | L82 | *R03.1* | K29 |
| *P50* | A94 | *O13* | F81 | *O68* | L82 | *R04.0* | R06 |
| *P51* | A94 | *O14* | F81 | *O69* | L82 | *R04.1* | R29 |
| *P52* | A94 | *O15* | F81 | *O70* | L82 | *R04.2* | R24 |
| *P53* | A94 | *O16* | H80 | *O71* | L82 | *R04.8* | R29 |
| *P54* | A94 | *O17* | H80 | *O72* | L82 | *R04.9* | R29 |
| *P55* | A94 | *O18* | D81 | *O73* | L82 | *R05* | R05 |

| | | | | | | | |
|---|---|---|---|---|---|---|---|
| *R06.0* | R02 | *R19.2* | D29 | *R32* | U04 | *R57* | K99 |
| *R06.1* | R04 | *R19.3* | D29 | *R33* | U08 | *R58* | A10 |
| *R06.2* | R03 | *R19.4* | D18 | *R34* | U05 | *R59* | B02 |
| *R06.3* | R04 | *R19.5* | D18 | *R35* | U02 | *R60* | K07 |
| *R06.4* | R98 | *R19.6* | D20 | *R36* | X29 | *R61* | A09 |
| *R06.5* | R04 | *R19.8* | D29 | *R36* | Y03 | *R62.0* | P22 |
| *R06.6* | R29 | *R20.0* | N06 | *R39.0* | U13 | *R62.8* | T10 |
| *R06.7* | R07 | *R20.1* | N06 | *R39.1* | U05 | *R62.9* | T10 |
| *R06.8* | R04 | *R20.2* | N05 | *R39.2* | U99 | *R63.0* | T03 |
| *R07.0* | R21 | *R20.3* | N06 | *R39.8* | U07 | *R63.1* | T01 |
| *R07.1* | R01 | *R20.8* | N06 | *R39.8* | U13 | *R63.2* | T02 |
| *R07.2* | K01 | *R20.8* | S01 | *R40* | A07 | *R63.3* | T04 |
| *R07.2* | K02 | *R21* | S05 | *R41* | P20 | *R63.3* | T05 |
| *R07.3* | A11 | *R21* | S06 | *R42* | N17 | *R63.4* | T08 |
| *R07.4* | A11 | *R21* | S07 | *R43* | N16 | *R63.5* | T07 |
| *R09.0* | R29 | *R22* | S04 | *R44* | P29 | *R63.8* | T29 |
| *R09.1* | R82 | *R23.0* | S08 | *R45.0* | P01 | *R64* | T08 |
| *R09.2* | R29 | *R23.1* | S08 | *R45.1* | P04 | *R68.0* | A29 |
| *R09.3* | R25 | *R23.2* | S08 | *R45.2* | P03 | *R68.1* | A16 |
| *R09.8* | K03 | *R23.3* | S29 | *R45.3* | P03 | *R68.2* | D20 |
| *R09.8* | K29 | *R23.4* | S21 | *R45.4* | P04 | *R68.3* | S22 |
| *R09.8* | R21 | *R23.8* | S29 | *R45.5* | P04 | *R68.8* | A02 |
| *R09.8* | R29 | *R25.0* | N08 | *R45.6* | P04 | *R68.8* | A08 |
| *R10.0* | D01 | *R25.1* | N08 | *R45.7* | P29 | *R68.8* | A29 |
| *R10.1* | D02 | *R25.2* | L14 | *R45.8* | P29 | *R68.8* | B04 |
| *R10.1* | D06 | *R25.3* | N08 | *R46* | P29 | *R68.8* | B29 |
| *R10.2* | D04 | *R25.8* | N08 | *R46.8* | A18 | *R68.8* | W29 |
| *R10.2* | D06 | *R26* | N29 | *R46.8* | H15 | *R69* | A99 |
| *R10.2* | Y02 | *R27* | N29 | *R46.8* | W21 | *R70* | B99 |
| *R10.3* | D04 | *R29.0* | N08 | *R46.8* | X22 | *R71* | B99 |
| *R10.3* | D06 | *R29.0* | N29 | *R47* | N19 | *R72* | B84 |
| *R10.4* | D01 | *R29.1* | N29 | *R48* | P24 | *R73* | A91 |
| *R11* | D09 | *R29.1* | N29 | *R49* | R23 | *R74* | A91 |
| *R11* | D10 | *R29.2* | N29 | *R50* | A02 | *R75* | B90 |
| *R12* | D03 | *R29.3* | L29 | *R50* | A03 | *R76* | A91 |
| *R13* | D21 | *R29.4* | L13 | *R51* | N01 | *R77* | A91 |
| *R14* | D08 | *R29.8* | L04 | *R51* | N03 | *R78* | A91 |
| *R15* | D17 | *R29.8* | L05 | *R52* | A01 | *R79* | A91 |
| *R16.0* | D23 | *R29.8* | L07 | *R52* | S01 | *R80* | U98 |
| *R16.1* | B87 | *R29.8* | L09 | *R52* | X01 | *R81* | U98 |
| *R16.2* | B87 | *R29.8* | L12 | *R52* | Y01 | *R82* | U98 |
| *R16.2* | D23 | *R29.8* | L14 | *R52* | Y02 | *R83* | A91 |
| *R17* | D13 | *R29.8* | L17 | *R53* | A04 | *R84* | A91 |
| *R18* | D29 | *R29.8* | L29 | *R53* | A05 | *R85* | A91 |
| *R19.0* | D24 | *R29.8* | N29 | *R54* | P05 | *R86* | A91 |
| *R19.0* | D25 | *R30* | U01 | *R55* | A06 | *R87* | A91 |
| *R19.1* | D29 | *R31* | U06 | *R56* | N07 | *R87* | X86 |

| | | | | | | | |
|---|---|---|---|---|---|---|---|
| *R88* | A91 | *S02.4* | L76 | *S12* | L76 | *S31.2* | Y80 |
| *R89* | A91 | *S02.5* | D80 | *S13.0* | L80 | *S31.3* | Y80 |
| *R90* | A91 | *S02.6* | L76 | *S13.1* | L80 | *S31.4* | X82 |
| *R91* | A91 | *S02.7* | L76 | *S13.2* | L80 | *S31.5* | X82 |
| *R92* | A91 | *S02.8* | L76 | *S13.3* | L80 | *S31.5* | Y80 |
| *R93* | A91 | *S02.9* | L76 | *S13.4* | L83 | *S31.7* | A81 |
| *R94* | A91 | *S03.0* | L80 | *S13.5* | L83 | *S31.8* | S18 |
| *R95* | A95 | *S03.1* | R88 | *S13.6* | L83 | *S32* | L76 |
| *R95* | A96 | *S03.2* | D80 | *S14* | N81 | *S33.0* | L81 |
| *R96* | A96 | *S03.3* | L80 | *S15* | A80 | *S33.1* | L80 |
| *R98* | A96 | *S03.4* | L79 | *S16* | L81 | *S33.2* | L80 |
| *R99* | A96 | *S03.5* | L79 | *S17* | L81 | *S33.3* | L80 |
| *S00.0* | S16 | *S04* | N81 | *S18* | L81 | *S33.4* | L81 |
| *S00.0* | S17 | *S05.0* | F79 | *S19* | L81 | *S33.5* | L84 |
| *S00.0* | S18 | *S05.1* | F75 | *S20* | S16 | *S33.6* | L79 |
| *S00.0* | S19 | *S05.2* | F79 | *S20* | S17 | *S33.7* | L84 |
| *S00.1* | F75 | *S05.3* | F79 | *S20* | S19 | *S34* | N81 |
| *S00.2* | F79 | *S05.4* | F79 | *S21* | A80 | *S35* | A80 |
| *S00.3* | R88 | *S05.5* | F79 | *S21* | S18 | *S36.0* | B76 |
| *S00.4* | H78 | *S05.6* | F79 | *S22* | L76 | *S36.1* | D80 |
| *S00.5* | D80 | *S05.7* | F79 | *S23.0* | L81 | *S36.2* | D80 |
| *S00.7* | S16 | *S05.8* | F79 | *S23.1* | L80 | *S36.3* | D80 |
| *S00.7* | S17 | *S05.9* | F79 | *S23.2* | L80 | *S36.4* | D80 |
| *S00.7* | S18 | *S06.0* | N79 | *S23.3* | L79 | *S36.5* | D80 |
| *S00.7* | S19 | *S06.1* | N80 | *S23.4* | L79 | *S36.6* | D80 |
| *S00.8* | S16 | *S06.2* | N80 | *S23.5* | L79 | *S36.7* | A81 |
| *S00.8* | S17 | *S06.3* | N80 | *S24* | N81 | *S36.8* | A81 |
| *S00.8* | S18 | *S06.4* | N80 | *S25* | A80 | *S36.9* | A81 |
| *S00.8* | S19 | *S06.5* | N80 | *S26* | A80 | *S37.0* | U80 |
| *S00.9* | S16 | *S06.6* | N80 | *S27* | A80 | *S37.1* | U80 |
| *S00.9* | S17 | *S06.7* | N80 | *S27* | R88 | *S37.2* | U80 |
| *S00.9* | S18 | *S06.8* | N80 | *S28* | L81 | *S37.3* | U80 |
| *S00.9* | S19 | *S06.9* | N80 | *S29* | L81 | *S37.4* | X82 |
| *S00.9* | H78 | *S07* | N80 | *S30.0* | S16 | *S37.5* | X82 |
| *S01.0* | S18 | *S08* | N80 | *S30.1* | S16 | *S37.6* | X82 |
| *S01.1* | F79 | *S09.0* | N80 | *S30.2* | X82 | *S37.7* | A81 |
| *S01.2* | S18 | *S09.1* | L81 | *S30.2* | Y80 | *S37.8* | A81 |
| *S01.3* | H79 | *S09.2* | H79 | *S30.7* | S17 | *S37.9* | A80 |
| *S01.4* | S18 | *S09.7* | N80 | *S30.7* | S19 | *S38.0* | X82 |
| *S01.5* | D80 | *S09.8* | N80 | *S30.8* | S17 | *S38.0* | Y80 |
| *S01.7* | S18 | *S09.9* | H78 | *S30.8* | S19 | *S38.1* | A80 |
| *S01.8* | S18 | *S09.9* | N81 | *S30.9* | S17 | *S38.2* | X82 |
| *S01.9* | S18 | *S10* | S16 | *S30.9* | S19 | *S38.2* | Y80 |
| *S02.0* | N80 | *S10* | S17 | *S31.0* | A80 | *S38.3* | A80 |
| *S02.1* | N80 | *S10* | S19 | *S31.0* | S18 | *S39* | A80 |
| *S02.2* | L76 | *S11* | A80 | *S31.1* | A81 | *S39* | A81 |
| *S02.3* | L76 | *S11* | S18 | *S31.1* | S18 | *S39* | L81 |

| | | | | | | | |
|---|---|---|---|---|---|---|---|
| *S40* | S16 | *S63.7* | L79 | *S89* | L81 | *T14.1* | S15 |
| *S40* | S17 | *S64* | N81 | *S90* | S16 | *T14.1* | S18 |
| *S40* | S19 | *S65* | A80 | *S90* | S17 | *T14.2* | L76 |
| *S41* | S18 | *S66* | L81 | *S90* | S19 | *T14.3* | L79 |
| *S42* | L76 | *S67* | L81 | *S91* | S18 | *T14.3* | L80 |
| *S43.0* | L80 | *S68* | L81 | *S92* | L74 | *T14.4* | N81 |
| *S43.1* | L80 | *S69* | L81 | *S93.0* | L80 | *T14.5* | A80 |
| *S43.2* | L80 | *S70* | S16 | *S93.1* | L80 | *T14.6* | L81 |
| *S43.3* | L80 | *S70* | S17 | *S93.2* | L79 | *T14.7* | A80 |
| *S43.4* | L79 | *S70* | S19 | *S93.3* | L80 | *T14.7* | L81 |
| *S43.5* | L79 | *S71* | S18 | *S93.4* | L77 | *T14.8* | A80 |
| *S43.6* | L79 | *S72* | L75 | *S93.5* | L79 | *T14.9* | A80 |
| *S43.7* | L79 | *S73.0* | L80 | *S93.6* | L79 | *T14.9* | B77 |
| *S44* | N81 | *S73.1* | L79 | *S94* | N81 | *T14.9* | W75 |
| *S45* | A80 | *S74* | N81 | *S95* | A80 | *T15* | F76 |
| *S46* | L81 | *S75* | A80 | *S96* | L81 | *T16* | H76 |
| *S47* | L81 | *S76* | L81 | *S97* | L81 | *T17* | R87 |
| *S48* | L81 | *S77* | L81 | *S98* | L81 | *T18* | D79 |
| *S49* | L81 | *S78* | L81 | *S99* | L81 | *T19.0* | U80 |
| *S50* | S16 | *S79* | L81 | *T00* | A81 | *T19.1* | U80 |
| *S50* | S17 | *S80* | S16 | *T01* | A81 | *T19.2* | X82 |
| *S50* | S19 | *S80* | S17 | *T02* | A81 | *T19.3* | X82 |
| *S51* | S18 | *S80* | S19 | *T03* | A81 | *T19.8* | U99 |
| *S52* | L72 | *S81* | S18 | *T04* | A81 | *T19.9* | U99 |
| *S53.0* | L80 | *S82.0* | L76 | *T05* | A81 | *T20* | S14 |
| *S53.1* | L80 | *S82.1* | L73 | *T06.0* | N81 | *T21* | S14 |
| *S53.2* | L79 | *S82.2* | L73 | *T06.1* | N81 | *T22* | S14 |
| *S53.3* | L79 | *S82.3* | L73 | *T06.2* | N81 | *T23* | S14 |
| *S53.4* | L79 | *S82.4* | L73 | *T06.3* | K99 | *T24* | S14 |
| *S54* | N81 | *S82.5* | L73 | *T06.4* | L81 | *T25* | S14 |
| *S55* | A80 | *S82.6* | L73 | *T06.5* | A81 | *T26* | F79 |
| *S56* | L81 | *S82.7* | L73 | *T06.6* | A81 | *T27* | R88 |
| *S57* | L81 | *S82.8* | L73 | *T06.7* | A81 | *T28.0* | D80 |
| *S58* | L81 | *S82.9* | L73 | *T06.8* | A81 | *T28.1* | D80 |
| *S59* | L81 | *S83.0* | L80 | *T07* | A81 | *T28.2* | D80 |
| *S60* | S16 | *S83.1* | L80 | *T08* | L76 | *T28.3* | U80 |
| *S60* | S17 | *S83.2* | L96 | *T09* | A80 | *T28.3* | X82 |
| *S60* | S19 | *S83.3* | L96 | *T10* | L76 | *T28.3* | Y80 |
| *S61* | S18 | *S83.4* | L78 | *T11* | L81 | *T28.4* | A80 |
| *S62* | L74 | *S83.5* | L96 | *T12* | L76 | *T28.5* | D80 |
| *S63.0* | L80 | *S83.6* | L78 | *T13* | L81 | *T28.6* | D80 |
| *S63.1* | L80 | *S83.7* | L96 | *T14.0* | S12 | *T28.7* | D80 |
| *S63.2* | L80 | *S84* | N81 | *nT14.0* | S15 | *T28.8* | U80 |
| *S63.3* | L79 | *S85* | A80 | *T14.0* | S16 | *T28.8* | X82 |
| *S63.4* | L79 | *S86* | L81 | *T14.0* | S17 | *T28.8* | Y80 |
| *S63.5* | L79 | *S87* | L81 | *T14.0* | S19 | *T28.9* | A80 |
| *S63.6* | L79 | *S88* | L81 | *T14.1* | S13 | *T29* | A81 |

| | | | | | | | |
|---|---|---|---|---|---|---|---|
| *T30* | S14 | *T71* | A88 | *T88.9* | A85 | *Z11* | -39 |
| *T31* | S14 | *T73* | A88 | *T90* | A82 | *Z12* | -31 |
| *T32* | S14 | *T74.0* | Z12 | *T91* | A82 | *Z12* | -32 |
| *T33* | A88 | *T74.0* | Z16 | *T92* | A82 | *Z12* | -33 |
| *T34* | A88 | *T74.0* | Z20 | *T93* | A82 | *Z12* | -34 |
| *T35* | A88 | *T74.1* | Z25 | *T94* | A82 | *Z12* | -35 |
| *T36* | A84 | *T74.2* | Z25 | *T95* | A82 | *Z12* | -36 |
| *T37* | A84 | *T74.3* | Z12 | *T96* | A82 | *Z12* | -37 |
| *T38* | A84 | *T74.3* | Z16 | *T97* | A82 | *Z12* | -38 |
| *T39* | A84 | *T74.8* | Z25 | *T98* | A82 | *Z12* | -40 |
| *T40* | A84 | *T74.9* | Z25 | *Z00* | -30 | *Z12* | -41 |
| *T41* | A84 | *T75* | A88 | *Z00* | A97 | *Z12* | -43 |
| *T42* | A84 | *T78.0* | A92 | *Z01* | -31 | *Z13* | -31 |
| *T43* | A84 | *T78.1* | A92 | *Z01* | -32 | *Z13* | -34 |
| *T44* | A84 | *T78.2* | A92 | *Z01* | -33 | *Z13* | -35 |
| *T45* | A84 | *T78.3* | A92 | *Z01* | -34 | *Z13* | -36 |
| *T46* | A84 | *T78.4* | A92 | *Z01* | -35 | *Z13* | -38 |
| *T47* | A84 | *T78.8* | A88 | *Z01* | -36 | *Z13* | -39 |
| *T48* | A84 | *T78.9* | A88 | *Z01* | -37 | *Z13* | -40 |
| *T49* | A84 | *T79.0* | A82 | *Z01* | -38 | *Z13* | -41 |
| *T50* | A84 | *T79.1* | A82 | *Z01* | -39 | *Z13* | -42 |
| *T51* | A86 | *T79.2* | A82 | *Z01* | -40 | *Z13* | -43 |
| *T52* | A86 | *T79.3* | S11 | *Z01* | -41 | *Z20* | A23 |
| *T53* | A86 | *T79.4* | A82 | *Z01* | -42 | *Z21* | B90 |
| *T54* | A86 | *T79.5* | A82 | *Z01* | -43 | *Z22* | A99 |
| *T55* | A86 | *T79.6* | L99 | *Z02* | -30 | *Z23* | A23 |
| *T56* | A86 | *T79.7* | A82 | *Z02* | -62 | *Z24* | A23 |
| *T57* | A86 | *T79.8* | A82 | *Z03* | -45 | *Z25* | A23 |
| *T58* | A86 | *T79.9* | A82 | *Z04.0* | -34 | *Z26* | A23 |
| *T59* | A86 | *T80* | A87 | *Z04.1* | -31 | *Z27* | A23 |
| *T60* | A86 | *T81* | A87 | *Z04.2* | -31 | *Z28* | A23 |
| *T61* | A86 | *T82* | A89 | *Z04.3* | -31 | *Z29* | A23 |
| *T62* | A86 | *T83* | A89 | *Z04.4* | -31 | *Z30.0* | W14 |
| *T63* | A86 | *T83* | W12 | *Z04.5* | -31 | *Z30.0* | Y14 |
| *T64* | A86 | *T84* | A89 | *Z04.6* | -31 | *Z30.1* | W12 |
| *T65* | A86 | *T85* | A89 | *Z04.8* | -31 | *Z30.2* | W13 |
| *T66* | A88 | *T86* | A87 | *Z04.9* | -31 | *Z30.2* | Y13 |
| *T67* | A88 | *T87* | A87 | *Z08* | -31 | *Z30.3* | W10 |
| *T68* | A88 | *T88.0* | A85 | *Z09* | -31 | *Z30.3* | W83 |
| *T69* | A88 | *T88.1* | A85 | *Z10* | -30 | *Z30.4* | W11 |
| *T70.0* | H79 | *T88.2* | A85 | *Z11* | -31 | *Z30.5* | W12 |
| *T70.1* | R88 | *T88.3* | A85 | *Z11* | -32 | *Z30.8* | -37 |
| *T70.2* | A88 | *T88.4* | A85 | *Z11* | -33 | *Z30.8* | W14 |
| *T70.3* | A88 | *T88.5* | A85 | *Z11* | -34 | *Z30.8* | Y14 |
| *T70.4* | A88 | *T88.6* | A87 | *Z11* | -35 | *Z30.9* | W14 |
| *T70.8* | A88 | *T88.7* | A87 | *Z11* | -36 | *Z30.9* | X10 |
| *T70.9* | A88 | *T88.8* | A85 | *Z11* | -38 | *Z30.9* | Y14 |

| | | | | | | | |
|---|---|---|---|---|---|---|---|
| *Z31* | W15 | *Z48* | -56 | *Z54* | -63 | *Z63.4* | Z23 |
| *Z32.0* | W01 | *Z48* | -59 | *Z54* | -69 | *Z63.5* | Z15 |
| *Z32.1* | W78 | *Z49* | U51 | *Z55* | Z07 | *Z63.6* | Z14 |
| *Z32.1* | W79 | *Z49* | U59 | *Z56.0* | Z06 | *Z63.6* | Z18 |
| *Z33* | W78 | *Z50* | -57 | *Z56.1* | Z05 | *Z63.6* | Z22 |
| *Z34* | W31 | *Z51.0* | -59 | *Z56.2* | Z05 | *Z63.7* | Z22 |
| *Z34* | W78 | *Z51.1* | -50 | *Z56.3* | Z05 | *Z63.7* | Z29 |
| *Z35* | W84 | *Z51.2* | -50 | *Z56.4* | Z05 | *Z63.8* | Z16 |
| *Z36* | -43 | *Z51.3* | -50 | *Z56.5* | Z05 | *Z63.8* | Z20 |
| *Z37.0* | W90 | *Z51.4* | -59 | *Z56.6* | Z05 | *Z63.8* | Z29 |
| *Z37.1* | W91 | *Z51.5* | -50 | *Z56.7* | Z05 | *Z63.9* | Z21 |
| *Z37.1* | W93 | *Z51.5* | -51 | *Z57* | Z05 | *Z63.9* | Z24 |
| *Z37.2* | W92 | *Z51.5* | -53 | *Z58.0* | Z29 | *Z63.9* | Z29 |
| *Z37.3* | W93 | *Z51.5* | -55 | *Z58.1* | Z29 | *Z64.0* | Z29 |
| *Z37.4* | W93 | *Z51.5* | -57 | *Z58.2* | Z29 | *Z64.1* | Z29 |
| *Z37.5* | W92 | *Z51.5* | -58 | *Z58.3* | Z29 | *Z64.2* | P29 |
| *Z37.6* | W93 | *Z51.5* | -59 | *Z58.4* | Z29 | *Z64.3* | P29 |
| *Z37.7* | W93 | *Z51.6* | -55 | *Z58.5* | Z29 | *Z64.4* | Z10 |
| *Z37.9* | W90 | *Z51.8* | -50 | *Z58.6* | Z02 | *Z65.0* | Z09 |
| *Z37.9* | W91 | *Z51.8* | -50 | *Z58.8* | Z29 | *Z65.1* | Z09 |
| *Z37.9* | W92 | *Z51.8* | -51 | *Z58.9* | Z29 | *Z65.2* | Z09 |
| *Z37.9* | W93 | *Z51.8* | -52 | *Z59.0* | Z03 | *Z65.3* | Z09 |
| *Z38* | W90 | *Z51.8* | -53 | *Z59.1* | Z03 | *Z65.4* | Z25 |
| *Z38* | W02 | *Z51.8* | -54 | *Z59.2* | Z03 | *Z65.5* | Z25 |
| *Z39* | W31 | *Z51.8* | -55 | *Z59.3* | Z03 | *Z65.8* | Z29 |
| *Z40* | -59 | *Z51.8* | -56 | *Z59.4* | Z02 | *Z65.9* | Z29 |
| *Z41* | -69 | *Z51.8* | -57 | *Z59.5* | Z01 | *Z70* | P58 |
| *Z42* | -59 | *Z51.8* | -58 | *Z59.6* | Z01 | *Z70* | X24 |
| *Z43* | -53 | *Z51.8* | -62 | *Z59.7* | Z01 | *Z71.0* | -65 |
| *Z43* | -54 | *Z51.8* | -63 | *Z59.7* | Z08 | *Z71.0* | -69 |
| *Z44* | -54 | *Z51.8* | -64 | *Z59.8* | Z01 | *Z71.1* | -69 |
| *Z45* | -54 | *Z51.8* | -65 | *Z59.8* | Z03 | *Z71.1* | A13 |
| *Z46.0* | F17 | *Z51.8* | -66 | *Z59.9* | Z01 | *Z71.1* | A25 |
| *Z46.0* | F18 | *Z51.8* | -67 | *Z59.9* | Z03 | *Z71.1* | A26 |
| *Z46.1* | H54 | *Z51.8* | -68 | *Z60* | P25 | *Z71.1* | A27 |
| *Z46.2* | N54 | *Z51.8* | -69 | *Z60* | Z04 | *Z71.1* | B25 |
| *Z46.3* | D54 | *Z51.8* | A98 | *Z60.0* | P25 | *Z71.1* | B26 |
| *Z46.4* | D54 | *Z51.9* | -59 | *Z61* | Z16 | *Z71.1* | B27 |
| *Z46.5* | D54 | *Z51.9* | -63 | *Z62* | Z16 | *Z71.1* | D26 |
| *Z46.6* | U54 | *Z51.9* | -64 | *Z63.0* | Z12 | *Z71.1* | D27 |
| *Z46.7* | L54 | *Z51.9* | -65 | *Z63.0* | Z13 | *Z71.1* | F27 |
| *Z46.8* | -54 | *Z51.9* | -66 | *Z63.1* | Z20 | *Z71.1* | H27 |
| *Z46.9* | A54 | *Z51.9* | -67 | *Z63.1* | Z21 | *Z71.1* | K24 |
| *Z47* | L54 | *Z51.9* | -68 | *Z63.2* | Z29 | *Z71.1* | K25 |
| *Z48* | -51 | *Z51.9* | -69 | *Z63.3* | Z29 | *Z71.1* | K27 |
| *Z48* | -52 | *Z52* | -69 | *Z63.4* | Z15 | *Z71.1* | L26 |
| *Z48* | -54 | *Z53* | -69 | *Z63.4* | Z19 | *Z71.1* | L27 |

| | | | | | | | |
|---|---|---|---|---|---|---|---|
| Z71.1 | N26 | Z73.4 | Z28 | Z82.5 | A23 | Z94.5 | S99 |
| Z71.1 | N27 | Z73.5 | Z29 | Z82.6 | A23 | Z94.6 | L99 |
| Z71.1 | P27 | Z73.6 | -28 | Z82.7 | A23 | Z94.7 | F99 |
| Z71.1 | R26 | Z73.6 | A28 | Z82.8 | A23 | Z94.8 | A99 |
| Z71.1 | R27 | Z73.6 | B28 | Z83 | A23 | Z94.9 | -99 |
| Z71.1 | S26 | Z73.6 | D28 | Z84 | A23 | Z94.9 | A99 |
| Z71.1 | S27 | Z73.6 | F28 | Z85 | A21 | Z95 | A89 |
| Z71.1 | T26 | Z73.6 | H28 | Z86.0 | A23 | Z96 | A89 |
| Z71.1 | T27 | Z73.6 | K28 | Z86.1 | A23 | Z97 | A89 |
| Z71.1 | U26 | Z73.6 | L28 | Z86.2 | A23 | Z98.0 | D99 |
| Z71.1 | U27 | Z73.6 | N28 | Z86.3 | A23 | Z98.1 | L99 |
| Z71.1 | W02 | Z73.6 | P28 | Z86.4 | A23 | Z98.2 | N99 |
| Z71.1 | W27 | Z73.6 | R28 | Z86.5 | A23 | Z98.8 | A99 |
| Z71.1 | X23 | Z73.6 | S28 | Z86.6 | A23 | Z99.0 | A28 |
| Z71.1 | X24 | Z73.6 | T28 | Z86.7 | K22 | Z99.1 | R28 |
| Z71.1 | X25 | Z73.6 | U28 | Z87 | A23 | Z99.2 | U28 |
| Z71.1 | X26 | Z73.6 | W28 | Z88 | A23 | Z99.3 | A28 |
| Z71.1 | X27 | Z73.6 | X28 | Z89 | L99 | Z99.8 | A28 |
| Z71.1 | Y24 | Z73.6 | Y28 | Z90.0 | A99 | Z99.9 | A28 |
| Z71.1 | Y25 | Z73.6 | Z28 | Z90.1 | X99 | | |
| Z71.1 | Y26 | Z73.8 | Z29 | Z90.2 | R99 | | |
| Z71.1 | Y27 | Z73.9 | Z29 | Z90.3 | D99 | | |
| Z71.1 | Z27 | Z74 | A28 | Z90.4 | D99 | | |
| Z71.2 | -60 | Z75 | Z10 | Z90.5 | U99 | | |
| Z71.2 | -61 | Z75 | Z11 | Z90.6 | U99 | | |
| Z71.3 | -45 | Z76.0 | -50 | Z90.7 | X28 | | |
| Z71.4 | P58 | Z76.1 | Z29 | Z90.7 | X99 | | |
| Z71.5 | P58 | Z76.2 | -49 | Z90.7 | Y28 | | |
| Z71.6 | P58 | Z76.3 | -69 | Z90.7 | Y99 | | |
| Z71.7 | B58 | Z76.4 | -69 | Z90.8 | A99 | | |
| Z71.8 | -58 | Z76.5 | P80 | Z91 | A23 | | |
| Z71.8 | A20 | Z76.8 | -46 | Z92 | A23 | | |
| Z71.9 | -45 | Z76.8 | -47 | Z93.0 | R28 | | |
| Z71.9 | -58 | Z76.8 | -48 | Z93.1 | D28 | | |
| Z72.0 | A23 | Z76.8 | -49 | Z93.2 | D28 | | |
| Z72.1 | A23 | Z76.8 | -64 | Z93.3 | D28 | | |
| Z72.2 | A23 | Z76.8 | -65 | Z93.4 | D28 | | |
| Z72.3 | A23 | Z76.8 | -69 | Z93.5 | U28 | | |
| Z72.4 | A23 | Z76.8 | A97 | Z93.6 | U28 | | |
| Z72.5 | A23 | Z76.9 | -69 | Z93.8 | A28 | | |
| Z72.6 | Z29 | Z80 | A21 | Z93.9 | A28 | | |
| Z72.8 | Z29 | Z81 | A23 | Z94.0 | U99 | | |
| Z72.9 | Z29 | Z82.0 | A23 | Z94.1 | K99 | | |
| Z73.0 | P29 | Z82.1 | A23 | Z94.2 | R99 | | |
| Z73.1 | P29 | Z82.2 | A23 | Z94.3 | K99 | | |
| Z73.2 | A23 | Z82.3 | K22 | Z94.3 | R99 | | |
| Z73.2 | Z29 | Z82.4 | K22 | Z94.4 | D99 | | |

# 12 Alphabetischer Index

Dieser Index ist weder vollständig noch als Nomenklatur zu verstehen (s. Kapitel 1). Es handelt sich um eine Auflistung der Rubrikenüberschriften (in Großbuchstaben) und der Einschlußbegriffe in den Rubriken (in Normalschrift). Dazu gehören jene Synonyme und Ausdrücke, die in der allgemeinmedizinischen Praxis am häufigsten vorkommen. Benutzer, die einen ausführlicheren Index oder eine Nomenklatur verwenden wollen, müssen diese entweder selbst entwickeln oder auf bereits bestehende Systeme zurückgreifen, wie sie z.B. in Australien, Kanada, den Niederlanden und einigen skandinavischen Ländern verfügbar sind. Um die Einheitlichkeit dieser Systeme zu gewährleisten, sollten sie in enger Zusammenarbeit mit dem WONCA Classification Committee erstellt werden.

194

198

208

# SpringerMedizin

## Richard G. Wilkinson

## Kranke Gesellschaften

Soziales Gleichgewicht und Gesundheit

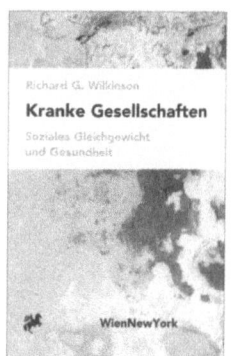

Übersetzt von Marie-Therese Pitner
und Susanna Grabmayr
2001. XII, 312 Seiten. 20 Abbildungen.
Broschiert DM 69,90, öS 489,–
ISBN 3-211-83481-8

Warum sind manche der ‚modernen' Gesellschaften gesünder als andere?
R. Wilkinson zeigt, dass nicht die Länder mit dem höchsten absoluten
Einkommen die besten Gesundheitsdaten aufweisen, sondern jene mit
den geringsten Einkommensunterschieden. Demnach wirken sich soziale
Ungleichheit und relative Armut in absoluten Zahlen aus: die Lebens-
erwartung sinkt.

Anhand zahlreicher Beispiele wird gezeigt, warum das so ist und wie
sich soziales Gleichgewicht auf die Lebenserwartung auswirkt.
Wilkinson enthüllt das Ungleichgewicht zwischen materiellem Erfolg
und sozialem Misserfolg der ‚modernen' Gesellschaften und richtet sich
damit an alle, die sich über die zukünftige Entwicklung unserer
Gesellschaft Gedanken machen.

„... mehr als ‚noch ein Buch' über gesundheitliche Ungleichheiten – eine
elegant begründete Abhandlung über die Probleme unserer heutigen
Gesellschaften ..."

Sara Arber in The Times Higher Education Supplement

 **SpringerWienNewYork**

A-1201 Wien, Sachsenplatz 4–6, P.O. Box 89, Fax +43.1.330 24 26, e-mail: books@springer.at, Internet: **www.springer.at**
D-69126 Heidelberg, Haberstraße 7, Fax +49.6221.345-229, e-mail: orders@springer.de
USA, Secaucus, NJ 07096-2485, P.O. Box 2485, Fax +1.201.348-4505, e-mail: orders@springer-ny.com
Eastern Book Service, Japan, Tokyo 113, 3–13, Hongo 3-chome, Bunkyo-ku, Fax +81.3.38 18 08 64, e-mail: orders@svt-ebs.co.jp

# SpringerMedizin

## Walter Pieringer, Franz Ebner (Hrsg.)

## Zur Philosophie der Medizin

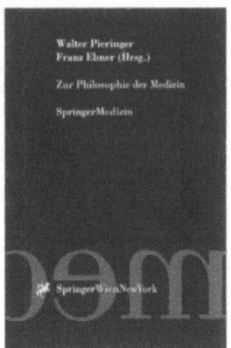

2000. XII, 222 Seiten. 8 Abbildungen.
Broschiert DM 49,–, öS 345,–
ISBN 3-211-83446-X

Die Philosophie der Medizin wird gegenwärtig heftig diskutiert – und zwar mit Recht: zu konträr sind ihre Heilsbotschaften, therapeutischen Methoden und sozialen Ziele.

Die sogenannte naturwissenschaftliche Medizin – etwas respektlos „Defekt-Reparaturmedizin" genannt – erkennt Krankheit vor allem als Störung, die er zu beseitigen, zu reparieren gelte und lässt den Menschen als Subjekt außer acht. Die sogenannte humanwissenschaftliche Medizin demgegenüber sieht Krankheit als Lebenskrise, welche es sozial zu erkennen und subjektiv zu verantworten gelte. Sie vernachlässigt die empirische Seite. Gesundheitspolitik wie Wissenschaftstheorie fordern eine Integration dieser konträren philosophischen Ansätze. Namhafte europäische Philosophen und Mediziner zeigen hier aktuelle wissenschaftliche Wege zur Bewältigung dieses folgenreichen Dilemmas in der gegenwärtigen Medizin.

Das Buch wendet sich an kritische Mediziner, an Lehrer der Medizin und Gesundheitspolitiker. Es dient auch dazu, eine wissenschaftliche Brücke zwischen der Klinischen Medizin und der Alternativmedizin aufzuzeigen.

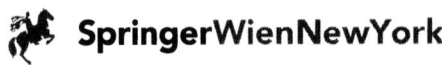 **SpringerWienNewYork**

A-1201 Wien, Sachsenplatz 4–6, P.O. Box 89, Fax +43.1.330 24 26, e-mail: books@springer.at, Internet: **www.springer.at**
D-69126 Heidelberg, Haberstraße 7, Fax +49.6221.345-229, e-mail: orders@springer.de
USA, Secaucus, NJ 07096-2485, P.O. Box 2485, Fax +1.201.348-4505, e-mail: orders@springer-ny.com
Eastern Book Service, Japan, Tokyo 113, 3–13, Hongo 3-chome, Bunkyo-ku, Fax +81.3.38 18 08 64, e-mail: orders@svt-ebs.co.jp

**SpringerMedizin**

Gerhard Polak (Hrsg.)

# Das Handbuch
# Public Health

Theorie und Praxis
Die wichtigsten
Public-Health-Ausbildungsstätten

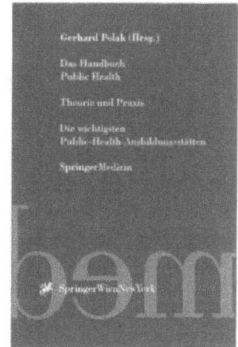

1999. XIX, 502 Seiten. 14 Abbildungen.
Gebunden öS 1036,–, DM 148,–
ISBN 3-211-83176-2

„Ein umfangreiches Werk, das sich mit den vielseitigen Ausprägungen und Entwicklungen von Public Health beschäftigt ... Die Ausbildungssituation im deutschsprachigen Raum, insbesondere in Österreich, wird eingehend dargestellt und bietet gemeinsam mit einem ausführlichen 100 Seiten umfassenden Informationsteil über internationale Ausbildungsstätten zum Master of Public Health einen sehr guten Überblick ..."

Der Radiologe

„... Das Buch gibt umfassend Auskunft über die Dynamik, den Entwicklungsstand und insbesondere die aktuellen Ausbildungsmöglichkeiten im PH-Bereich. Es liefert einen wertvollen Beitrag zur Diskussion um PH. Es ist gelungen, die Vielfältigkeit der Fachbereiche aufzuzeigen, den Anspruch auf Pluralismus hervorzuheben und die zur Zeit geführten Diskussionen, die Fragen der inhaltlichen und begrifflichen Definition von PH zu reflektieren."

Pflege

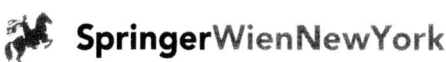

**SpringerWienNewYork**

A-1201 Wien, Sachsenplatz 4–6, P.O. Box 89, Fax +43.1.330 24 26, e-mail: books@springer.at, Internet: **www.springer.at**
D-69126 Heidelberg, Haberstraße 7, Fax +49.6221.345-229, e-mail: orders@springer.de
USA, Secaucus, NJ 07096-2485, P.O. Box 2485, Fax +1.201.348-4505, e-mail: orders@springer-ny.com
Eastern Book Service, Japan, Tokyo 113, 3–13, Hongo 3-chome, Bunkyo-ku, Fax +81.3.38 18 08 64, e-mail: orders@svt-ebs.co.jp

# SpringerMedizin

## Hans Tönies

## Entscheidungen in der Allgemeinpraxis

Die Medizin der Symptome

1993. IX, 207 Seiten. 2 Abbildungen.
Broschiert öS 350,–, DM 50,–
ISBN 3-211-82490-1

Die Konsultation in der allgemeinärztlichen Sprechstunde dient als Grundlage der Darstellung von Entscheidungen in Diagnostik, Therapie und ärztlichem Gespräch. Die Darstellung orientiert sich besonders am Handeln des Allgemeinarztes in seiner Praxis. Einzelentscheidungen in der Diagnostik werden an den Entscheidungsfaktoren Häufigkeit, Bedrohlichkeit, Risiko, Symptom dargestellt. Emotionelle und Verhaltensaspekte der Diagnostik werden ausgiebig berücksichtigt. Die englischsprachige und überseeische Literatur, die Balintgruppenerfahrung des Autors sowie die deutschsprachige Wissenschaftstheorie haben reichlich zu dieser integrierenden Bearbeitung beigetragen.

Das Ziel des Buches ist die Vermittlung einer Allgemeinmedizin, in der, aus der Gefühlsbeziehung zum Patienten nach Art Michael Balints, Entscheidungen präzise durchdacht werden. Der Leser erhält eine Zusammenfassung der neuesten Literatur, die auf die Alltagsarbeit, auf deren vertieftes Verständnis und auf deren Überdenken Einfluss hat.

## SpringerWienNewYork

A-1201 Wien, Sachsenplatz 4–6, P.O. Box 89, Fax +43.1.330 24 26, e-mail: books@springer.at, Internet: **www.springer.at**
D-69126 Heidelberg, Haberstraße 7, Fax +49.6221.345-229, e-mail: orders@springer.de
USA, Secaucus, NJ 07096-2485, P.O. Box 2485, Fax +1.201.348-4505, e-mail: orders@springer-ny.com
Eastern Book Service, Japan, Tokyo 113, 3–13, Hongo 3-chome, Bunkyo-ku, Fax +81.3.38 18 08 64, e-mail: orders@svt-ebs.co.jp

# Springer-Verlag
## und Umwelt

ALS INTERNATIONALER WISSENSCHAFTLICHER VERLAG
sind wir uns unserer besonderen Verpflichtung der
Umwelt gegenüber bewußt und beziehen umwelt-
orientierte Grundsätze in Unternehmensentschei-
dungen mit ein.

VON UNSEREN GESCHÄFTSPARTNERN (DRUCKEREIEN,
Papierfabriken, Verpackungsherstellern usw.) verlangen wir, daß sie sowohl beim Herstellungsprozeß
selbst als auch beim Einsatz der zur Verwendung
kommenden Materialien ökologische Gesichtspunk-
te berücksichtigen.

DAS FÜR DIESES BUCH VERWENDETE PAPIER IST AUS
chlorfrei hergestelltem Zellstoff gefertigt und im
pH-Wert neutral.

MIX
Papier aus verantwortungsvollen Quellen
Paper from responsible sources
FSC® C105338

If you have any concerns about our products,
you can contact us on
**ProductSafety@springernature.com**

In case Publisher is established outside the EU,
the EU authorized representative is:
**Springer Nature Customer Service Center GmbH
Europaplatz 3, 69115 Heidelberg, Germany**

Printed by Libri Plureos GmbH
in Hamburg, Germany